全国高等教育医药经管类规划教材

医药组织人力资源管理

主　编　徐怀伏

副主编　吴　方

编　者　（按姓氏笔画排序）

王　欣　　王雅珍　　毛咪咪　　朱　继

朱昕婷　　吴　磊　　张玉婷　　陈佳佳

宗杜强　　胡　莹　　梁小娟　　职斯敏

谢宗璞

中国医药科技出版社

内 容 提 要

　　医药组织人力资源管理是指与医药相关的各种组织（包括制药企业、医药流通企业等）的人力资源管理。本书是作者以及团队结合多年教学实践经验和其他理论成果的总结。为了增加教学效果，各章收集了与医药行业相关的案例，以促进学员对医药行业的了解。

　　我们针对医药行业学生的学习特点，对人力资源的教材内容进行了筛选。本书分为人力资源管理概述、人力资源宏观配置与劳动市场、岗位分析与设计、人力资源规划、招聘与录用、培训与开发、绩效管理、薪酬管理与福利、员工激励机制设计、职业生涯管理、劳动关系管理。努力使学员在了解人力资源的一般配置和宏观形势的前提下，对于人力资源的基本内容、核心模块也有充分的了解和掌握，同时为了方便学习，各章后面也配有思考题。

　　本书适合用作医药工商管理、营销管理、国际贸易、经济学、社会药事管理等相关专业的人力资源管理教材，也适合广大医药相关的企事业单位、政府与其他组织中的管理工作者阅读参考。

图书在版编目（CIP）数据

医药组织人力资源管理/徐怀伏主编. —北京：中国医药科技出版社，2015.3
全国高等教育医药经管类规划教材
ISBN 978 - 7 - 5067 - 7295 - 2

　Ⅰ. ①医…　　Ⅱ. ①徐…　　Ⅲ. ①医药卫生组织机构 - 人力资源管理 - 高等学校 - 教材　　Ⅳ. ①R197. 322

中国版本图书馆 CIP 数据核字（2015）第 023526 号

美术编辑　陈君杞
版式设计　郭小平

出版　中国医药科技出版社
地址　北京市海淀区文慧园北路甲 22 号
邮编　100082
电话　发行：010 - 62227427　邮购：010 - 62236938
网址　www. cmstp. com
规格　787 × 1092mm $\frac{1}{16}$
印张　15 $\frac{1}{2}$
字数　295 千字
版次　2015 年 3 月第 1 版
印次　2015 年 3 月第 1 次印刷
印刷　三河市国英印务有限公司
经销　全国各地新华书店
书号　ISBN 978 - 7 - 5067 - 7295 - 2
定价　32. 00 元

本社图书如存在印装质量问题请与本社联系调换

前　言

　　在我国改革开放过程中，我们的生产力得到了不断的释放，经济也得到了逐步的发展。在每一次的经济成长背后，都与人力资源的解放和提升有关。巨大的农村劳动力为中国制造业的发展提供了充足、廉价的人力资源，也为城市建设注入了巨大的能量。如今，中国的城镇化还没有完成，农村劳动力还可以为城市工业的发展注入新动力，但是也应该看到，世界性的经济危机，其他发展中国家的兴起和制造业的发展，以及国内面临的巨大环境问题，都告诉我们需要提升科技创新、转变经济结构。这将是我们人力资源提升和发展的大好时机，同时也是人力资源管理面临的新挑战。环顾世界各国从政府到企业都非常重视人力资源管理问题，把人力资源视为第一资源，把它作为发展的战略核心加以规划与开发。

　　大家意识到，要提高企业的核心竞争力，就必须提高人力资源的竞争力。正如宝洁公司前董事长 Richard Deupree 认为的那样："如果你把我们的资金、厂房及品牌留下，把我们的人带走，我们的公司会垮掉。相反，如果你拿走我们的资金、厂房及品牌，而留下我们的人，十年内我们将重建一切。"在这种背景下，企业人力资源管理的实践和理论研究也得到了加强，企业间的人力资源竞争也逐步加剧。人力资源的流动和转移也更加频繁，人力资源市场也比过去更加规范和发达。一些企业在不断加强人力资源管理中提高了竞争力，进一步吸引了更优秀的人力资源，而另一些企业则由于人力资源管理的不足而逐步流失人才，更有一些企业失去人力资源的同时，也失去了竞争力，失去了进一步吸引人才的条件，甚至连自己培养的人才也无法留住，最终成为竞争对手的"人才培训基地"。因此，对于企业来说也需要总结自身和市场的经验作好人力资源的规划和管理，但是这一过程有其复杂性，由于人力资源管理的绩效大多时候是体现在具体的生产研发和营销活动中，人力资源管理的好坏不能直接看出优劣，以至于当一些企业成了别人的培训基地后才慢慢意识到人力资源管理的重要性，为时已晚。因此，企业的人力资源管理也需要提升理论水平，对于广大学生来说更应该与这种企业的前沿需求相适应，提高人力资源管理的理论水平。

　　人力资源管理是管理学的一个分支学科，但其理论基础十分广泛和复杂。涉及到对"一般人"的理性分析和客观的衡量，还需要对"具体人"进行内心需求的分析和主观判断，最后才能制定出有效的企业人力资源管理策略。正因如此，企业在人力资源开发上取得的成效并不相同，类似的技术条件下的生产效率也有很大的差异，这驱使企业家不断思考人力资源问题，最终和理论研究者一起推动了人力资源管理学科的诞生。

综观现有的人力资源教材，都有各自的优点。但是在教学中也发现了不太能满足我们需要的一些方面，如：对于医药类的学生而言，有的理论篇幅过大、太深难以有足够的时间去教学；案例大多与医药不相关，而医药行业又有其特殊性。因此，在中国药科大学国际医药商学院系列教材计划的推动下，集合各方力量开始编写一本医药类的人力资源管理。本教材结合了多位编者长期从事人力资源及相关管理课程教学的经验和前沿成果，融入了医药领域的一些新案例，可以帮助学生提高理论联系实际的能力，符合当今医药企业对复合型医药人才的要求，也为医药院校经济管理类教材建设作出了积极贡献。

本书分为人力资源管理概述、人力资源宏观配置与劳动市场、岗位分析与设计、人力资源规划、招聘与录用、培训与开发、绩效管理、薪酬管理与福利、员工激励机制设计、职业生涯管理、劳动关系管理。其中，第一章主要介绍人力资源管理的概念与特征等基本内容。第二章首要介绍了宏观层面上人力资源的配置理论与劳动力市场的配置作用。第三章至九章主要从企业人力资源管理的角度分析了从规划到招聘，从利用到开发，从绩效管理到激励的全部操作内部。第十、十一章从企业和社会或个人等多角度地探讨了人力资源长期激励的问题，对企业如何持久和谐利用人力资源的问题进行了理论和实践上的探讨。

本书在结构构思和内容编排上，力求体现三个特点：①内容力求新颖、充实、全面，同时控制篇幅。内容涵盖了人力资源管理的宏观分析与内部操作的全部内容，既有理论分析，又有一定的操作方法介绍。②力求体现医药产业的特色。吸收了一些医药企业案例，力求将人力资源管理的理论学习与医药产业的实际思考相结合。③适用对象广泛。本书可作为医药经管类院校硕士生和本科生的学习教材，也可供医药企业创业者、管理者及各级相关管理部门使用。

本书由中国药科大学国际医药商学院企业管理教研室徐怀伏博士和吴方博士以及部分研究生共同编写完成。特别是陈佳佳、胡莹、梁小娟、毛咪咪、王欣、王雅珍、吴磊、谢宗璞、宗杜强、张玉婷、朱昕婷、朱继、职斯敏等在案例整理、参考资料收集与部分章节内容的写作方面付出了很大的努力。本书写作过程中得到了长期从事人力资源管理教学的吴幼萍副教授的指导，得到了美国东卡大学商学院 Sharon 教授的不少帮助。在此一并表示感谢。还要衷心感谢陈永法教授和褚淑贞教授为本书编写所作的指导和协调。

希望本教材的出版能为我国医药高等院校本科生、研究生以及关注医药管理研究的人士提供有益的参考与帮助。由于编者能力有限，教材中一定存在许多不足和遗漏，诚恳希望广大师生提出宝贵意见，以便进一步的修订和改进。

编者
2014 年 10 月

目　录

第一章

人力资源管理概述

【学习目标】

本章介绍了人力资源和人力资源管理的概念；人力资源管理的功能、目标、内容、体系；我国医药企业的人力资源管理战略。通过本章的学习，让读者能够较全面地了解人力资源管理的理论概况，以及我国医药企业的人力资源管理实践，特别是在战略层面的进展。

【学习要求】

1. 了解：人力资源的特点，人力资源管理的发展，人力资源管理的目标、体系；
2. 熟悉：人力资源管理的功能、内容，人力资源管理战略的内容；
3. 掌握：人力资源的概念，人力资源管理的概念，人力资源管理战略的概念。

引导案例

如今人才的流动不再是简单的经济驱动，由经济欠发达的国家流向发达国家，人才流动更加受到教育发展、环境文化、价值认同等因素的影响。

2014 年 5 月 22 日，习近平总书记在上海与外国专家座谈时指出："要遵循国际人才流动规律，更好发挥企业、高校、科研机构等用人单位的主体作用，使外国人才的专长和中国发展的需要紧密契合，为外国专家实施才能、实现事业梦想提供更加广阔的舞台。"打造一个让全球人才来中国发展的"中国梦"。

人才已经成为衡量国家综合国力的重要指标，人才竞争成了综合国力竞争的代名词，谁能吸引更多优秀人才，谁就能获得了竞争优势。当今世界人口流动模式正在发生变化，以难民、劳工为主的人口流动正在被人才流动所取代。人才的跨国流动已经成为世界人口流动的重要趋势。据经合组织的统计，2011 年 2.14 亿的国际移民中，高技术移民占 22%，商务移民约占 20%。而且移民中学历也在不断提升，高学历的比率已经超过了整体人口所受高等教育的比率。根据经济合作与发展组织的估算，在发达国家中，24%的移民拥有高等教育学历。

另外根据2014年5月发布的《世界移民报告》，2013年世界移民人口数量达到2.32亿，移民流动又有了新的四种不同的趋势：北－南流动、北－北流动，南－北流动和南－南流动。其中最为突出的是由发达国家向发展中国家的北－南流动的趋势。促使北—南移民的动力在于新兴经济体的迅速发展带来的工作机会增加、海归和留学生人数的增长、跨国公司的扩张。那些南方国家生活成本较低、节奏较慢也是吸引北方国家退休的人们移民的重要原因。这说明，中国吸引人才的最佳历史机遇已经到来。

在移民和人口流动中经济收入不再是唯一决定性因素，生活环境、工作条件和情感与文化日益重要。人们相信当人均GDP达到4000美元以上，并且产业技术资本密集度达到60%以上，第三产业贡献率在64%以上时，人才将大幅回流。

第一节 人力资源管理的概念

当人们最初发现人在劳动中的差异并给企业带来不一样的收益时，企业开始重视招工。随着竞争的压力，企业开始进一步通过培训开发人力资源的价值，获得更大的回报，并且不断通过激励促使人力资源价值达到极限。随着企业从人力资源中获得的收益不断提升，人力资源的差异不断扩大，对人力资源价值的认识也开始变得牢固，用制度保障人力资源长期而稳定的价值。在无数企业家和理论研究者的共同探索下，终于取得了不断的、巨大的进步，以至形成了今天人们所熟悉的完整的人力资源管理体系。

人们对于人力资源管理的实践和理论探索的成果最终在一些基本的概念中得以体现，我们可以通过基本概念的学习和理解，来了解和把握前人对人力资源的思想。不同的概念替换也反映出人们对人力资源管理的探索的进步和认识的变化、提升。

一、人力资源的概念

人力资源管理是研究人力资源在从业期间，为其服务的企业、单位和其他组织带来多少效益问题，其研究对象主要是具有劳动能力和潜在劳动能力的人力资源。人力资源管理对于医药企业而言就是对人力资源的获取、开发利用、激励和长期保持等方面，所进行的计划、组织以及动态管理，充分发挥人的潜能，调动人的积极性，提高工作效率，实现组织目标的管理活动。医药企业的人力资源管理重点在于如何组织、管理已进入劳动过程的人力资源，更加有效地发挥其功能，完成企业的目标。

1. 什么是人力资源 人力资源就是指一定范围的总人口所具有的劳动能力的总和，包括人的体力和智力总和。

从人力资源应用的具体形态看，主要包括体质、智力、知识、技能四部分。由于企业的焦点集中在人力资源在工作中带来的效益大小问题，因此人力资源的重点项在于研究能够被企业所利用的劳动能力和潜在劳动能力。那些不能够被企业所利用的、不具备劳动能力的人，对企业而言就不是"人力资源"了。如不具备劳动能力的婴幼儿不能被企业利用，当然不是人力资源。当小孩长到10岁以上已经有一定的做事能力了，但是国家为了保护青少年的健康成长和学习必要的法律规则、文化习俗和社会价值等需要，对于劳动年龄作出了法律上的强制规定（16周岁以上），这样部分"具有劳动能力"的人同样不能成为企业利用的人力资源。相反随着年龄的增长，劳动效率会出现下降的趋势，同时为了保护老人的健康和生活权益，国家建立了退休制度和保障机制。这样，一些还可以被企业利用的劳动者因为年龄原因也从法律上变成了不能利用的人力资源。当然，正常情况下的人力资源也会出现伤病现象而暂时退出或永久退出企业劳动的现象。

综上所述，人力资源可以进一步明确定义为：是在一定时期内、国家法律规定范围内并且能够被企业（或其他组织）所利用的人口之和。

显然，同一时期相同范围内的人口数量要大于人力资源。

2. 什么是人才 与人力资源概念相似的一个概念是"人才"概念。人才是一个比人力资源更小一点的概念。在实践中，人们出于某种目的把一部分人力资源作为制度设计和激励的对象，这样就产生了人才的概念。如我国早期把具有本科以上的人力资源称为人才，身份是"干部"，意思是可以享受"像干部"一样的政策待遇。后来随着市场经济的不断繁荣和社会发展的需要，一些区域把人才的概念扩大到"大专"以上，仅区别于"农民工"相对应的"劳动力"市场的概念。另外，一些企业家或特定的政府政策所指的人才，其范围更狭小但更加复杂。有些还并不规范，需要具体分析，不能硬套概念。但是当你需要了解并且享受相应政策待遇的时候，最好具体分析某个人力资源概念，如"高端人才"、"海归人才"、"千人计划"、"333工程人才"等，都是为了某种项目或狭小领域中人力资源的利用而定义的。又如"律师"、"高级老师"、"会计师"、"建造师"其影响较大一点，认可程度和概念的规范程度也较高一点。但从理论上说，它们都属于某种附加了一定条件的人力资源而已。将来还会不断出现各种新的类似的概念。

3. 什么是人力资源管理 人力资源管理是指企业为了获取、开发、保持和有效利用在生产和经营过程中必不可少的人力资源，通过运用科学、系统技术和方法进行各种相关的计划、组织、领导和控制活动，以实现企业的既定目标。人力资源管理中的人口、人力资源与人才的关系如图1-1：

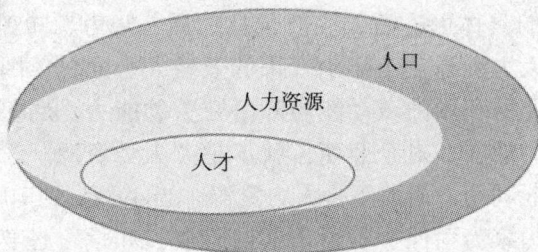

图1-1　人口、人力资源与人才的关系图

人口是基础，人力资源是指在法定年龄内的劳动力人口，人才则是有较高学历和能力的人力资源。以前人才是指本科以上，现在在很多地方把大专以上称为人才。因此，从概念的外延来看，人才最小，人力资源其次，人口最大。即人才是人力资源的一部分，人力资源是人口的一部分。

二、人力资源的基本特点

人力资源是医药企业组织生产的最基本、最重要的资源，与其他资源相比较，它具有如下显著的特点：

1. 人力资源的能动性　这是人的本质所决定的，是力资源区别于其他资源的最显著的特点。人有思想、有感情，可以进行有目的的生产活动，能动在劳动中积累经验。人能有意识地对自己的行为、生产操作方法或经营绩效进行分析、判断和预测，人力资源还能够主动调整自身与机器设备和外部市场关系等的适应性，从而不断提高生产效率和个人绩效。

人力资源的能动性主要表现在：一是人力资源能够自我强化。即通过学校的正规教育、非学历教育和各种企业培训，可以提高人力资源的理论知识、思维和实际技能，使员工获得更高的劳动素质和能力。二是创造性的劳动，这是人力资源能动性的最重要的方面，也是企业创新竞争的优势。企业在进行人力资源开发工作时，必须充分注重对人的积极性的调动以及激励制度的设计和建设。

2. 人力资源的时效性　人力资源的时效性主要体现在以下几点：

（1）与人的生命周期相伴而生的时效性。人力资源与人的生命特征相联系，具有生命的时效性，其形式、开发和利用都要受到时间的限制。如作为生物有机体的人，有其生命周期，有工作和休息睡觉的需要，体能和技能的开发有一定的时间规律，过长时间的连续学习效率也会下降。这些告诉我们在利用人力资源时要受到时间特征的约束。

（2）与人力资源的知识价值相伴而生的时效性。如工人具有一定的技术、经验和知识。假如我们改进了机器设备、生产工艺和管理系统等，将导致原有工人不适应。如果医药企业对员工不进行培训和开发，就无法发挥人力资源原有相同的价值或效益。

人力资源的时效性显示：对存量人力资源要最大限度地进行开发和利用。从乐观的角度看，人力资源的时效意味着"优秀"或"不优秀"也变成了相对的概念。因为人力资源不能孤立地发挥作用，他需要企业提供的生产设备及其条件，还需要社会环境相配合才能取得好的绩效，成为"优秀人才"。相反当没有"良好的条件"时就会成为"不优秀"。这说明企业将需要研究并不断改进人力资源价值利用的适当条件。

3. 人力资源的再生性与增值　人力资源是一种特殊的可再生资源。同时还具有增值性。通常资源分为可再生性资源与非再生性资源两大类。可再生资源是在开发和使用过后，可以重新利用的资源或者在短时期内可以再生，或是可以循环使用的自然资源。如：土壤、太阳能、风能、水能、植物、动物、微生物、地热、潮汐能、沼气等和各种自然生物群落、森林、湿地、草原、水生生物等主要包括生物资源（可再生）、土地资源、森林草原、水能、气候资源等。经使用、消耗、加工、燃烧、废弃等程序后，能在一定周期（可预见）内重复形成的、具有自我更新、复原的特性，并可持续被利用的自然资源。非再生性资源是不能依靠自身机制恢复的资源，其特点是在其使用中耗竭，不能在短期内再生的资源。如煤矿、铁矿、金矿、石油等，随着人们不断开挖，其总量就会持续减少。

人力资源具有再生性。这是基于人类的再生产而言的，即人口的再生产和劳动力的再生产，就是通过人口个体的不断更替和"劳动力耗费——劳动力生产——劳动力再次耗费——劳动力再次生产"的过程保持问题的平衡。人类的再生性，不仅受到生物规律的支配，同时还受人类自身意志、意愿的支配，以及经济社会和新科技发展的制约。在人力资源的不断使用和再生过程中，由于技能的提升，以及知识和经验的积累而产生的创新等还会不断提高可以被企业所利用的价值，这就是人力资源的增值性。

4. 人力资源地社会性　人类的经济活动和劳动是一种群体性活动和劳动，劳动者分别属于不同的组织集体之中，这是人力资源社会性的微观基础。人力资源在宏观上是与一定的社会环境相联系的。它的形成、配置、开发和使用都是一种社会活动。人力资源的开发利用程度决定于社会生产方式尤其是经济技术发展水平。随着经济技术发展水平的不断提高，人力资源的开发利用程度也在不断深化。从理论上看，人力资源是一种社会资源，因此人力资源本质上要求归整个社会所有，而不仅仅局限于某一个企业，应当建立社会性的人力资源利用和保障机制，才能更好地发挥人力资源社会性的价值。

三、人力资源管理的理论演进

人力资源管理是企业管理学的一个分支学科。人力资源管理就是指企业为了获取、开发、保持和有效利用在生产和经营过程中必不可少的人力资源，通过企业的统一规划、组织、领导和控制，实现人力资源与其他资源的高效结合，创造价值，最终实现企业的整体目标。"人力资源"这一概念曾先后于 1919 年和 1921 年在约翰.R. 康芒斯的两本著作《产业信誉》、《产业政府》中使用过，康芒斯也被认为是第一个使用"人力资源"一词的人，为人力资源的研究和思考奠定了一个基础。当然他们所指的人力资源与我们现在理解的人力资源已经有很大的差别。

人力资源管理的理论发展通常被划分为以下几个阶段：

1. 人事管理阶段　人事管理阶段包括三个阶段：科学管理阶段、工业心理学阶段、人际关系管理阶段。

（1）科学管理阶段。19世纪末至20世纪初，以泰勒和甘特（Cantor）等为代表的研究成果，开创了科学管理理论学派。泰勒从科学的角度思考管理，把管理科学理解为：指工作于某一机构或某一产业的员工的一种"完全的心理革命"，是一种关于员工对工作的责任、对其雇主等方面责任的"完全的心理革命"；而所谓科学管理，其实是一种管理阶层对其员工的责任的"完全的心理革命"。甘特也是这一时期的重要代表人物，其管理思想比泰勒显得更柔和。泰勒的"差别计件工资制"显得很苛刻，容易引起工人反感，而甘特的"作业奖工制"体现了对工人实施"工作勤恳、合作互助、做事敏捷和尽力而为"的"工业传统"式教育。

由此可见，科学管理学派注意到了人在管理中的作用，并且力求建立管理阶层和工人之间的和谐合作关系。可惜的是他们把人仅仅看作纯粹的"经济人"；即认为人是为了某种经济目的进行劳动，行为完全受经济因素的驱动。这种认识使得他们忽视了人的情感需求，受此影响，最终他们没能提出真正的激励人的措施。因此，科学管理理论在本质上还不是现代意义上的人力资源管理理论。

（2）工业心理学阶段。大致对应于20世纪初至第二次世界大战。与泰勒对效率的极端关注不同，工业心理学更加关注工作和个体的差异。发现人们在经济目标之外还有别的丰富需求。于是就出现了人本主义心理学家亚伯拉罕·马斯洛的层次需求理论。而哈佛大学的埃尔顿·梅奥教授对此进行了实验，这就是著名的霍桑试验。有关霍桑试验的总结写进了他的两本书《工业文明中的人类问题》（1933）和《工业文明中的社会问题》（1945）。

梅奥在批判性地吸收泰勒成果的基础上，提出了关于人际管理关系的新见解：梅奥认为工人是复杂的社会系统中的"社会人"，必须从社会和心理方面努力调动员工的积极性。人力资源在企业中还存在着"非正式组织"的现象。"非正式组织"对员工有积极的作用，也有消极作用，影响着员工的行为和情感以及价值认同，对企业劳动生产率的提高有着重要的作用。企业人力资源管理的重点应当体现在通过不断提高员工的满意度，保持员工经济需要与社会需要之间的平衡。管理者应当善于倾听员工的意见，改善人际关系，提升和激励员工的"士气"，从而提高劳动生产率和绩效。

（3）人际关系管理阶段。相对应的时期是第二次世界大战后至20世纪70年代。这一时期整个资本主义世界内的劳资矛盾、人际关系、工作满意度等存在的问题非常显著。彼得·德鲁克在做了大量研究和思考后提出了解决之道，如实行目标管理；改进商业模式；提供有效的管理者（知识管理者）；具备企业家精神；鼓励员工的直觉和创新精神、冒险精神等。随着人们不断提升认识并取得共识，在规范性上也取得了突破。如美国出台了《民权法案》、《公平就业法案》，对就业中的各种歧视做了规定，从而标志着人力资源管理开始进入制度比较规范的时代，其特点是：人力资源管理规范化，强调均等就业机会。为了区别后来的人力资源管理，普遍把这一时期的人力资源管理称作是人事管理。

2. 人力资源管理阶段　彼德·德鲁克1954年出版的《管理的实践》中，定义和确立了现代意义上的"人力资源"。自20世纪80年代以来，人力资源管理理论得到了进一步的发展，并不断趋于成熟。在实践中得到了企业的极大认同和广泛应用，并逐渐取代传统的人事管理。人们关注的重点开始转变：人力资源管理开始为企业的发展战略服务。从此以后，战略人力资源管理理论被人们所认识，标志着现代人力资源管理发展进入了一个新的阶段。人力资源管理这一时期可以分为两个阶段。

（1）人力资本管理阶段。通过人力资源的增值现象，人们看到了人的某种资本特性，从而开启了人力资本来的认识和管理阶段。人作为资本参与到生产活动中，体现了人力资本的特殊性：人力资本能够产生利润；对人力资本进行投资带来了增值，可以产生更多的利润。另外人作为一种资本，可以参与利润分配。

（2）以人为本管理阶段。这一管理思想的重点在于：认为人力资源是企业生产经营活动中应首先考虑的、最重要的因素。企业中以往财务指标具有"上帝地位"，现在它被员工价值所取代。这是与以前的人力资源管理思想所不同的。不可例外的是，企业营利的最终目标自然是不会改变的。原因在于当企业满足了员工的各种需求（如改善工作环境、提高薪酬待遇、尊重员工等），员工的工作效率、创新能力也会获得新的提升，将为企业发展带来更大的利润。

第二节　人力资源管理的功能与目标

人力资源与其他生产资料一样在获取后都需要有效配置和开发利用，不同的地方在于人力资源的能动性，除了企业期待的经济价值外，人还有全面发展的要求和其他精神价值的追求，同时也存在着个性的差异，这些会导致人力资源在配置、组合中存在着排斥或机会主义等配置风险，如不能有效控制将大大降低人力资源的利用价值。解决人力资源配置中的排斥或机会主义风险最终需要企业寻求更加有效、完整的制度设计和建设。

一、人力资源管理的基本功能

人力资源管理就是对人力资源的获取、开发利用、激励和持久性等方面进行计划、组织、动态管理，充分发挥人的潜能，调动人的积极性，提高工作效率和绩效，实现组织目标的管理活动。由此可知，人力资源管理最基本的具有四个方面的功能，即获取、培训开发、激励和持久性（如下图1－2）。

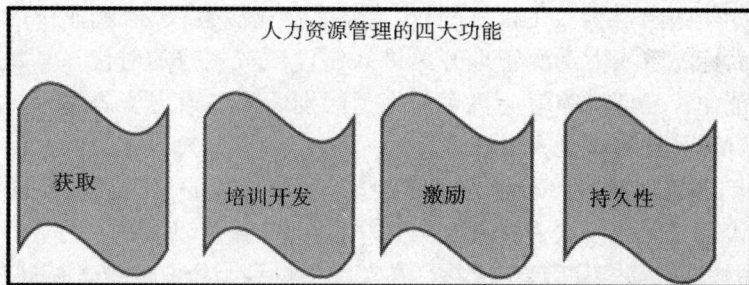

人力资源管理的四大功能

获取　　　培训开发　　　激励　　　持久性

图1－2　人力资源管理的四大功能图

1. 人力资源的获取　人力资源的获取就是以同样的成本获取更高质量的人力资源，以满足医药企业生产经营需要的过程。人力资源的获取包括人力资源规划、招聘与录用。为了实现医药企业组织的战略目标，管理者必须根据医药企业组织的结构确定职务说明书与员工素质要求，以此制定与组织目标相适应的人力资源的获取计划，并以此计划为依据进行招募、考核、选拔、录用与人力资源的配置等工作。显然，只有首先获取了企业所需的人力资源，才能对人力资源进行进一步的管理。

2. 人力资源的培训开发　人力资源的培训开发就是把人力资源"改变"成企业需要的利用形态，以达到最有效的利用，产出最大的价值或效益。

人力资源开发在广义上包括人力资源数量与质量的开发。人力资源的数量开发的宏观方法有：国家人口政策的调整、人口的迁移等；而对于医药企业组织而言，人力资源数量的开发方法主要包括：招聘、保持等。人力资源开发主要指对企业组织内部员工的素质与技能进行培养与提高，使员工的潜能得以充分发挥，提升个人绩效，最大化地实现员工的个人价值。内容包括企业组织与个人开发计划的制定、组织与个人对培训和继续教育的投入、实施、员工职业生涯规划以及员工的有效使用。以往的人力资源开发只注重员工的培训，而忽略了员工的职业规划和有效使用。对员工实施有效使用是一种较少投资、但见效较快的一种人力资源开发方法，它只需将员工的生产积极性和潜能通过企业要求的方式，充分发挥出来即可迅速转换为劳动生产率。而且员工得到有效使用后，员工的满意感增强，后续的劳动积极性会得到进一步提高；对医药企业组织而言，员工得到合理配置、组织高效运作、劳动生产率提高，可以更好实现组织目标。

3. 人力资源的激励　人力资源的激励是为了最大限度地利用人力资源，使人力资源利用效率极大化。个人绩效与人力资源的积极性紧密相关，因此，人力资源需要得到及时的激励。内容包括：绩效管理和相应的激励措施。如奖金，代表员工对企业组织作出了贡献，而给予的奖酬，其数额与贡献的大小相关。这是人力资源管理的激励与凝聚职能，也是人力资源管理的核心。具体操作上需要根据对员工的工作绩效，公平地向员工提供与各自的贡献相称的奖励。激励制度的目的在于增强员工的满意感，提高员工的劳动积极性和生产效率，增加企业组织的整体绩效。

4. 持久性　制度设计与长期利用制度人力资源尤其是能不断发挥较高价值的

"优秀人力资源"是构成企业核心竞争力的重要因素，也是其他企业的想要"挖"取的对象。因此，只有通过良好的完整的制度设计，才能使人力资源长期为我所用。这需要把在实际应用中有效的措施提升为企业的制度形态并坚持使用，在使用中不断创新和再设计，使制度更加合理和完整。这是对员工实施合理、公平管理的动态过程，也是一个长期的过程，最终也是企业核心竞争力所在。

由此可见，企业人力资源管理就是要在上述四个方面进行不断的努力。获取有好的"原始形态的外部人力资源"，进行适当改变以进行有效利用，通过激励促进最大限度的利用，到最后进行长期的高效的利用，保证企业的竞争力和效益，实现企业的终极目标。

二、人力资源管理的目标

人力资源管理有两个主要目标，广义目标是充分利用企业中的所有资源，使包括劳动生产率在内的所有生产率达到最高；通过提高个人绩效，最终保证企业目标的实现。即通过保证企业生产经营中所需要的人力资源数量和质量、为企业价值创造营建良好的人力资源环境、保证员工价值评价的准确有效、实现员工价值分配的公平合理来提高个人绩效，最终实现企业目标。

人力资源管理在狭义上可以理解为：医药企业的人力资源管理部门需要帮助各个部门经理开展更加有效的员工管理。具体而言，人力资源管理部门通过人力资源各种相关政策的制定和实施，通过忠告和服务来帮助各部门经理达成员工的有效管理，提升部门业绩。人力资源管理目标就是企业人力资源管理部门在一定期限内需要完成的职责和需要达到的绩效。人力资源管理不仅需要考虑企业组织目标的有效实现，而且也要考虑企业员工个人的发展，强调在实现医药企业组织目标的同时兼顾员工个人的各方面发展。

人力资源管理目标分为全体医药企业管理人员在人力资源管理方面的目标、专门的人力资源部门的目标两个方面。显然，这中间存在一些差别。属于人力资源部门的目标任务，不一定等同于全体管理人员的目标任务。但是，全体管理人员承担的人力资源管理目标任务，通常都是专业的人力资源部门应该完成的目标任务。具体体现在三个方面：

（1）保证医药企业组织对人力资源的需求得到最大限度的满足；

（2）最大限度地开发利用人力资源，促进企业效益最大化；

（3）维护与激励组织内部人力资源，使其潜能得到最大限度的发挥，使其人力资本得到应有的提升与扩充。

从人力资源长期性上理解，人力资源管理需要进行不断的经验总结和制度创新，才能使人力资源的利用实现持续高效。

第三节 人力资源管理的内容体系

人力资源的管理内容应当围绕目标而展开，与其应当发挥的功能相适应。既要提高人力资源配置的有效性，也要关注无效性并寻求制度的终极解决方案。但是这是一个长期的抽象的目标，具体到人力资源管理部门，主要内容则包括人力资源规划、工作分析、员工招聘、培训开发、绩效管理、薪酬激励、职业生涯和劳动关系等内容。

一、人力资源管理的内容

1. 人力资源规划 人力资源规划就是医药企业根据组织发展目标、战略，以及内外部环境条件的变化，运用科学合理的方法对医药企业人力资源情况进行预测，制定相应的人力资源供求平衡的政策措施，保障企业人力资源供给和需求达到平衡的过程。人力资源规划具体内容，包括预测企业未来的人力资源供求状况、制订供求平衡措施以及控制和评估计划等。

人力资源规划的目标任务是：

（1）确保医药企业在适当的岗位上获得适当的人选（包括数量、质量、层次和结构），并使组织和个人得到长期的益处；

（2）在组织目标和个人目标达到最大一致的情况下使人力资源的供给和需求达到平衡；实现人力资源的最佳配备，最大限度地开发人力资源潜力；

（3）分析医药企业在组织环境变化中的人力资源需求，及时制定必要的政策措施以适应平衡人力资源供求的要求。通过制订人力资源规划，可以使人力资源管理与医药企业的战略目标保持一致；同时促进人力资源管理活动的各个环节互相协调，在保证人力资源充足供应的基础上，减少了风险、节约了成本。

2. 工作分析 工作分析是人力资源管理中的一项基础性工作，是指对医药企业不同职务的设置目的、岗位性质、岗位职责、工作任务、工作内容、权力和隶属关系、工作条件和环境，以及员工为履行岗位任务所需的资格条件等所做的系统分析和研究，制定相应的工作说明书与岗位（职务）规范等制度文件的过程。通过工作分析取得的结果就是形成所需要的工作说明书与岗位（职务）规范。

工作分析在企业人力资源管理中有着很重要的地位，被称为是人力资源管理的基石。企业人力资源管理中的其他有关活动，如人力资源规划、员工招聘、员工培训与开发、员工绩效评估以及薪酬激励管理等，都是在工作分析的基础上，获得必要信息后才能确定并展。因此，工作分析在医药企业人力资源管理中具有很重要的作用。

3. 员工招聘 员工招聘是指医药企业通过适当的渠道发布招聘信息，以适当的方法对应聘者进行筛选，录用最合适的人员并配置到相应岗位上去的一项活动。人力资源招聘与录用的目标就是保证医药企业的生产经营所需要的人力资源得到及时且充足的供应，确保人力资源得到高效率的配置，提高人力资源的利用效率和产出绩效，实现医药企业的各项目标。

人力资源招聘是一个复杂的系统工程，通常在发布招聘信息后还要进行招募、筛选、录用和评估四个阶段。医药企业为了提高竞争力，吸引优秀的应聘者，招聘活动需要进行精心设计和准备。

其中做好招聘活动需要准备的内容包括：招聘计划的制定与审批，招聘信息的发布，应聘者申请等；筛选则是企业从职位需要出发从招募中得来的员工信息中，挑选出最适合本岗位的人。人力资源的筛选包括：资格审查、初选、考试、面试、体检等；人力资源的录用是企业对筛选出的员工进行录用，包括录用决策，初始安置、试用、正式录用等；人力资源的评估则是企业对招聘活动效益与录用员工质量的评估。

4. 员工培训与开发　员工培训和开发是医药企业不断提升人力资源价值，对人力资本进行投资增值的一项常见活动，可以表述为：医药企业为了更好地实现其组织目标、提高竞争力，有计划、有组织、系统地对内部员工组织学习和训练，不断提高员工的知识和技能，同时改善员工的工作态度、激发员工具有的创新意识和积极性的一系列管理活动。

员工的培训与开发主要包括两个方面：

首先是培训，其主要通过补充新知识、新技术、提出新要求，增强员工对工作岗位的适应性，提高职业技能和个人绩效。培训目标实现的途径就是让员工获得与各自工作有关的知识、专业技能、动机、态度和行为有关的内容和信息。培训的形式是有组织、有计划活动，通常时间较短、目的明确、阶段清晰。

其次是人力资源的开发。人力资源开发的重点是激励员工，把员工的主观能动性和创造性激发出来，促进医药企业的更快发展。因此，人力资源开发的目标就是将医药企业的战略目标与员工个人的职业生涯发展规划结合起来，不断激发员工的潜能，创造好的业绩。员工开发的特点是时间长、内涵大、阶段性模糊。

5. 员工绩效管理　绩效分为组织绩效和个人绩效。绩效管理就是通过建立组织绩效目标与个人绩效的内在关联，对个人行为过程和个人绩效实现情况进行有效管理和提升，最终提高和实现组织绩效的过程。绩效管理的各个环节是通过提高员工绩效，进而提高部门绩效，最终提高组织绩效而展开的。因此，绩效管理不仅要针对员工绩效的提高，更要重视如何提高部门的绩效水平和企业的整体绩效。

绩效管理的实施是一个系统循环的连续过程，包括：绩效计划、绩效沟通、绩效考核和绩效反馈以及绩效考核结果的应用等内容。所谓绩效计划就是确立医药企业的组织绩效目标，并把组织绩效目标分解为个人（或部门）可执行的绩效目标。绩效沟通是指一个考核周期内企业与个人，上级管理人员与下级人员之间的持续沟通。让个人能够理解和接受组织绩效目标的分解，了解个人工作的意义和目标。绩效考核是指企业对于个人行为及其绩效进行评价。绩效反馈是指企业组织把绩效评价结果及时反馈给个人，并共同分析绩效好坏的原因，总结经验，组织和个人一起制定相应的改进方案，为提高下一周期的个人绩效创造条件。

6. 薪酬管理　医药企业实施的薪酬管理就是指在企业经营战略和发展目标的指导下，综合考虑企业内外部各种因素的影响，确定适合企业自身的薪酬水平、薪酬结构和薪酬形式，并进行薪酬调整和薪酬控制的整个过程。医药企业的薪酬管理对于人力资源管理很重要，它直接影响医药企业人力资源管理的竞争力，影响着员工的工作积极性和满意度。薪酬管理经历了一个漫长的理论认识过程，逐步积累了解决不同环境条件下企业人力资源问题的经验和智慧。为今天医药企业的薪酬管理奠定了基础和理论指导。

薪酬管理就是为了发挥员工的积极性，把员工的薪酬与企业的组织目标有机地结合起来的一系列管理活动。薪酬是企业因使用员工的劳动而付给员工的钱或实物。分为直接薪酬和间接薪酬。

直接薪酬是指员工以工资、津贴、奖金、股权等形式获得的全部报酬；工资是直接薪酬的主要组成部分。间接薪酬，是指所有除直接报酬以外的其他各种经济回报。例如养老保险、带薪休假、伤病补助、医疗保险、失业保险等，通常理解为福利。

医药企业应当制定合理的薪酬制度。判断薪酬是否合理就要看公平性，包括：一是其内在公平性。这是指该制度应保证各职位的薪酬按照统一的、客观的原则制定；二是外在公平性。意指员工将自己的薪酬与其他同行企业中类似职位的薪酬进行比较所得出的公平性。

7. 员工激励　所谓员工激励就是医药企业通过一定的制度来激发员工的主动性、积极性和创新性。即指通过一定手段使员工的需要和愿望得到满足，从而调动员工积极性，使员工自发主动地将个人潜能发挥出来，提高效率，创造价值，提升个人绩效，最终实现企业绩效目标。

激励理论认为激励的方法与人们的需求有关。由于不同时期人们的要求不同，因此，激励方法需要不断改进，其重点也在不断改变。经过长期的实践，企业的激励机制也呈现出不断的跃升和发展。经历了早期激励理论和现代激励理论两个阶段。激励的手段或方式可以分为物质激励与精神激励，任何一个方面都不可忽视。激励的方法因人而异，有效的激励要建立在对人的工作动力与满足感分析的基础上。

8. 职业生涯管理　人力资源管理的重要内容之一，是企业帮助员工制定职业生涯规划和帮助其职业生涯发展的一系列活动。职业生涯管理应看作是竭力满足管理者、员工、企业三者需要的一个动态过程。在现代企业中，个人最终要对自己的职业发展计划负责，这就需要每个人都清楚地了解自己所掌握的知识、技能、能力、兴趣、价值观等。而且，还必须对职业选择有较深了解，以便制定目标、完善职业计划；管理者则必须鼓励员工对自己的职业生涯负责，在进行个人工作反馈时提供帮助，并提供员工感兴趣的有关组织工作、职业发展机会等信息；企业则必须提供自身的发展目标、政策、计划等，还必须帮助员工做好自我评价、培训、发展等。

当个人目标与组织目标有机结合起来时，职业生涯管理就会意义重大。因此，职业生涯管理就是从企业出发的职业生涯规划和职业生涯发展。

9. 劳动关系 企业的劳动关系（labor relations）就是劳动者与企业在劳动过程中形成的社会经济管理关系的统称。企业劳动关系的内涵在不断地变化，在不同的历史时期和制度条件下，人们对劳动关系的理解有所不同：如劳动关系又被称为劳资关系、雇佣关系、劳动法律关系、员工关系管理等。

在这里，劳动关系不是泛指一切劳动者在社会劳动时形成的所有的劳动关系，而仅仅是指劳动者与企业之间在劳动过程中形成的关系。劳动法是调整劳动关系以及与之密切联系的其他关系的法律规范，其作用是从法律角度确立和规范企业的劳动关系管理。劳动关系的双方当事人包括劳动者和企业（事业单位、政府部门等等）。劳动关系的基本内容包括：劳动者与医药企业之间在工作时间、劳动报酬、劳动安全卫生、职业培训、劳动保险、休息时间、劳动纪律与奖惩等方面形成的关系。

劳动关系的调整最终应与企业制度文化建设相协调。医药企业的制度文化是指医药企业在长期的创业和市场发展中所形成的价值观、制度规范的总和。医药企业文化犹如企业的灵魂，它是企业成员之间相互理解的产物。医药企业文化是由企业精神文化、企业制度文化和企业的物质文化等三个层次构成的。首先是表层的物质文化，其次是中层的制度文化，第三是核心的精神文化。

二、人力资源管理体系与模式

由于企业条件和目标的差异，相应的人力资源管理体系和模式也应当有所区别。企业的发展会不断改变其技术、规模、市场分布、人力资源的来源等，从而使人力资源更富特殊性。因此在理论上，任何一个医药企业都应该有自己的人力资源管理体系和模式。

医药企业人力资源管理体系的构建应当包括人力资源管理模式的确定、职能的定位、组织体系的建设、运营体系的设计和监控体系的建设等。

1. 人力资源管理模式的确定 医药企业在不同发展阶段会形成不同的管理模式，相应的人力资源管理模式也会逐步转变。人力资源管理模式一般有"全面管理型（业务操作型）、监管型（政策指导型）和分散管理型（顾问型）"。通常，实施运营管控型的企业集团由于产业单一、地域集中、规模较小，人力资源管理上企业集团比较偏爱"集中式"的人力资源管理模式。而处于快速发展阶段、实施战略管控型的医药企业集团一般实施"监管型"的人力资源管理模式比较多。而那些股权多样化、地域分散、产业复杂、实行财务管控型的医药企业集团，实行"分散式"的人力资源管理模式反而更加有效。

人力资源的管理模式常常决定了医药企业总部人力资源的管理职能和整体人力资源管理体系的组织建设、管理权限划分、管理幅度、人力资源的管理重点以及业务形式等。因此，医药企业进行人力资源管理体系建设时，首先要确定医药企业集团的人力资源管理模式。

目前大部分医药企业集团都实施"政策监管型"的人力资源管理模式，也有的正在由"监管型"向"顾问型"转变。企业人力资源管理模式最终需要根据企业集团的发展战略、管理模式、管理水平、业务模式等来确定。

2. 人力资源管理部门的职能定位　医药企业对人力资源管理模式做出选择后，企业集团总部的管理职能也就相应明确了。

（1）实施"集中管理型"的医药企业集团，其总部人力资源管理部门是整个集团人力资源管理的实施者。因此必须建立强大的总部人力资源管理机构，才能有效地对集团人力资源进行全面的管理。具体而言需要做好包括整个集团的人力资源目标和战略确定，人力资源规划和人力资源管理的实施。在这样的人力资源管理模式下，集团下面的各子公司基本上可以不设人力资源管理部门，人力资源相关的所有管理活动全部集中在总部。

（2）实施"政策监管型"的企业集团，与前面的不同，其总部进行人力资源管理的主要职责是制定人力资源政策，对下属各子公司执行人力资源政策的情况进行监督。具体包括下属子公司人力资源业务的具体监管，部分人力资源管理核心业务的实施，集团人力资源规划的制定，集团人力资源组织架构建设等。

（3）实施"顾问型"管理模式的企业集团也有其特色，总部更多的充当咨询顾问的角色。企业集团人力资源管理的重心转向帮助下属子公司提升人力资源管理水平，指导下属子公司开展人力资源管理业务，为下属子公司提供专业的人力资源管理服务，通过相关人力资源管理方面的专业服务、资源调配发挥集团总部的价值。因此实施"监管型"或"顾问型"的集团的人力资源管理总部，主要的职能是进行企业集团人力资源管理战略的研究，人力资源战略规划的制定，相应人力资源政策的制定，各下属子公司人力资源管理工作的指导与监督。企业集团总部应当基于企业战略，依托管理制度为各下属子公司提供高效的人力资源管理服务，创造和体现集团总部价值。

3. 人力资源管理组织体系建设　构建企业集团的人力资源管理体系与集团的组织结构密切相关。集团人力资源管理组织体系建设一般包括集团总部人力资源部门的组织建设和各子公司的人力资源管理部门的建设。

大型企业集团分为三层结构：企业集团总部，二级事业部，三级子公司。

（1）一级是企业集团总部。这是集团的指挥管理中心，主要负责整个集团战略目标、经营战略和相应制度制订与实施监督，集团整体经营状况的宏观调节与控制，各下属子公司经营管理策略的审核与指导等。因此在岗位设置上，集团总部主要侧重于战略研究，政策制定和监督检查，核心人才的管理等人力资源岗位的设置。

（2）二级是事业部。事业部由于没有法人资格，企业集团可以有效控制其经营管理。事业部主要负责对三级企业的管理，是整个企业集团的专业运营中心。因此，集团事业部的人力资源管理部门可以按照完全操作型管理模式进行组建。事业部要健全人力资源管理的各项职能，根据人力资源管理的功能模块实际需要来设置岗位，确保人力资源管理职能的落实，促进各下属子公司的有效运营，同时也有利于企业集团的有效控制。

（3）三级是子公司。这是企业集团的成本控制中心，子公司承担着具体的生产经营任务。三级子公司的人力资源管理是总部人力资源政策和二级集团（事业部）人力资源管理措施的执行主体。因此，集团可以根据子公司规模来设置人力资源管理部门或人力资源管理专员，同时负责子公司具体人力资源管理业务的办理和实施。

在实行三级组织结构的情况下，企业集团应当对总部人力资源部门配置集中的权力，控制并指导二级事业部的人力资源管理部门，健全各子公司人力资源管理的执行机构。因此，集团总部必须是强有力的、专业化的，负责整体人力资源政策的制定和管理协调，成为集团人力资源的整合、协调、调配的中心。二级事业部的人力资源部门是具体人力资源管理业务的执行者。它必须健全职能，配齐岗位，以保证总部人力资源策略的落实。下属子公司人力资源管理部门应当根据企业规模和管理幅度等实际情况配置人力资源管理人员，以保证人力资源管理业务的开展和总部人力资源战略的执行。

4. 人力资源管理的监控体系建设　人力资源管理的监控体系就是监督整个企业集团人力资源管理是否有效的管理制度和手段。其内容包括人力资源管理政策的执行、日常人事信息管理与核查、子公司人力资源管理者的述职管理、年度人力资源管理工作考核评价、人力资源管理审计等工作。为了确保人力资源管理制度、人力资源战略等的落实，以及人力资源管理体系的有效性，企业集团人力资源管理总部定期对各下属企业进行人力资源管理审计，通过日常的人力资源信息报表收集子公司日常人力资源管理的信息资料和子公司人力资源负责人的定期述职，作为总部对下属企业人力资源工作考核评价的依据。

企业集团的人力资源管理体系建设是人力资源管理战略得到执行和发挥作用的保证。只有建立科学的人力资源管理体系，并且根据实际需要进行完善与优化，保持其高效运营才能使人力资源创造价值、提高企业的竞争力，实现企业目标。

第四节　医药企业人力资源管理的战略

战略是实现目标的手段，在相同目标下，由于企业面临的条件不同，其人力资源管理战略也应当不同。因此，企业的人力资源管理战略是变化的。也只有在特定的条件下才能评价人力资源战略的优劣。人力资源战略还必定与企业的其他战略相配合而使用，才能更有效。企业会用不同的人力资源战略，来适应企业不同阶段或不同情况的企业发展目标。

一、人力资源管理的战略的概念

人力资源管理的战略即人力资源战略，指科学地分析预测组织在未来环境变化中人力资源的供给与需求状况，制定必要的人力资源获取、利用、保持和激励开发策略，确保企业组织对人力资源在数量上和质量上的需求，使组织和个人获得不断地发展与利益，是企业发展战略的重要组成部分。

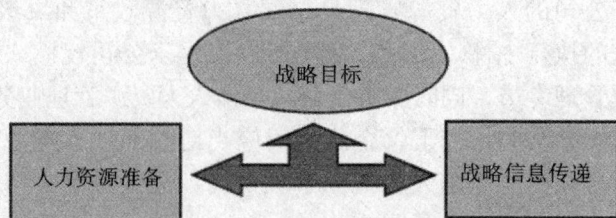

图 1 - 3　人力资源管理与战略目标关系图

如图 1 - 3 所示，人力资源的必要准备和管理活动中对于人们价值目标的统一有助于企业战略目标的实现。

二、人力资源管理的战略的发展历史

人力资源战略管理是由美国人首先提出。Walker 在 1978 年《将人力资源规划与战略规划联系起来》中，提出了人力资源管理应与企业战略规划相结合。1981 年，Devanna 在《人力资源管理：一个战略观》中阐述了企业组织的发展战略与人力资源战略之间的联系。1984 年，Beer 等人的《管理人力资本》的出版，标志着人力资源战略管理的概念正式融入了人力资源管理。

人力资源管理现在已经与企业发展战略高度关联了。美国的梅洛、诺伊、罗伯特等人认为，人力资源管理的各大职能模块、方针政策应与企业的发展战略相结合，成为企业战略规划的重要组成部分。人力资源管理是企业实现其战略目标的坚实基础，由此，也进一步提出了人力资源战略管理的概念。

三、人力资源管理战略的内容

人力资源管理战略有不同的提法，不同的企业管理者都有自己的概念创新。这里不一一列举，这里介绍的人力资源管理战略主要包括人力资源的开发，人才结构的优化，人才的使用，人力资源战略的最终选择等四方面的内容。

1. 人力资源开发战略　人力资源开发战略就是指有效地吸收外部人力资源，并通过培训等手段提高员工的价值认同、知识和技能，改变劳动态度，促进企业人力资源绩效提升所进行的长远性的谋划。常见的人力资源开发战略相关概念有：

（1）引进人才战略；
（2）借用人才战略；
（3）招聘人才战略；
（4）自主培养人才战略；
（5）定向培养人才战略；
（6）鼓励自学成才战略，等等。

2. 人才结构优化战略 企业人力资源结构的梯队合理性问题，包括技术专长、知识学历、年龄经验等多方面的结构组织问题，对此进行的长期规划和实现手段就是人才结构优化战略。可供选择的企业人才结构优化战略方案有：

（1）人才层次结构优化战略；

（2）人才职能结构优化战略；

（3）人才智能结构优化战略；

（4）人才学科结构优化战略；

（5）人才年龄结构优化战略。

3. 人才使用战略 通俗的理解就是人才使用方面的战略。企业可以选择的人才使用战略有：

（1）任人唯贤战略；

（2）人才晋升和破格提拔使用战略；

（3）岗位轮换使用战略；

（4）授权使用战略。

4. 人力资源战略的选择 人力资源战略选择取决于诸多因素，如不同发展阶段、不同的市场条件、不同的人力资源结构、不同的人力资源效率以及不同的财务状况等都可能改变企业人力资源战略的选择。通常企业应结合以下因素来选择人力资源战略：

（1）国家有关劳动人事制度的改革和政策；

（2）劳动力市场和人才市场的发育状况；

（3）社会保障制度的建立情况；

（4）企业的人力资源开发能力；

（5）企业的人力开发投资水平。

四、人力资源战略管理过程

案　例

某医药公司原系全资国有企业，拥有 50 年的药品、医疗器械、化学试剂、玻璃仪器商品的批发经销经验，下辖 12 个子公司，员工 800 多人，其中 5 个主业医药销售子公司。公司一直注重产品质量和服务质量的管理，并在国内较早通过了国家药品监督管理局的 GSP 认证和 ISO9002 国际质量体系认证。凭借优质的产品和服务，公司取得了广大客户的信任。经过好几代人的努力，现已成为国内知名的医药商业企业。

在管理方面，公司作过许多探索和改进，为保证改制后企业快速进入发展轨道，提升资本增值速度。在原来国有体制的基础上，重新规划了企业的经营战略和目标，在人力资源管理吸取了现代人力资源管理方法，对国有企业的激励和分配机制作了彻底改革，有力促进了企业员工积极性的提高，提升了个人绩效和企业引资，使企业发展成了行业的领袖。

请思考：从战略角度该公司在人力资源管理改革方面应注意什么问题？

由于人力资源战略选择涉及到内外部的很多因素，而战略的实施又需要投入较好的资源，时间持续也较长，因此，企业人力资源战略管理必须做好以下几方面工作：

1. 环境分析　做好企业人力资源战略管理必须对企业所处的内部和外部环境条件进行认真的分析，并进行科学评价，以获取企业人力资源战略管理所需要的客观的权威的信息。企业环境分析主要包括两个方面，就是企业内部条件和外部环境分析。

（1）内部条件分析。主要包括企业的发展阶段、相关资源与技术特点以及整体战略目标等内容的分析。具体包括企业的技术研发、生产、市场销售、人力资源和其他对企业的绩效产生影响的方面。企业人力资源战略管理还涉及到内部不同部门的各种管理决策行为，例如各种资源的制定规划、分配、管理能力开发和客户服务等流程。此外，组织结构的适应性、企业文化、企业员工状况等也是企业内部环境的关键组成部分。

（2）企业的外部环境分析。企业人力资源战略管理的外部分析主要包括外部宏观环境和能够影响的企业的供应商、顾客以及竞争者等市场主体的分析。在外部环境分析时，首先要了解宏观环境条件，如人口结构、人力资源方面的法律、社会和技术变化趋势、医药及相关行业发展情况等宏观企业经营环境的分析。其次，企业还需要对竞争对手、竞争环境和行业进入条件等进行分析。例如由于竞争对手的新产品推出速度加快，企业可能需要加大技术研发和产品销售力度，以及激励员工的创新精神等。我们可以利用 SWOT 分析，在了解企业的优势、劣势、机会和威胁的基础上形成企业的人力资源管理战略。因为企业人力资源环境分析只是人力资源战略管理的第一步，是制定人力资源战略的基础。波特认为：制定竞争战略的基础是将企业与其所在的环境联系起来。企业的最佳战略就是一种反映其特定环境的独特组织结构。

2. 人力资源管理战略的制定　企业在对内部条件和外部环境进行分析基础上，可以制定人力资源管理的战略。企业战略的实施是一个系统工程，从整体上看，包括人力资源战略、技术创新战略、市场战略、财务战略等子系统。人力资源管理战略是企业整体战略实施中的重要组成部分。人力资源战略实施的好坏，将深刻影响到企业整体战略的形成、实施和最终目标的实现。人力资源管理系统中包括人力资源战略规划、人力资源招聘、配置与开发、绩效管理与激励、员工关系管理等子系统。人力资源管理战略需要通过这些子系统才能体现实施。随着人力资源在企业整体竞争力形成中的影响不断提升，企业人力资源管理战略变得起来越重要，受到企业决策者的日益重视。

3. 人力资源管理战略的实施 好的战略要发挥作用必须得到有效的实施。不同
的人力资源管理战略，其实施方式有很大的不同，由于企业在环境条件和财务状况
方面的差异，也影响或决定了企业人力资源管理战略的实施情况。一般情况下，人
力资源管理战略的实施分为三个步骤，即：进行人力资源供给和需求预测，制定人
力资源战略规划方案和人力资源战略的评价与控制。

（1）人力资源供给和需求预测。当医药企业确定了人力资源管理战略以后，
我们就可以根据人力资源战略进行相应的人力资源管理和战略实施。要实施人
力资源战略，首先，企业应当对现有的人力资源供求状况进行一个全面分析，
尤其应当了解自身目前已有的员工存量、素质、结构、发展变化的趋势以及人
力资源竞争中的优势和劣势等。其次，必须根据未来的发展目标和战略，企业
对人力资源需求作出一个正确的预测，找到未来理想的人力资源需求状况与供
给之间差距。第三，根据区域和行业劳动力市场的现状，企业必须对未来的人
力资源供给作出一个客观的预测，确定适应未来企业战略发展需要的各种岗位
的人力资源提供的质量和数量。

（2）制定人力资源方案。当目前的人力资源需求状况和未来理想的人力资
源供给状况存在差距时，尤其是企业未来需求和未来供给之间存在巨大缺口时，
企业必须制定相应的、有效的人力资源供求平衡的战略方案。在员工过剩的情
况下，企业可能需要制定一系列的人员开发调整、分流计划。在员工短缺的情
况下，则可能需要提供优惠的政策条件吸引外部人才。当外部劳动力市场存在
人力资源的严重短缺时，企业则需要考虑在内部通过培训开发、工作轮换、提
升和工艺改进等方式增加劳动力供给。因此，完整的人力资源战略方案应当包
括：人力资源的吸取规划、分配利用规划、教育培训规划、薪酬激励规划、保
险福利规划、劳动关系规划等。

（3）人力资源战略的评价与控制。企业在实施人力资源战略的过程中，可
能由于前期预测的不科学，内外部环境的新变化等原因，导致最初制定的企业
人力资源战略无法有效地实施，从而达不到企业预期的战略目标。因此，为了
避免战略的无效性，企业应当建立一套科学的评价体系，以便利用评价结果，
发现人力资源战略实施中的问题，采取动态的应对措施，纠正在人力资源战略
实施中的偏差，确保人力资源战略目标的实现。因此，对人力资源战略进行系
统化的反馈、科学评价与有效控制就成了企业人力战略管理的重要工作。对人
力资源战略评价与控制的核心任务是保证企业已经制定的人力资源战略与其具
体实施过程的动态一致性和适应性。人力资源战略评价与控制的内容有：选择
人力资源战略关键环节中的关键监控与评估点，建立评价与控制的标准和原则，
监测关键评价与控制点的实际变化及客观趋势，选择实施适度的控制力和正确
的控制方法，调整偏差。人力资源战略的评价与控制的工具主要包括：人力资
源管理信息系统、定量分析、预算法等。

思考题

1. **名词解释**

人力资源、人才、人力资源管理、人力资源开发战略

2. **问答题**

（1）简述人力资源管理的概念并列出其功能？

（2）简单描述人力资源管理的基本内容？

（3）综述我国医药行业人力资源管理的现状？

（4）人力资源与人口、人才的关系？

第二章

人力资源宏观配置与劳动力市场

【学习目的】

本书讨论的重点是企业视角的人力资源管理，但是考虑到人力资源的宏观配置情况将影响到企业的人力资源规划、获取和利用，因此，通过本章的学习了解什么是人力资源的宏观配置和劳动力市场，有什么规律和特点。为人力资源管理的学习奠定基础。

【学习要求】

1. 了解：人力资源制度的发展历程，人力资源管理方式的创新手段；

2. 熟悉：电子化人力资源管理的主要概念及内容。

3. 掌握：人力资源宏观配置的含义和一般规律；掌握人力资源市场配置的相关概念。

案例导入

根据中国人力资源市场网发布的 2014 年一季度全国人才服务机构市场供求情况分析报告。2014 年一季度进入人才服务机构市场招聘的单位共有 19.2 万家，招聘职位数共 409.7 万个，登记求职人数 818.0 万人，招聘岗位的供求比为 1:2.00（即：岗位数为 1 时，求职人数为 2.00，下同）。

2014 年一季度人才服务机构市场供求呈现以下几个特点：

1. 人才市场总体供求平稳，就业形势基本稳定。本季度岗位供求比为 1:2.00，环比和同比稍有增加，变化不大。

2. 制药化工类专业和轻工纺织食品类专业需求进入前十。制药化工类专业和轻工纺织食品类专业需求进入前十，所占比例分别为 3.25% 和 3.10%，环比分别上升 0.68%、0.94%。机械类专业在人才服务机构市场招聘专业中仍高居榜首，所占比例为 10.91%，环比上升 1.16%，同比下降 0.85%。

从专业需求情况看（见表 2-2），2014 年一季度需求数量排名前十位的专业所占比例为 63.02%，环比上升 4.41 个百分点，同比下降 1.41 个百分点。机械类专业在人才服务机构市场招聘专业中仍高居榜首，所占比例为 10.91%，环比上升 1.16 个百分点，同比下降 0.85 个百分点。工商管理类专业排名第二，所占比例为 9.11%，环比、同比均有所上升。公共管理类专业和仪器仪表类专业需求退出前十，化工与制药类专业和轻工纺织食品类专业需求进入前十，所占比例分别为 3.25% 和 3.10%，环比分别上升 0.68、0.94 个百分点。

表 2-1 2012~2014 年第一季度市场供求总体状况

季度	用人单位数（万家）	提供岗位（万个）	求职人数（万人）	人才供求比
2014 年第一季度	19.2	409.7	818.0	2.00
2013 年第四季度	17.5	358.7	712.3	1.99
2013 年第三季度	20.6	361.2	720.6	2.00
2013 年第二季度	21.6	418.4	840.3	2.01
2013 年第一季度	23.9	417.0	828.4	1.99
2012 年第四季度	21.9	455.8	910.2	2.00
2012 年第三季度	27.0	435.3	879.3	2.02
2012 年第二季度	23.1	407.9	848.4	2.08
2012 年第一季度	16.9	322.6	661.3	2.05

表 2 用人单位专业需求前 10 位的排名情况

排名	招聘职位要求专业	2014 年第一季度所占比例	2013 年第四季度所占比例	环比	同比
1	机械类	10.91%	9.75%	1.16%	-0.85%
2	工商管理类	9.11%	8.57%	0.54%	0.79%
3	电子信息类	7.92%	8.86%	-0.94%	-0.45%
4	计算机科学与技术类	7.36%	8.04%	-0.68%	-0.61%
5	经济学类	6.85%	6.41%	0.44%	-0.59%
6	土建类	6.31%	5.80%	0.51%	-0.13%
7	管理科学与工程类	4.84%	3.51%	1.33%	0.70%
8	医学类	3.37%	2.94%	0.43%	-0.32%
9	化工与制药类	3.25%	2.57%	0.68%	0.51%
10	轻工纺织食品类	3.10%	2.16%	0.94%	-0.46%
占职位总数	63.02%	58.61%	4.41%	-1.41%	

第一节　人力资源宏观配置理论

就个人而言，在有条件选择的情况下，总是会选择最理想的职位进行工作，并安排生活。包括满意的经济收入、发挥自己的专长创造成就，以及工作岗位以外的幸福生活。这种状况反映在人力资源的宏观配置和转移中。当出现经济社会的发展差距，又缺乏适当的平衡政策，人力资源会明显地从一个企业流向另一个企业，从一个地区流向另一个地区。当管理部门认识不到这种规律的时候会采用行政手段或其他非正常手段来阻止人力资源的流动，最终却只能事与愿违，阻止不了人力资源的流动。从刚刚改革开放时的"孔雀东南飞"，到今天人力资源从低竞争力企业向同一地区的高竞争力企业的流动，以及向更能实现工作成就和工作外生活目标的其他发达地区的流动，无不体现了人力资源流动中的这一市场规律。因此，企业或政府在布局生产力，配置人力资源时要注意政策的综合运用，平衡个人所期待的需求，提升企业或区域的人力资源配置中的竞争力。

在不断走向成熟和发达的市场中，人力资源的宏观配置，往往与市场中的个人需求的进一步细分和改变有关，这要求即使是处于高竞争力地位的企业或政府也需要不断增进对人力资源需求变化的研究和了解，提高人力资源管理的政策水平和操作水平。

企业在长期的发展中，各种资源的重要性在不断变化。如今随着技术的进步和依赖，人力资源日益显示出其重要性，甚至被誉为生产力的第一要素。人力资源成为企业竞争力的关键要素。然而要想实现人力资源的高效配置，真正发挥出人力资源的效能，关键在于如何配置。人力资源配置问题是人力资源管理理论分析与现实经济管理的重大问题，是企业、政府和市场共同关注的焦点。

一、人力资源宏观配置概念

人力资源宏观配置就是指人力资源与自然资源、资本设备等其他资源在一定时期内的空间和行业等方面的组合与分布状况，通常反映的是一个社会或某行业的人力资源的社会总供给和社会总需求的基本平衡情况。政府可以根据人口总量及增长情况、人口受教育的情况来预测相应人力资源的变动情况，并采取一定的政策引导，可以实现宏观干预，使人力资源配置更加合理。

影响人力资源宏观配置的因素有很多，而且随着时间而变化，一般来说有以下三个方面：

（1）一定时期内某个社会区域内的产业、行业、企业等在国家对经济社会发展的总体规划和产业发展的诱导政策影响下对人力资源的总体需求情况；

（2）相应时期内的人力资源供给的能力；

（3）国家的重要发展领域、地区、和行业等生产力布局规划，对人力资源未来供求的特殊影响。

在我国，人力资源宏观配置包括全国性配置和区域配置两个层次。人力资源全国性配置主要是部门配置，即在国家领导机关的直接领导下，包括国家发改委、人事资源部、教育部、科技部、财政部等共同参与完成的。在人力资源部门配置中，主要以经济社会发展中的重点行业、新兴产业、重点建设项目等为目标，进行综合规划和平衡配置。人力资源的区域配置是以各个不同地区的经济社会发展为需求目标，结合区域市场人力资源的供给情况进行人力资源规划和配置。理论上当某一地区经济社会发展对人力资源的需求与供给不平衡时，可以通过政策调节实现人力资源的区域流动，从而实现人力资源的平衡。如随着我国新的西部大开发战略的实施，许多新兴产业项目在中西部地区落户，新技术、新产业的发展带动对相应人力资源的需求的增长，需要制定合理的政策吸引各地的人力资源转移，才能有效满足西部发展需要。因此，人力资源规划和相应的政策是实现人才吸引和推动人力资源区域配置、转移和平衡的关键。

二、人力资源宏观配置的模式

人力资源宏观配置的模式研究的重点是人力资源的流动和转移主要依靠什么力量来驱动和实现。我国人力资源配置模式有着自己的特点，主要有三种：计划配置、市场配置和计划与市场共同配置，如图 2 – 1。

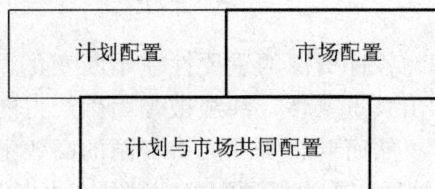

图 2 – 1　人力资源配置模式

1. 人力资源计划配置　人力资源计划配置又称行政强制性配置，是指国家由行政职能部门制定人力资源计划，根据计划将人力资源配置到各行业部门、各省市地区。人力资源的计划配置，无论是人力资源分配的范围、方式、规模，还是人力资源的岗位设置、数量、工资以及调动等，都通过行政计划的方式来实现。计划配置模式对人力资源的配置效率很高，可以有效保障国家重要产业或项目的发展所需要的人力资源。但是，这种配置方式带有强制性，并且随着人力资源配置数量的不断增加、对人力资源的要求的不断提高，其人力资源配置的有效性不断下降。特别是我国实行社会主义市场经济改革后，这种人力资源计划配置方式面临进一步的配置失效，其主要原因就在于人力资源的个性释放和进步，企业需求也随着新技术、新工艺的应用不断提高人力资源的要求。对于人力资源计划制定者而言，想要掌握个体需求和企业需求的准确信息变得十分困难或不可能，而且成本十分高昂。因此，我国人力资源的计划配置方式运用的空间正在进一步缩小，强制性也变成了指导性。

2. 人力资源市场配置　我国实行社会主义市场经济改革后，人力资源的市场配置已经成了一种必然的要求。所谓人力资源市场配置就是通过市场机制，结合企业的薪酬、激励等各种人力资源的措施制度来调节人力资源供求关系，实现劳动者与企业需求之间的有效配置。它与人力资源的计划配置不同。人力资源的市场配置，在市场经济条件下主要是通过市场途径来实现的。企业根据各自的生产经营状况和发展目标来决定用人需求；而劳动者则根据自身的条件和对企业发展的需求信息判断来自由选择岗位，国家除了制定制度和规范的程序外，不再具体干预供求双方的配置过程。这种状况下，企业和劳动者都有充分的主动性，看似混乱的人力资源市场，实则实现了高效的人力资源配置。企业得到了所需要的人，而个人也找到了尽可能满意的岗位。人力资源的市场配置的有效性取决于人力资源的市场供求信息，当人力资源市场供求信息不足时，可能造成市场配置无效和人力资源市场秩序紊乱，由此会带来企业发展的不利影响，劳动者积极性受到挫伤，企业和个人均达不到最好的供求状态，人力资源配置效率大幅度下降。这是因为市场配置中存在着信息不对称、市场制度建设不完善等导致的配置失灵，需要新的技术手段、信息管理系统和制度创新才能克服市场失灵，发挥人力资源市场配置的有效作用。

3. 人力资源计划与市场共同配置　人力资源的计划配置和市场配置各有特点和不足，也有各自的作用和适用的情况。因此，在社会主义市场经济条件下，应当发挥两者各自的优势，在适合的空间和范围内进行共同配置。所谓人力资源共同配置就是人力资源在有限计划配置条件下的市场配置。各国在市场经济发展的实践中探索出来的人力资源共同配置模式。表明各国认识到国家干预的必要性，逐步形成了系统有效的国家干预制度。实行人力资源计划配置模式的国家也渐渐认识到计划经济体制的弊端，并力求摆脱这种僵化的人力资源配置模式，逐步走向市场化。最终共同认识到人力资源配置应当把国家干预与市场调节相结合，实行人力资源的共同配置。

现在我国的人力资源配置模式也是共同配置模式，就是根据社会主义市场经济的要求，让市场配置在国家宏观调控下对人力资源发挥基础性配置作用。

三、人力资源宏观配置原则

我国人力资源配置已经进入到计划与市场共同配置的阶段，人力资源的配置中既有国家的宏观干预也有市场的作用。我们正在不断完善人力资源市场及其管理，创新和完善人力资源转移和流动过程中所需要的各种制度规范，释放人力资源市场配置的效率，同时国家进一步加强宏观制度诱导，促进人力资源在经济社会配置中的长期效率。

1. 人力资源合理流动原则　人力资源在一定范围内的自由流动是市场配置发挥作用的前提。在封建社会阶段，农民严重的人身依附关系制约了人力资源的自主流动，市场无法起配置作用。在资本主义条件下，人有了可以自由流动和选择工作的权利,市场配置作用才得以发挥。只有在相应的法律制度和其他社会保障机制的共同作用下,人力资源才有能力进行自由流动、转移,才能发挥人力资源的市场配置作用,企业才能得到所需的人力资源并创造更好的绩效,同时促进国民经济和社会事业的发展。因此,现在我们的国家也在不断完善有利于人力资源自由流动和有效转移的法律保障制度。国家实施的西部振兴、新兴产业的发展和产业结构调整等,可以利用制度诱导实现人力资源的计划与市场的共同配置。

2. 人力资源配置的市场化原则 人力资源配置过程中的市场化原则是指人力资源配置应当在国家有关法律允许的范围内,企业和劳动者个人可以根据人力资源市场上岗位需求和供给信息进行自主选择、流动或跨区域转移,实现人力资源的合理配置。人力资源的个性需求和企业人力资源需求都在快速变化,在快速发展变化的市场经济条件下,人力资源的市场配置效率要高于计划配置。企业不会全部公开自己的发展计划和信息,而个人也不能完全自知,计划配置失效就在于此,而市场的好处在于个人和企业会在有限信息的情况下双方快速的协商并达成协议。因此,要使巨大的人力资源发挥更好的经济社会价值,应当坚持推进人力资源配置中的市场化原则。

3. 人力资源配置的宏观均衡原则 人力资源的宏观配置的有效性取决于人力资源市场上供求情况,当人力资源的宏观供求严重失衡时将导致市场配置效率下降或失灵。人力资源配置的宏观均衡原则是指在完全竞争的市场条件下,人力资源市场实现供求均衡,人力资源就能得到最有效的分配。

它包含两方面的含义:

(1)人力资源的供给和需求在数量上处于均等状态,即变量均等;

(2)决定供求的力量不具有改变现状的动机和能力,即行为最优。

要实现人力资源的宏观配置均衡,必须实现人力资源的数量、质量、地区分布等在内的多种均衡。人力资源配置的宏观均衡,能够实现充分的就业状态,提高人力资源的利用效率,促进人力资源自身的良性再生产。值得注意的是,人力资源配置的宏观均衡是一个动态的概念。市场上人力资源的供给与需求情况会随着时间而发生改变,也会因为国家经济社会发展情况而出现变化,也可能受世界经济形势影响带来就业影响,对人力资源配置可能扩大宏观不均衡状态,也可能促进人力资源宏观配置趋于均衡。

4. 发挥人力资源市场作用的原则 人力资源市场是指在法律制度框架内,在促进人力资源管理和就业过程中,自觉运用市场机制调节人力资源供求关系,对人力资源的合理流动进行引导,实现对人力资源有效配置的平台。

人力资源市场在人力资源配置、使用和开发中有重要作用,它的主要功能有:

(1)在调节人力资源需求总量平衡中,为劳动者寻求更大的活动空间,使我国庞大的劳动年龄人口找到适合的企业岗位;

(2)促进劳动者的合理流动,优化人力资源配置,进而实现劳动者和企业岗位的最有效结合,人岗不匹配的矛盾。

（3）由于市场调节引进了人才使用中的市场竞争机制，企业和劳动者分别成为用工和就业的主体，企业和个人都有了选择权，人岗匹配后的两者结合，既调动了劳动者的积极性，提高了满意度，又促进了企业的效益。

第二节　人力资源市场的兴起与发展

随着市场经济和工业革命的不断发展，企业对人力资源的需求也在持续扩大，依靠个别的、分散的人力资源供给已经不能满足这种人力资源的需求，企业迫切需要一种更有效满足人力资源需求的机制，从而促成了人力资源市场。

一、人力资源市场概述

1. 人力资源市场的概念　人力资源市场可以狭义理解，也可以从广义理解。常见的是一种狭义上的理解，即人力资源市场就是进行人力资源交易的场所和平台。如职业介绍所、人才交流中心等。从广义理解，人力资源市场是依据国家的相关法律，发挥市场调节作用，通过人力资源供求双方自愿协商、交易和流动，进行信息沟通和管理，实现人力资源合理配置。它包括劳动者从求职、录用、培训、轮岗直至退休的全过程。既包括了企业的招聘、培训、福利待遇、薪酬激励、劳动关系管理等诸多环节，也包括人力资源的流动或转移、劳动关系的确立和调整、社会保障、人力资源中介服务、劳动立法和执法等诸多方面。

人力资源市场是市场经济体制下人力资源配置的一种重要载体。其作用主要体现在：

（1）提供规范的制度管理和信息发布，为人力资源的供求双方提供更大、更有效的活动空间；

（2）发挥市场调节作用，促使人力资源供求双方公平竞争、自愿协商、相互选择。

（3）为人力资源的流动提供必要的制度保障和服务。促进人力资源的合理流动和转移，优化人力资源配置。

2. 人力资源市场的形成条件　人力资源市场的体系的建立是一个逐步演进的过程。从自发的分散的劳动力交易到相对集中的市场交易，由单个劳动力市场到逐步形成人力资源市场体系。这一过程漫长、复杂而多变。人们从中也发现了一些规律，为以后人力资源市场的建设和发展提供了指导。

人力资源市场的形成需要满足发下条件：

（1）人力资源的供给者与需求者的行为动机相同，即实现劳动力的交换。双方的行为目标都在寻求各自利益最大化。

（2）全社会人力资源都可以在区域间、行业间、企业之间自由流动，不存在超经济的制度障碍和行政干预。

（3）人力资源在区域间、行业间、企业之间的自由流动，受人力资源价格杠杆的支配。人力资源价格既能反映人力资源的供给，又能调节人力资源的需求。

（4）市场主体能完全及时地获取所需市场信息。

在现实中，人力资源市场的条件是不可能完备的，会受到许多非市场因素的影响。但是要使人力资源市场发挥其最大作用，我们应当努力创造这些条件。

3. 人力资源市场的影响因素　人力资源市场与经济社会的发展均有关系，与科技新产业的发展也密切相关，与世界经济和市场的影响也日益广泛。为了便于讨论，这里主要从四个方面分析影响人力资源市场的因素：宏观经济、人口状况、文化传统和道德规范以及人力资源市场制度和政策。

（1）宏观经济方面包括国内经济发展水平和结构，国际经济大环境影响，宏观经济政策等。整体上，宏观经济增长会带动就业，反之则会增加失业。在美国经济每增长2%到3%，失业率会降低1%。2008年以来的经济危机已经使美国的失业率达到10%。创下失业率新高。欧洲地区由于宏观经济的衰退引发了各种罢工和社会冲突。

（2）人口状况对人力资源市场的影响，主要包括人口数量、质量、构成、受教育情况、人口分布和迁移等各种因素。人口状况会影响可供给的人力资源总量，影响人力资源市场的质量和数量。例如，我国和印度等众多发展中国家人口基数大，人口众多，相对于发达国家而言，劳动力的价格低廉，从而影响人力资源市场买卖双方的行为。

（3）人们的文化传统和道德观念对人力资源市场也有较大的影响。主要体现在人们不同的文化价值观念会在择业、评价岗位、心理契约、转移成本等方面。甚至可以说一个国家和地区人们的，文化道德观念深刻影响了人们的劳动态度，而劳动态度决定了是否愿意提供劳动和多长时间的劳动。

（4）人力资源的市场调节作用的发挥依赖于必要的人力资源方面的制度和保障机制。包括人口户籍制度、工资制度、劳动保护政策、社会福利保障制度、教育培训制度、就业促进政策、人力资源流动中的其他制度保障等等。

二、我国人力资源市场的兴起与发展

我国的经济运行模式自新中国成立以来也在不断发生着变化，计划经济模式逐渐转向社会主义市场经济。这一过程中，经济主体也出现了数量和质量上的变化，外资企业、私营企业和股份制企业大量涌现，劳资双方的利益要求被法律肯定。今天政府还需要不断推进经济产业的升级、新兴产业的发展、西部大开发、农村城市化或城镇化，这些将不断扩大企业的人力资源需求。回顾过去的历程，我国人力资源市场从无到有，快速发展。自改革开放以来大致经历了如下几个阶段，如图2-2所示。

萌芽时期 1979-1991	形成时期 1990-1992	成长时期 1992-2000	改革时期 2001-2006	创新时期 2007至今

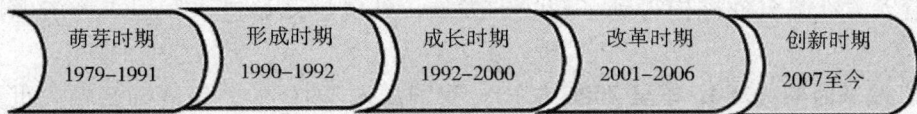

图2-2　我国人力资源市场的兴起与发展

1. 萌芽时期（1979年至1991年）　这时我国人力资源市场刚刚开始萌芽，国家改革开放政策和有关人力资源政策才启动。从1979年开始，劳动人事部门开始创立并组织劳动服务公司，解决返城知青的就业问题，人力资源市场的概念刚开始出现。我国历史上第一家人才服务机构于1979年在北京成立，名为外企人力资源服务公司（FESCO）。它标志着我国的人力资源市场的形成进入萌芽期。后来有了比较快的发展。沈阳市人才服务公司于1983年宣告成立。1984年劳动人事部成立了全国人才交流咨询中心，之后各省市纷纷建立类似的人力资源服务机构。

2. 初步形成时期（1990年至1992年）　当时针对各地人才服务机构和人才流动中出现的问题，国务院制定了《劳动就业服务企业管理规定》，国家劳动部和人事部分别制定了《职业介绍暂行规定》和《关于加强人才招聘管理工作的通知》，从制度上明确了各类市场中政府主要部门的责任，使相关部门更好地相互配合。依据这些基本的人才市场管理规范，初步推进了人力资源市场的制度化，建立了人力资源市场的规范化运作方式，企业可以实行劳动合同制，政府的人事部门也开始用非所学专业的技术人员来调剂人才余缺。但这一时期人力资源市场还没有完全脱离计划经济的影响，但统包统配的人力资源配置制度开始被打破，人力资源市场初步形成。

3. 快速成长时期（1992年至2000年）　这一时期我国人力资源市场迅速成长，得益于我国的人力资源的法律和政策的制度建设，同时也受经济改革导致的经济增长的共同影响。1993年11月，中国共产党的十四届三中全会通过的《中共中央关于建立社会主义市场经济体制若干问题的决定》，明确提出了发展劳动力市场的方向就是要合理开发利用人力资源，发挥市场在人力资源配置中的作用。1993年初到1994年底，人力资源市场开始进一步拓展，明确把人才市场作为人力资源政策改革的突破口。1994年8月，中组部、国家人事部联合下发了《加快培育和发展我国人才市场的意见》，明确阐述了发展人力资源市场的总体目标。原国家劳动保障部、人事部分别于1995年和1996年制定了《职业介绍规定》和《人才市场管理暂行规定》，建立了市场的管理制度。1998年初到2000年底，原国家人事部进行人事工作"两个调整"，对计划经济时期的人事管理体制进行调整，以适应社会主义市场经济发展需要，加强对人力资源的整体性开发。由于打破了政府垄断人才的格局，人力资源管理的法制化、专业化，以及信息技术运用于管理之中，市场对人力资源的配置作用不断提升。这一时期的主要特征是市场平台管理由政府行政干预转向法律规范，市场人才服务由依靠政府转向依靠市场竞争。各种人力资源服务机构经营模式在市场竞争的过程中变得多样化，服务领域也有了拓展和延伸，服务能力不断增强。特别是民营人力资源服务机构得到了较快的发展，外资也开始进入我国人力资源服务领域。

4. 改革时期（2001 年至 2006 年） 我国加入 WTO 后，经济开始融入世界市场，人力资源市场也急需要调整创新，以适应经济一体化市场的需要，要求人力资源市场与国际接轨。随着《境外就业中介管理规定》、《中外合资人才中介机构管理暂行规定》和《关于进一步加强人才工作的决定》的颁布实施，建立了科学人才观，明确要遵循人力资源开发规律，发挥市场在人才资源配置中的方向性作用，消除人力资源市场发展的障碍，让各类人才和劳动力市场实现互通，以便建设统一的人力资源市场。健全专业化、信息化、国际化的人才市场服务体系。国家人事部提出要"管办分离"、"事企分开"、"公共服务与市场经营性服务分离"等改革方向。国家劳动部下属的服务机构应当向公共就业服务转变，在财政扶持下扩大服务范围，建立较完善的人力资源市场服务制度。这项改革促进了人力资源服务的市场化，人才服务体系形成了网络化，并发挥实际作用。政府职能由办市场转为管理市场、规范人力资源市场，并为人力资源市场的健康发展创造有利的政策环境条件。

5. 完善与创新时期（2007 年以来） 2007 年 3 月和 8 月，国务院分别发布了《关于加快发展服务业的若干意见》和《就业促进法》。在国家法律层面首次明确提出"人力资源市场"的概念。这标志着我国的人力资源市场进入了法制化、规范化管理阶段。国家开始重要发展人力资源服务业，完善人才资源的市场配置体系，明确要建立统一规范的人力资源市场，完善城乡劳动者平等就业的制度和平台，促进人力资源合理流动和有效配置。从此，我国人力资源市场建设进入了法制化的阶段。

人力资源市场配置离不开法律保障制度，而人力资源的流向取决于企业的竞争力，取决于企业人力资源管理的相关规章制度。取决于区域社会经济环境和人力资源管理市场制度。因此，提高企业和区域人力资源的管理水平，完善人力资源的相关市场管理制度，对于提高人力资源的配置效率，让优秀的人力资源形成区域集聚至关重要。人力资源市场管理制度是一个人力资源市场的各类型机构和劳动者相关的业务活动所必须遵守的制度规范，也是对所需求的人力资源进行科学地配置、开发使用、诱导和激励等全过程的管理中所要遵守的规则或组织形式。人力资源管理制度涉及的内容广泛。涉及宪法和法律，管理学和行为科学等。但所有这些都围绕提高人力资源宏观配置效率和企业微观利用效率的目标进行的。

第三节 人力资源管理方式创新

随着人力资源的价值越来越充分的展现，企业对于人力资源的开发和利用也在不断地细化和深入，这就要求对人力资源的信息采集、分析和政策制定都要比过去任何时候更复杂。为了适应这种变化和社会竞争的需要，人力资源管理方式发生了深刻变革，出现了新的人力资源电子化管理发展趋势。同时不太经济或管理不能及的时候也出现了人力资源外包的有效创新，以及较为复杂而重要的心理契约管理趋势。

一、电子化人力资源管理（e-HR）

随着电子商务的发展，越来越多的企业开始利用信息技术和信息管理系统，进行人力资源管理。这就是人力资源管理的 e-HR（电子化人力资源管理）模式。电子化人力资源管理通过集中式的信息库、自动处理信息、员工自助服务、外协以及服务共享，达到人力资源管理中降低成本、提高效率、改进员工服务模式的目的。人力资源管理的电子化主要体现在网络招聘、网络培训、网络学习与沟通、电子化考评和电子化薪资管理等。

1. 网络招聘 电子化招聘也称网络招聘，就是利用互联网络来发布人才招聘信息、筛选和录用的一种人力资源招聘模式。渠道有两个：一是企业利用自己网站发布各岗位招聘信息，求职者通过登录公司网页上的招聘平台，查找自己适合的工作岗位，然后进行报名、应聘。二是利用市场上专门的人力资源招聘网站来发布相关招聘信息，接着通过链接转到企业主页，再进行相关的操作。网络招聘在我国已经得到了广泛的运用。根据不完全统计，全球每天大约有二千多万条招聘信息在互联网上发布，同时有 3000 多万人在网上发出各自的求职简历。我国医药企业还把招聘测试的内容做成题库，放在公司网上让应聘者测试，成为筛选应聘者的必要步骤和依据。

2. 网络培训 人力资源的培训开发是企业提高人力资源价值的重要途径，通过持续不断的培训，可以提高员工的价值认同、劳动态度和个人技能，提高个人绩效，最终实现企业目标，提高企业竞争实力。网络培训也叫电子化培训，是指通过应用信息科技和互联网技术进行内容传播和快速学习的方法。与传统的培训不同。网络培训是把信息送到员工面前，而传统的培训方式则是把员工送到信息面前。这样网络培训就不需要把员工在同一时间、同一地点集中培训。相比之下，网络培训范围更广泛、培训内容更丰富、信息量更大、可长期保存且更新快，员工可以根据自身特点进行选择、下载和阅读，兼顾了员工工作时间和地点不同步的问题。网络培训使各种教育资源跨越了空间和距离的限制，使学校的教育与企业培训相对接。可以实现新的校企合作培训，可以充分发挥学校的学科优势和教育资源优势，把最优秀的教师、最好的教学成果通过网络传播到企业。因此，网络培训成本更低、学习更方便、效率更高。现在的网络培训还不断增加了新的内容，如互动和相互讨论，培训内容的分组管理等，网络视频的出现让企业培训和相关管理活动找到了更便捷有效的方式。

3. 网络沟通 网络沟通又名电子化沟通，具体地说，沟通是人与人之间思想、感情、观念、态度的交流过程，是情报相互交换的过程。网络沟通是指通过基于信息技术（IT）的计算机网络来实现信息沟通和交流。网络沟通的形式很多，而且还在不断创新，如早期企业内部网上可以建立员工的个人主页，开设 BBS 论坛、公告栏、聊天室、建议区以及企业各管理层的邮箱，后来又有了网络电话、网络视频、网络传真等等。随着智能手机终端功能的日益强大，企业利用网络沟通的经济效益也得到了进一步提升。网络沟通大大降低了企业的沟通成本、使语音沟通立体直观化、使工作便利化、并可以跨平台沟通，容易集成和控制。企业要想利用好网络沟通，促进企业文化建设、提高企业经营管理水平和效率、增强企业凝聚力和激发员工进取心，企业领导必须学会使用网络沟通，并进行企业网络沟通所需要的投资，创新管理制度。

4. 网络考评　网络考评也叫电子化考评，依据多种统计学原理，结合各种考核流程开发的通过网络对员工进行评价的一种系统。与面对面考评不同，网络考评实现了考评真实性、民主性和快速性。考评指标更加科学，考评的方式也将更趋灵活，考评结果更加真实，考评成本进一步降低。电子化考评可利用信息系统对员工的工作成果、学习效果进行记录。企业管理人员还可以随时看到下属员工定期递交的工作报告，及时进行指导和监督；员工的工作进展介绍和述职均可以通过网络实现。与此同时，企业管理者可以通过网络考评系统中实时录入的资料不断发现并改进企业管理中存在的问题，绩效考评中的人为因素的影响将大大减少。因此，网络考评对建立规范化、定量化的员工绩效考评体系，代替以经验判断为主体的绩效考评手段有很大的作用，使绩效考评更为公正、合理、科学。

5. 电子化薪酬　电子化薪资就是通过网络实现薪酬的计算、统计、发放和查询。在薪酬的计算方面，企业可以把各项社会统筹保险和个人所得税的计算和管理，按照政府要求进行设置后，可以直接输出工资报表、工资单、银行转账文件、税表。员工可以借助自助查询功能，及时了解自己薪酬福利的明细、历史薪资福利明细情况。如今，电子化薪酬已经在企业和其他单位中得到了广泛的运用，政府、金融和企业在电子化薪酬条件下得到了更紧密的结合。

案　例

ZKJT 人力资源管理信息化实践

ZKJT 有限责任公司设立于山东省境内，共有 35 个二级单位，跨越多个行业。下属各种单位共有 1500 多家，在册职工共计 6 万人。若包括临时用工、离退休等人员在内的总人数有 11 万多人。ZKJT 公司一直把人才看作企业发展的根本，还利用信息技术优化现有的人力资源管理模式，实现人力资源的精细化管理。

ZKJT 的精细化战略在传统管理方式下难以得到有效落实，传统的人力资源业务方式存在如下困境：

（1）精细化管理的基础是各项人员数据的准确掌握。企业集团通过人工方式上报、汇总人力资源相关信息，人员变化等信息得不到及时的反馈，数据统计经常会出现延迟和失准现象。

（2）业务流程的管控比较粗放。人员进出、岗位调整、职位升降等业务的审批，需要跨部门、跨地区协同处理，相应的业务人员还必须追踪办理过程。像员工招聘和劳务输入手续、退伍军人分配等业务审批和办理，将耗费更多时间和精力。

（3）时效性工作管理压力较大。我国《劳动合同法》的实施，劳动合同管理的要求明显提高，从合同签订、续签、终止以及解除，工作的时效性要求更高了，人力资源管理的工作压力也增大了。

（4）工资管理的效率不高。ZKJT 公司员工工资的核发方式采用传统方式，各种奖金项目多且不固定，下面二级单位的奖金发放还必须上报到集团公司审批。每次季度考核后还要根据与考核结果相对应的绩效工资基数来进一步核算实际绩效工资。

（5）培训管理比较分散，公司培训资源利用不充分。ZKJT 公司的培训业务通常先要进行培训计划的审批，希望在职业技能鉴定、安全培训、高级技师和技师鉴定、后备人才库等方面得到集中有效的管理，结果公司的培训资源不能得到充分的共享利用。

为了解决上述困境，ZKJT 公司决定启动人力资源管理信息化项目。建立了人力资源管理信息系统，实现了人力资源的集团管控，使人力资源精细化管理有了系统平台，各项人力资源管理业务得到了全面优化。具体体现在：

（1）人员信息可以精确掌握，人力资源管理业务高效开展。整个集团的员工信息实现了集中的系统管理。人力资源管理系统可以实时准确地反映各子公司人力资源分布状况，能够在最短的时间对员工信息进行全面查询，还可以利用 ZKJT 系统内置的分析工具，对人力资源进行各种的管理需要的统计分析和高效处理。

（2）纸质审批电子化，细化流程管控。通过人力资源信息管理系统，可以有效监管子公司之间以及单位内部的人员流动情况，合理控制各下属子公司的编制等情况。人力资源管理系统中还可以提取人员数据进行输出和打印，各种审批在系统中进行流转，规范和优化了业务办理流程，提高了效率。

（3）时效性工作智能预警，缓解合同管理压力。系统对劳动合同管理实现了按条件自动预警提示功能，劳动合同管理系统可以记录每项业务的办理时间及办理过程。系统对劳动合同的管理全部实现了二级单位报批，实时监控劳动合同签订、执行情况，有效降低了职工劳动合同纠纷发生率。

（4）轻松进行工资核算和发放，实现人工成本精细化管理。利用系统对集团公司各个子公司工资管理的统一、规范，系统实现了各种工资管理业务的高效处理，对下属子公司工资总额也达到了有效监管，通过人力资源管理系统可以掌握各类人员的薪酬水平，正确执行集团公司的各项收入分配政策。

（5）统筹培训业务，提高培训管理效率。通过人力资源管理系统可以控制培训计划发布，管理培训班的时间和课程安排，简化培训业务流程，提高公司培训资源利用效率。人力资源管理系统为统一管理各类培训计划、保障各项培训项目的顺利进行创造了条件，并形成员工培训考核的电子记录，方便查询利用。培训的课程、场地等各种资源在人力资源管理系统支持之下也实现了更有效的共享。

（6）方便准确的电子报表，提升决策力。人力资源管理系统实现了各种业务收入报表在系统中的生成、上报和汇总。集团公司和下属子公司的报表都通过人力资源管理系统进行，实现了管理的便利和数据的及时性、准确性。各二级单位通过人力资源管理系统可以自动生成本单位需要的人力资源管理报表。

集团总部及下属子公司建立了统一、规范的人力资源信息化管理系统，实现人力资源的精细化管理，人力资源管理系统的深入应用将提升公司的整体绩效，最终创造更大的人力资源管理效益，提升 ZKJT 核心竞争力。

问题讨论

1. 结合 ZKJT 人力资源管理信息化的实践，谈谈电子化人力资源管理的优势及最新发展趋势。

2. 除了电子化人力资源管理，你觉得还有哪些人力资源创新方式可以应用到枣庄集团？为什么？

二、人力资源管理外包

企业人力资源外包就是部分人力资源管理工作或职能外包出去，交由第三方人力资源管理外包服务机构代为处理和管理，以降低人力成本，实现效率最大化。通过人力资源管理外包，企业能够集中精力在人力资源管理的核心业务上，而较为繁琐的事务性工作外包给专业的人力资源管理服务机构进行操作。

由于企业的发展战略、发展阶段、发展规模不同，企业的人力资源管理要求不同，人力资源外包在实际操作时有很大差异。但其人力资源管理职能外包的主要目标集中在降低成本和聚焦核心能力。如今，人力资源管理外包已经渗透到企业内部人力资源管理的所有业务，包括人力资源规划、员工招聘、培训与开发、员工关系管理、员工薪资满意度调查、企业文化制度设计与创新等。这里只介绍最常见的招聘管理外包、培训管理外包、绩效管理外包和薪酬福利外包。

1. 招聘管理外包　员工招聘是指企业通过适当的渠道发布信息，以适当的方法进行筛选，录用合适的人员到相应岗位上去的一项活动。招聘与录用的目标就是保证企业生产经营所需要的人力资源得到充足的供应，使人力资源得到高效率的配置，从而提高人力资源的效率和产出，实现企业生产经营目标。员工招聘是一个复杂的过程，大致可分为招募、甄选、录用和评估四个阶段。具体包括招聘计划的制定与审批，招聘信息的发布，应聘者申请等；从申请者信息中，挑选出最适合本岗位的人。进行资格审查、初选、考试、面试、体检、甄选等；做好录用决策，初始安置、试用、正式录用等；最后对招聘活动效益与录用员工质量的评估。

招聘管理的外包就是企业将招聘工作任务委托给第三方人力资源服务机构来承担。他们能够从更专业的角度，为企业招聘服务，更有效率地甄选到合适的人选。众多的招聘网站、猎头机构、测评公司都是这一模块的外包服务提供商，提供全面有效的服务，为企业甄选到合适的人才。一些跨国公司也把招聘中的前几个阶段的事务外包。

2. 培训管理外包　　培训对于企业的人力资源开发和有效利用已经越来越重要，企业对员工培训的投入也在不断增加，同时，培训的要求也在不断提高。企业对员工的技能和素质的日益提高，必要的培训可以提高员工的知识和技能，激发员工的创新意识和工作积极性。培训管理外包就是以人力资源开发要求为目标，人岗能力匹配原则为指导，培训管理外包服务商为企业建立一整套完善的培训管理流程，形成由培训需求分析、培训目标计划、培训实施方案以及培训效果评估等一系列环节组成的一体化的培训管理实施方案，协助企业实施员工的培训。培训管理外包可以使企业员工获得更加专业化、系统化的有效培训。同时还可以为企业节约成本、节省管理资源，提升企业的效益。

3. 绩效管理外包　　绩效管理通常是指企业在一定周期内通过科学的评价方法对员工的工作业绩进行公正合理的考核和评价。绩效管理外包的好处在于第三方可以较客观地进行评价，尤其是合资、收购等时候更需要了解和提升企业绩效，采用共同依赖的第三方绩效评价可以被双方接受。但不足之处在于绩效评估是一个持续的长久的动态过程，它需要大量的数据，需要记录员工的日常工作表现和其他经济数据来完成评估和考评，而且涉及到企业商业秘密，从而增加了操作难度。但是绩效考核管理的评估系统是可以由外包来完成的，这将使评价指标体系的设计更加合理，方法更加科学，过程更加公平和人性化。

4. 薪酬福利外包　　网络薪酬的兴起，政府管理的网络化，以及一些企业的过快发展，使得人力资源管理部门无力应对等原因促使企业薪酬出现了外包管理。薪酬福利涉及企业人力资源的稳定与激励，在人才竞争的日益激烈的市场条件下，也使得企业内部薪酬制度的设计更加复杂化，企业规模的不断扩大，使人力资源部门来不及扩充，也难以及时熟悉各个环节的专业工作人员。适当的外包可以凭借第三方服务商的丰富经验和专业优势提升企业的薪酬管理水平，提高企业的人力资源管理效率。在我国，国有企业由于其特殊性质，选择薪酬外包形式管理的非常少。加上一些管理者认为薪酬属于企业的商业秘密，不愿意对外公布，也使得数据相当不易获取，外包管理的难度加大。因此，企业选择薪酬管理外包服务时，必须注意安全性和保密性。

综上所述，通过人力资源管理外包，企业可以精简人力资源管理人员或不用在企业扩张或市场开拓之际增加大量的人力资源管理人员，也可以减少企业人力资源管理所依赖技术平台等投资费用，从而降低经营管理成本，提高经济效益。正常情况下，企业通过人力资源管理外包可以使人力资源管理人员从琐碎的日常事务中解放出来，把人力资源管理重点放在人力资源的战略决策、总体供求平衡、薪酬激励的政策设计、提升企业人力资源的竞争力等方面。企业将人力资源管理中的非核心业务进行外包，有利于强化人力资源部门的核心业务，同时日常琐碎事务由专业人员进行服务，业务质量能也能得到显著的改善，可以增强整个人力资源部门的工作效率，有利于提高企业整体人力资源部门的核心竞争力，促进企业的长远发展。有利于企业获取先进技术和整合人力资源专家的经验，提升企业本身的人力资源管理水平和效率。

三、心理契约管理

1. 心理契约概念　"心理契约"是由美国著名管理心理学家施恩（E. H. Schein）教授提出的。他在《职业的有效管理》中指出，心理契约是"个人将有所奉献与组织欲望有所获取之间，以及组织将针对个人期望收获而有所提供的一种配合。"心理契约虽然不是一种有形的契约，但它确实发挥着有形契约同样作用。企业与员工依照心理契约能找到决策的各自"焦点"。今天企业和员工逐渐成为利益共同体，员工不再是被动使用的劳动力，而是一种主动的战略资源。在这种认识下，人力资源管理方式转向对员工的心理契约管理。其实质就是引导企业和员工之间对于相互责任的期望与认知达到一种平衡和吻合的状态，从而形成合理心理契约的过程。心理契约有两种理解。一是广义的：存在于组织和成员之间的一系列无形、内隐、不能书面化的期望，是在组织中各层级间、各成员间任何时候都广泛存在的没有正式书面规定的心理期望。另一种是狭义的定义：心理契约是员工以自己与组织的关系为前提，以承诺和感知为基础，自己和组织间彼此形成的责任和义务的各种信念。

心理契约管理主要理论基础有期望理论、社会交换理论以及公平理论。"心理契约"是存在于员工与企业之间的隐性契约，其核心是员工满意度。员工的工作满意度是企业心理契约管理的重点和关键。心理契约包含七个方面的期望：良好的工作环境，任务与职业取向的吻合，安全感与归属感，报酬，价值认同，培训与发展的机会，晋升。心理契约的主体是员工在企业中的心理状态，主要衡量指标是工作满意度、工作参与和组织承诺。

2. 心理契约的特征　心理契约主要有四个方面的特征。

（1）主观性。心理契约的内容是企业和员工对于相互责任的期望与认知，或者说是一种主观感受，而不是责任本身。由于个体之间本身就是有差异性的，员工对自己与企业之间的相互关系必然会产生一种自己的理解。因此，心理契约可能与雇佣契约的内容不一致，也可能产生企业的期望与员工的期望也不同。

（2）动态性。正式的雇佣契约较稳定，并受法律保护，没有大的政策导向的改变很少会变动契约的内容。心理契约却不同，它处于一种不断变更与修订的状态。企业在组织结构、人事关系、业务流程上任何一点改变，都有可能导致员工心理契约内容的变化。员工主观上觉察到的任何公平或不公平感，也会影响到他们对于心理契约内容的修订。人们在一个组织中工作的时间越长，心理契约所涵盖的范围就越广，在员工与企业之间的关系中，相互期望和责任的隐含内容也就越多。

（3）不明确性。心理契约实质是个体的一种感知，仍然有很多内容是没有明确界定的，有些甚至从未明确表达过。因此心理契约具有很大的模糊性。这就要求管理者具备敏锐的洞察力，以合理有效的方式探知员工的心理活动。

（4）非正式性。心理契约是完全依靠社会道德和准则的，实际不具有约束力，是否遵守依靠的是契约双方心理道德准则。心理契约是一种双向的关系，即员工对于个人和组织应承担责任的认识和感知。在心理契约的建立过程中，员工还会对双方履行契约的程度进行对比。

3. 理论基础　　心理契约管理的主要理论基础包括期望理论、社会交换理论以及公平理论。

（1）期望理论。期望理论是美国心理学家弗罗姆（V. H. Vroom）于1964年提出来的。他研究了激励过程中的各种变量因素，分析了激励力量的大小与各因素之间的函数关系。期望理论假定个体员工是有思想的理性人，对于生活和工作的发展有自己的信仰。因此在分析激励员工的影响因素时，需要研究员工的期望，以及他们实现自己的愿望的方法。

期望理论的基本模式可以表达为：激励力量 = 效价 × 期望值

期望理论模式表明，激励员工去追求目标、满足需要的力量就是激励力量，相当于效价和期望值这两个变量的乘积。如果其中一个变量为零，激励力量也就等于零。

期望理论考察的是三种关系：努力与绩效关系、绩效与奖励关系、奖励与个人目标关系。其行为过程表现为：个人努力 – 个人绩效 – 组织奖励 – 个人目标。第一种关系表示员工个人认为通过一定努力将会带来一定绩效的可能性；第二种关系表明员工个人相信一定水平的绩效能够带来期望的奖励结果的程度；第三种关系表明组织奖励相对于满足个人目标或需要的程度，以及上述奖励对员工个人的吸引力。在实行物质刺激时，根据期望理论可知，具有较高期望意识的员工与其他员工相比，将会有较高的个人绩效。期望理论不仅促进了激励理论的发展，而且也是对其他激励理论的一种整合。而且期望理论还是激励理论中为数极少的量化分析理论。

（2）社会交换理论。霍曼斯（G. Homans）等人借用经济学概念解释社会行为，认为依赖于相互强化而得以持续发展，这种社会心理学理论被称为社会交换理论。社会交换理论强调了这种互惠关系是构成社会生活中的动力机制，在社会关系中，它认为双方获得利益并相互回报，是社会互动的动力。这一互惠关系发生作用的关键取决于社会规范的作用。也就是说人们应当帮助那些曾经帮助过自己的人。可见，社会交换是指存在于人际关系中的社会心理、社会行为方面的一种交换，其核心内容就是互惠原则。不同于商品交易，社会交换所涉及的报酬与成本并不局限于物质财富，报酬可能是心理方面的财富，如：精神上的奖励、安慰或享受等，同样社会交换成本可能是体力或时间的付出、精神压力、放弃享受、忍受惩罚等。这种社会交换理论可以表示为：报酬 – 代价 = 后果。如果双方得到的后果都是正向的，那么互惠关系将持续下去；当双方或一方得到的后果出现负向的结果时，彼此之间的互惠关系就会有问题。

（3）公平理论。人们在交换的过程中产生了公平问题，亚当斯（Adams）和沃尔斯特（E. Walster）等人的研究形成了公平理论。他们认为交换双方有时并不是追求"绝对"的利益公平，而是追求一种相对公平。如果一个人的利益与投入相比与另一个人的比率大致相同，就认为实现了公平分配，心理上也比较平衡，社会交换的过程将会继续。如果发现自己的投入产出比低于其他类似职位的员工，则会产生抱怨或愤怒等消极情绪，并会采取消极行动。如减少自己的投入或中断这种社会交换过程。相反，当自己发现投入产出比高于自己所应得的或是相似职位员工所得时，则会表现出员工的焦虑感和内疚感，同时设法采取补偿行为，如员工增加自己的投入，以保持心理平衡。

在公平理论中存在两种公平：分配公平和程序公平。

分配公平是指分配结果的公平性。主要体现在契约双方在付出时就期望能在短时间内获得同等的回报，这是衡量经济性交换关系是否公平的重要标准。而程序公平性是指分配过程中的公平性，具有较深层的含意。我们通过决策程序的公平或者决策过程中员工的参与可以释放出一种信息：企业重视人力资源的价值，把员工视为最终目的而不仅仅是手段和工具。程序公平性反映了交换过程中的公平认知度。

4. 心理契约的构成 Rousseau（2001）对心理契约的内容构成作了深入的研究。她通过对企业的人力资源主管的调查，归纳出 7 项重要期望：良好的工作环境、任务与职业取向的吻合、安全感与归属感、价值认同、报酬、培训与发展的机会、晋升。员工责任则有 8 项：忠诚、自愿去做那些非要求的任务、加班工作、接受工作调动、保护企业的私有信息、离职提前通报、拒绝为竞争对手提供支持、在企业中至少工作两年时间。

心理契约的内容会因员工的性别、年龄、工作年限、企业性质（民营或私营）、企业组织规模以及所处的时代背景不同而存在差异。随着市场竞争加剧和技术创新加速，心理契约的内容也在发生巨大的变化。基于企业和员工间长期忠诚的传统心理契约，已经被对员工更低的企业组织承诺和更高的岗位要求、职业适应力为期望特征的新型心理契约所取代。传统上比较注重持久忠诚，而现在的心理契约则转向交易性和雇佣性。如企业组织对雇员的责任方面，过去比较强调高出勤率、忠诚、遵从权威、绩效好，而现在更多的是强调企业家精神、创新、适应性、内部和谐和绩效。员工对雇主的责任，过去期待较高的是工作稳定、培训机会和职业生涯发展，现在重点是对劳动附加值（企业利润）公平奖励的期待。

5. 心理契约的建立和管理 企业要想实现对人力资源的最有效配置，就必须全面介入心理契约的 EAR 循环，通过影响 EAR 循环来实现对员工的期望。所谓 EAR 循环，是指心理契约建立（Establishing，E 阶段）、调整（Adjusting，A 阶段）和实现（Realization，R 阶段）的过程。

（1）建立阶段。企业首先要了解员工的期望，让员工明确企业部门的现状以及未来可能的发展状况，从而帮助员工建立一个合理预期，促使员工趋同预期而努力工作。

（2）调整阶段。企业中双方的心理契约建立在对未来预测的基础上，当实际情况与预测产生偏差时就应当进行调整。企业应与员工积极沟通，明确需要调整那些期望。特别是在企业面临重大改变时，可能会给员工的心理带来剧烈波动，企业更应该与员工进行及时沟通，以便降低员工的心理负担，减少负面影响。

（3）实现阶段。企业应及时观察和掌握员工期望的实现程度。如是否接受了应该的培训？薪水提高了吗？工作环境是否如所希望的那样变好了？职务变动了吗？哪些期望已经实现了，实现的原因是什么？尚未实现期望也应当找出原因，是员工的技术经验问题，还是企业管理方面的原因等。只有搞清楚这一系列问题以后，企业才能进入下一个阶段的 EAR 循环。虽然"心理契约"只存在于广大员工的内心中，但它能无形规范和约束员工，从而能使企业与员工在动态的条件下保持良好、稳定的关系，让员工把自己看作人力资源开发的主体，将员工的发展与企业的进步进行有机整合。只有充分把握心理契约，参与员工 EAR 循环过程，企业才能更好激励人力资源并创造出永远充满活力的组织。

企业在招聘过程中应当传递客观真实的信息。招聘过程中传递客观真实的信息是建立双方心理契约的基础。这样能够帮助求职者正确理解企业的期望，建立相互信任，减少求职者对企业或工作的负面认识，降低员工的流失率。同样，员工也不应该为了入职而传递关于对组织期望的虚假信息。其次，企业应当营造充满信任与亲密感的企业文化氛围。这有助于企业与员工的平衡心理契约的构建。让员工在企业中有平等感与信任感，从而心甘情愿地为企业的发展奉献自己的忠诚与才能，成为组织竞争的核心力量。当组织意识到员工因为组织环境的变化而产生种种猜疑时，组织应从一开始给予合理的解释，积极主动地进行有效沟通以削弱或消除员工对自己的有关猜测。同时积极跟踪员工心理变化轨迹，适时管理心理契约，防止心理契约违背。

心理契约管理是人力资源管理的一种创新方式，在我国还处于探索阶段。在企业兼并、重组过程中，通过加强新型心理契约管理和管理创新，可以有效吸引人才、激励员工并留住员工。通过心理契约管理，企业能清楚掌握每个员工的发展愿望，让员工为企业的发展做出全力奉献，促进企业和员工共同发展。

思考题

1. 名词解释

人力资源宏观配置、人力资源宏观配置的模式、人力资源市场、心理契约

2. 问答题

（1）什么是人力资源宏观配置？人力资源宏观配置的模式和原则有哪些？

（2）劳动力市场在人力资源宏观配置中的作用有哪些？

（3）什么是人力资源市场？影响人力资源市场的因素有哪些？

（4）人力资源管理制度的主要内容有哪些？

（5）什么是人力资源管理政策？人力资源管理政策的制定受哪些因素的影响？

（6）结合你所学的知识，请为某公司人力资源经理对创新该公司的人力资源管理方式提几点建议。

第三章

岗位分析与设计

【学习目标】

本章介绍了岗位分析的概念、内容和作用；岗位分析的程序、要求和常用方法；岗位设计的方法及要求。通过本章的学习，使读者详细地了解岗位分析与设计的相关知识以及影响岗位设计的重要因素。

【学习要求】

1. 了解：岗位分析的概念、内容和作用；岗位说明书的编写，并能说明工作说明书和岗位规范的差异；岗位设计的方法和要求；影响岗位设计的三方面因素；

2. 熟悉：岗位分析的信息来源；岗位分析的程序、要求和常用方法；

3. 掌握：岗位设计的含义和主要内容。

案例导入

SH 药物研究所办公室每天早上 8 点开始上班，办公室成员包括一位主任、两位秘书、两位打字员和三位档案管理员。由于均衡的工作量和明确的责任，截止上一年，该研究所办公室一直运转平稳。

大约从去年以来，办公室主任发现在打字员和档案管理员之间出现了越来越多的争执。当他们找到主任讨论这些争执时，可以确定这些问题主要是由于对特定岗位的责任的误解所引起的。据反映，秘书和打字员必须经常加班来做他们认为档案管理员很容易承担起来的工作，对于档案管理员有过多的时间处理个人私事和进行社会交际而流露出强烈的不满。然而，档案管理员却强调他们不应该承担任何额外的职责，因为他们的薪水没有反映这些额外的责任。

虽然办公室中每人都有一份几年前编写的一般岗位说明书，但由于计算机系统的实施，绝大多数岗位的本质都发生了相当大的变化，但这些变化一直未能写在书面材料中。主任以前也曾召开会议讨论办公室出现的问题，可近几个月以来却没有召开过任何会议。

问题：

1. 你会建议主任采取什么行动？
2. 你认为岗位说明书为什么在许多企业里都没有被更新？

第一节 岗位分析概述

一、岗位分析的含义

专业人力资源人员用职位来指称任何个人从事的活动，用岗位来指称机构中在功能上可以互换的职位。在小型企业组织中，每个岗位可能只有一个与其相关的职位，换句话说，岗位与人对应，只能由一个人担任，一个或若干个岗位的共性体现就是职位，即职位可以由一个或多个岗位组成。举个例子来说，生产部门的操作员是一个职位，这个职位有很多的岗位的员工担任，如果具体到某个工序，就是岗位了，比如钻孔操作员。也就是说，操作员的职位可能由钻孔操作员、层压操作员、丝印操作员等岗位组成。

具体地，岗位分析是一种描述和记录关于岗位行为、活动以及工人参数的信息的系统方法，其目的是对企业内部各种类型岗位的命令流程、职责、工作内容，以及员工承担该岗位任务应具备的能力与资格等进行系统的分析与研究，从而制订岗位规格说明书和工作人员说明书等人力资源管理文件的过程。岗位分析可以提供以下信息：

1. 岗位的目的是什么？
2. 该岗位持有人所承担的主要任务和活动是什么？
3. 从事该岗位需要满足哪些条件？
4. 承担该岗位工作和提高该岗位业绩需要具备哪些能力（如技能、知识、能力以及其他的特点）？

岗位分析的结果都是被用来编制岗位说明的。岗位说明确定了岗位的基本功能，给出了进行该岗位工作的条件，并且指出了该岗位所要求的技能和资格。对员工来说，通过岗位分析所得到的岗位说明是工作行为的指南，而对监督者和经理来说，岗位说明是业绩考核和反馈意见的指南。岗位说明还用作设计薪酬政策和培训计划的基本前提。

二、岗位分析的内容

在企业中，每一个岗位都有它的名称、组织位置、命令流程、工作条件、工作程序、工作责任以及所使用的工作资料。完整的岗位分析系统如图 3－1 所示，它包含了岗位信息的收集、整理以及运用，岗位分析系统模型能够全面系统地阐释岗位分析的整个过程。岗位分析主要包括以下四个方面的内容：

1. 岗位分析　是对某一岗位的相关信息进行有目的、系统的收集和整理的过程。这些信息主要包括岗位名称、岗位性质、岗位任务、任职资格、工作权责、工作程序、工作对象和工作资料等。

2. 在进行岗位分析时，应主要从该岗位的员工、直接上司即监督者以及外部专家三个方面获取信息，他们提供的信息是进行岗位分析的重要依据。收集信息的方法有很多，常用的有访谈法、问卷法、工作日志法和观察法等，这些方法可以单独使用，也可以综合运用。

3. 在获取了岗位的相关信息以后，应根据岗位的特点，确定岗位说明书，包括岗位规范和工作说明两部分。其中岗位规范又称任职要求，是一个人为了完成某种特定的工作所必须具备的知识、技能、能力以及其他特征的具体规定，主要提出本岗位员工所应具备的，诸如知识水平、工作经验、道德标准、心理品质、身体条件等方面的资格和条件；工作说明又称工作描述，指一种提供有关职务工作任务、工作职责方面信息的文件，主要提出企业期望本岗位员工做些什么，应该怎么做和在什么样的情况下履行职责，诸如工作识别、工作编号、工作概述等。

4. 岗位说明书是人力资源管理工作的重要文件，是人力资源规划、人员招聘、薪酬管理、绩效管理、员工培训等一系列工作的依据，为人力资源管理各项工作的展开提供思路和支持。

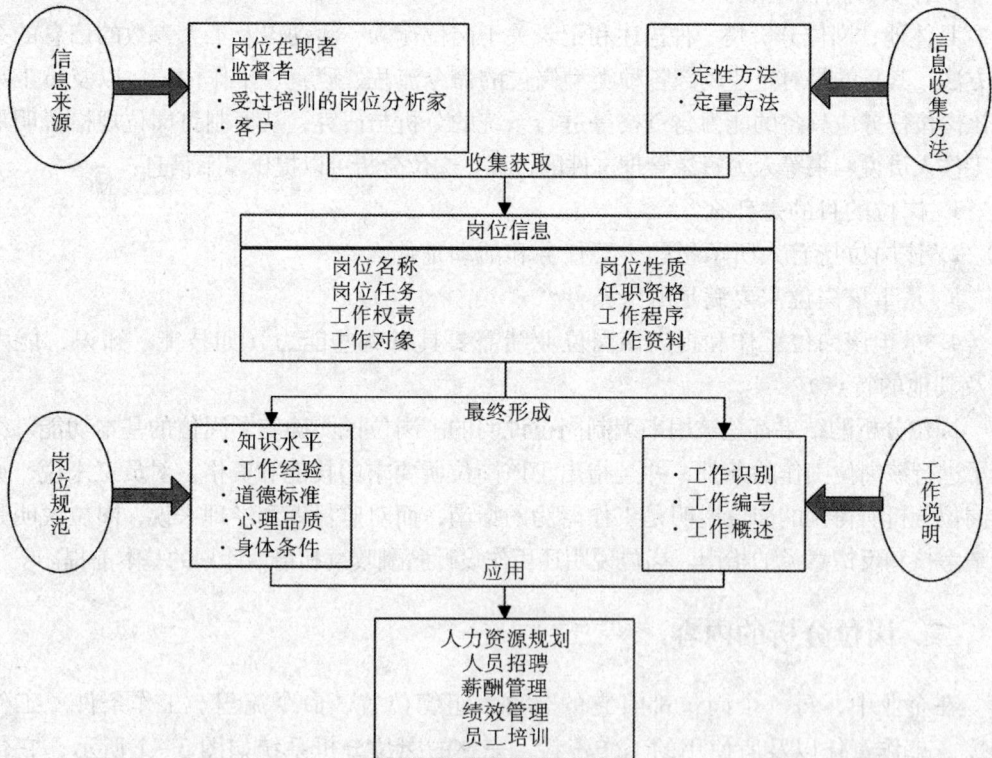

图 3 - 1　岗位分析系统模型图

三、岗位分析的作用

有效的岗位分析能够提供较为完善的岗位说明书，系统、准确、实际地描述岗位内容，从而为其他人力资源管理活动提供良好的基础和平台。

1. 为人力资源规划提供相关信息 岗位分析是进行各类人才供需预测的重要前提。岗位分析提供的信息是有效进行人力资源规划的前提，是企业制定整体战略规划的最基本工具。人力资源规划是依据计划期内的总任务量、组织结构的情况和发展趋势，进行中、长期的人力资源供求预测，提出中、长期的用人和发展规划。岗位分析说明书为企业进行人才预测，编制人力资源规划和年度实施计划提供了重要条件。

2. 为员工招聘与录用奠定基础，是岗位的重要甄选标准 岗位分析最广泛的用途是用来建立甄选标准，根据岗位分析所获得的资料，可以明确本岗位工作的具体内容，以及岗位所处的组织位置，能够系统地提出岗位工作人员能力与资格等方面的具体要求，并对岗位人员的甄选标准做出具体而详尽的规定，因而成为甄选的标准。岗位分析可以从两个方面对员工甄选提供帮助：首先，可以使岗位特征与所需要的员工特征相一致；其次，可以帮助找出原有甄选程序的缺陷。虽然实施岗位分析并不能保证甄选的绝对准确性，但如果没有它，建立合适的甄选标准的可能性就会大大降低。

3. 为工作岗位评价提供基础，是建立、健全企业薪酬制度的重要步骤 所谓工作岗位评价就是确定该工作岗位对于企业的相对价值，并通过对不同工作岗位进行比较确定每个工作岗位的货币价值。工作岗位评价活动只有根据岗位分析所获得的工作资料才能准确地判断各工作的相对价值量，从而制定出相应的工资标准。可以说，岗位分析为企业构建激励型薪酬体系奠定了基础。

4. 为员工绩效管理提供标准，是人员考核、配置的科学依据 绩效管理如果缺乏科学合理的标准，将会影响员工的工作满意度，进而影响到个人绩效和企业绩效。这就意味着绩效管理必须有一个客观、合理的考核标准，岗位分析恰好能为管理人员提供这样一种评定员工工作绩效的客观标准，使考核做到公正客观。岗位说明书中明确规定了工作的基本内容、工作性质和特征，管理者可依此确定员工需要完成的特定活动、绩效标准，以及晋职晋级的具体条件，从而提高员工绩效考核和人员配置的科学性。

5. 为员工培训开发提供信息，是开展和衡量培训活动的有效依据 通过岗位分析，可以明确从事一项工作所必备的知识、技能和资格要求，把握员工能力与工作岗位要求之间的差距，确定培训方案、培训内容和培训对象，并最终评估培训效果等。培训目标的确立依赖于岗位分析，岗位说明书的任职资格条件与企业员工现有能力之间的差距，是衡量培训活动是否有效的依据。岗位分析可以提供有关工作内容和任职人员条件等完备的信息和资料，使管理部门可依此制定出培训计划，对员工开展在职培训或其他培训活动。同时，通过岗位分析，管理者能够辨别现有问题是由于需要培训还是其他原因造成的，并可以通过岗位分析提供的信息，帮助员工有效地从一个职业阶段发展到另一个职业阶段。

6. 使工作设计更加合理，是企业改进工作流程、改善劳动环境的必要条件 通过岗位分析可以观察工作中存在的薄弱环节，反映工作内容、工作环境和岗位配置中的不完善之处，发现劳动环境中有可能危害员工安全的不合理因素，并针对这些潜在的缺陷采取恰当措施，改进工作流程，改善劳动环境。为了激发员工的工作积极性，提高工作效率，企业需要根据员工个人和岗位的需要，适时改进工作设计，这一过程通常称为工作再设计，主要方式包括工作轮换、工作扩大化、工作丰富化等。

第二节 岗位分析的方法

一、岗位分析的信息来源

有关一个岗位的信息可以从任何一位对该岗位工作情况具体了解的人那里得到，而这些作为某个具体岗位信息来源的人通常被称为专家，包括：当前岗位的在职者、监督者、受过培训的岗位分析家以及客户。这些来源中的每一个都从不同角度来观察这个岗位，这就意味着每一个信息源都有其优点和缺点。

通过使用几种信息源，在最后岗位分析结果中出错的机会就会相对减少。为了进行最全面的岗位分析，最好的办法就是使用多种不同的信息源。

1. 岗位在职者 岗位在职者是指目前正在从事该岗位工作的员工，他们具有该岗位的任务和能力的最直接的知识。在职者通常通过提供工作日志，或者通过参加面谈、回答问卷等方式来提供有关数据。

但是，如何挑选特定的岗位在职者参与是岗位分析面临的一个问题。调查每一位在职员工是低效率的方法，因此必须选取有代表性的样本，也就是说，应当包括不同性别、不同民族和国籍、不同年龄阶段、不同部门或领域工作的人等。一个有代表性的样本涵盖了从事该岗位工作的员工的所有的、各种各样的观点。

通常，在在职者是否从事具体任务和职责的方面，在职者和部门经理能够达成共识，但是，在职者要比部门经理或外部岗位分析家更加倾向于认为，他们的岗位需要更多的技能和知识。造成这种差异的主要原因在于从事该项工作的在职者对岗位的具体特殊情况更加了解，当然，还有可能由于自我美化造成的。由于岗位分析与许多人力资源管理活动相关，尤其是绩效考核和薪酬制度，所以在职者可能会夸大岗位的任务和职责以便在机构奖励和自尊心方面能达到最大化。

尽管岗位在职者可能会夸大他们岗位的困难，但是仍然有较好的理由让他们参与到岗位分析中来。首先，他们是有关该岗位的最新和最准确的信息来源；其次，他们的参与能够让部门经理和在职者对岗位的要求方面具有共同的看法；第三，在职者的参与可以增加岗位分析工作的公正感，从而减少根据岗位分析的结果可能带来的变化所造成的阻力。

2. 监督者 与岗位在职者一样，直属上司即监督者对岗位的职责也有直接的了解。然而，由于监督者不具体地从事岗位工作，因此他们可能会无法全面说明岗位所包含的任务，特别是对监督者来说无法直接观察到的任务，例如脑力任务和现场以外的工作任务。但是，即便如此，监督者也足以为岗位分析提供有用的信息，甚至对于负责多个岗位监督工作的管理者来说，可以在对岗位进行重新设计时带来更宽广的视角，包括可以将哪些任务包括进去等方面，监督者通常会站在一个更好的立场看待这些问题。

3. 受过培训的岗位分析家 某些岗位分析方法要求有经过培训的岗位分析家提供的信息。可以让研究机构专家和有经验的在职者来担当岗位分析家的工作，但是，通常由管理咨询专家或企业的人力资源管理干部来承担这一角色。

聘请受过培训的岗位分析家来获取岗位信息的好处主要有三点：第一，他们可以观察在不同地点、不同监督者管理状态下的许多在职者的情况；第二，他们可以阅读以往研究资料和企业中的相关记录及技术文件，提供从这些间接来源中获取的信息；第三，培训的经历使得他们更可能全面地了解与岗位分析有关的法律问题。当然，与其他信息源一样，受过培训的岗位分析家所提供的信息也并非完美，首先，他们同监督者一样，无法了解岗位的全面情况，虽然可以看到体力的一面，但无法看到脑力和情感方面的需要；其次，对一个岗位所包含的任务，他们可能过分依赖基于岗位名称的资料，而不是根据所有能够得到的信息来分析岗位；最后，特别是外聘的岗位分析家，可能需要向其提供高昂的咨询费用。

4. 客户 如果企业将客户满意作为战略宗旨，那么客户显然应该作为岗位分析的信息来源之一。然而从客户那里收集信息一直被认为是一种营销活动，而不是人力资源管理工作。事实上，对于某些岗位而言，客户显然是极好的信息来源。例如，收银员78%的时间是在与客户打交道，而只有13%的时间是在和经理交往。对于这类岗位，企业在设计岗位和评价员工业绩时，将客户作为岗位分析信息源的做法会变得更加普遍。

二、岗位分析的方法

进行岗位分析的方法有很多种，通常收集岗位信息的方法有定性方法和定量方法两大类，具体包括观察法、访谈法、工作日志法、问卷调查法等。每种方法都有其各自的特点，适用于不同类型的工作，在收集信息时，人力资源管理者应当根据岗位分析的目的、不同岗位的具体性质、企业面临的内外部环境等，选择其中一种或多种方法。各种分析方法之间可以单独使用，也可以根据实际情况结合起来综合使用，以保证岗位分析的准确有效性。

1. 定性岗位分析方法

（1）观察法 观察法是一种相对简单明了的岗位分析方法，是指观察者亲临工作现场，直接观察岗位工作人员的工作过程、行为、内容、特点、性质、设备和环境等，并用文字或图表的形式详细记录下来，进而做系统分析与归纳总结的方法。

观察法的优点在于能直观得到岗位要求的员工资格，有助于了解岗位比较客观的信息，能直接澄清岗位工作中存在的某些疑问；缺点则在于不易观察到一些突发事件，应用范围局限于短期和重复循环的工作，并且观察者易对工人造成压力。

观察法通常适用于需要以手工操作、重复性高且工作周期短的岗位，如生产操作工人等，而对于那些大量涉及脑力劳动的复杂工作，如科研工作者、律师、作家等，还有工作场地不固定、工作不重复循环的岗位，如营销人员等，一般不适用观察法。

此外，使用观察法时应该注意以下三点：一、为避免信息遗漏，观察者应在事先拟定的提纲或表格上记录被观察者的行为，观察表的内容一般包括工作任务的名称、工作任务的程序、消耗的时间等；二、观察者在观察时，应尽可能不引起他人注意，并且不要使用秒表或其他设备，以及做笔记；三、如果观察者需要做笔记时，应尽量在离开被观察者的工作范围后再进行，以免打扰被观察者的正常工作，引发员工的抵触或不满情绪。

（2）访谈法 访谈法是收集岗位分析信息最常见的方法之一，是访谈者通过直接与工作承担者面谈来收集岗位信息的一种方法。访谈通常是在工作场所中进行的，访谈者就岗位工作的相关信息与工作者进行交流，了解其工作职责、工作行为、工作动机等，并对访谈内容进行详细记录。

访谈法的优点是比较直接、个性化且具有弹性，适合用来研究调查互动及行为。访谈法具有两个独特的优点：首先，它弹性较强，适用于多种不同特点的工作岗位，能有效判定受访者的工作动机、价值以及态度；其次，访谈是唯一能提供双向沟通的方法，由受访者亲口讲出工作内容，具体而准确，从而使访谈者更为了解岗位的问题、挑战及限制，同时在沟通中有助于缓解受访者的工作压力。访谈可以一对一的个别面谈，也可以通过会议方式集体访谈。最好由受过专业训练的访谈者以系统的方式来进行，这也是访谈法的主要缺陷。访谈的主要目的是使受访者能随心所欲地畅谈他认为重要的事情，并以一种坦诚和直接的方式分享其观念和看法，但有时收集到的信息易被扭曲、失真，这是访谈法的另一缺陷。

访谈的对象可以是个别员工、工作团体，或了解该项工作的主管。当企业有多个员工从事同样或类似的工作时，集体员工面谈法是获得岗位分析信息最快速的方法。访谈可以是结构化的，也可以是非结构化的。非结构化的访谈没有确定的提问清单或实现计划好的程序，随着访谈的展开而逐步呈现；结构化访谈遵守一个事先安排好的程序，具有确保访谈涵盖工作的所有相关方面的优点，有特定的形式和问题，由不同的个人或团体回答，最后进行对比分析，因此应用较为广泛。

（3）工作日志法 工作日志，是工作任务、工作发生的频率，以及任务如何完成的书面记录。工作日志法是工作承担者以天甚至小时为单位，将自己所从事的每一项活动按照时间顺序以日志的形式记录下来，经过归纳、分析，达到岗位分析目的的一种岗位分析方法。工作日志记录的信息，一般包括工作任务、工作程序与工作方法、工作结构、时间消耗等，这些信息记录经过归纳处理，可以作为岗位分析的依据，能向岗位分析人员提供一个非常完整的工作图景。如果以访谈法为辅助手段，信息收集效果会更好。

此外，工作日志的形式可以是不固定的，也可以是企业提供的统一格式，如事先由岗位分析人员设计好详细的工作日志单，让工作承担者按照要求及时填写岗位信息，按时间顺序记录工作过程，然后进行归纳、提炼、总结，从而取得所需岗位信息。需要注意的是，工作日志应该随时填写，比如以 10 分钟、15 分钟为一个周期，而不应该在下班前一次性填写，这样是为了保证填写内容的真实性和有效性。

工作日志法具有三个优点：首先，信息可靠性强，适用于确定有关工作职责、工作内容、工作关系、劳动强度等方面的信息；其次，所需费用较低；最后，对于高水平与复杂性工作的分析，比较经济有效。但是，该方法也同样存在一些缺陷，对于岗位分析者来说，信息整理量大、归纳工作繁琐，因此对其能力要求较高；对于工作承担者来说，在填写时会因为不认真而遗漏工作内容，也可能会有夸大自身工作重要性的倾向，从而影响分析结果，同时在一定程度上填写日志会影响其正常工作。

如果工作日志法能得到切实的推行，便可为人力资源管理者提供有关该岗位的完整信息。对于那些不适用直接观察法来分析的工作者，如经理人、工程师、科学家等，工作日志法尤为有效。

（4）问卷调查法　问卷调查法是通过发放问卷的方式来获取岗位信息的一种方法，通常用于收集大量的、量化的资料，尤其是与受访者的工作态度、价值观及信念相关的信息。问卷资料往往能够提供客观、没有感情和主观偏见的信息，是一种能够提供定量分析的简易方法。通常由负责该项工作的员工或主管人员填写问卷。

调查问卷通常有结构式问卷与非结构式问卷两种形式，结构式问卷包括了工作职责、工作需求、工作条件、使用工具等问题，问题罗列应条理清晰、内容全面，被调查者只需按照问卷要求填写；非结构式问卷通常要求被调查者以个人的方式描述每天的日常工作，问题设计是开放式的，允许受访者自由发挥。但由于非结构式问卷的标准化程度相对低，后期分析处理的难度大，容易出现信息遗漏。

问卷调查法具有三个优点：第一，费用低，但能在短期内快速高效收集大量信息，被调查者可以在工作之余填写而节省时间，不会影响正常工作；第二，调查范围广，可用于多种目的、多种用途的岗位分析；第三，调查资料可以量化，由计算机进行数据处理。同时，调查问卷法的不足之处在于，第一，设计问卷并进行效度检验（如确保受访者能够真正明白每一问题的意思）是一项成本较高且耗费时间的工作；第二，在问卷使用前，应进行模拟测试，以了解被调查者理解问题的情况；第三，填写调查表是由被调查者单独进行的，缺少交流和沟通。

问卷的使用方式取决于需求信息的深度和目的，在设计中应注意：一、解释问卷调研的目的，让被调查者知道该如何填答问卷以及这些信息的用途；二、简洁，问题的答案和问卷的内容都要避免冗长；三、高质量的问卷，其问题应表述清晰、简单易懂、涵盖范围广泛、紧扣岗位信息主题；四、在正式调研之前，必须对问卷的使用情况进行测试，确保问卷的质量；五、人力资源管理者有责任确保问卷资料的机密性，并确保所有参与者都知道调查结果。

（5）工作实践法　工作实践法是指岗位分析人员亲自从事所需要研究的岗位，由此掌握岗位工作要求的第一手资料，这种方法的优点是可以准确地了解工作的实际任务和在体力、环境、社会方面的要求，适用于那些短期内可以掌握的工作。缺点是不适用于需要进行大量训练和危险的工作。

（6）典型事例法　典型事例法又称为关键事件法，是指对实际岗位中特别有效或者无效的工作行为进行简短的描述，通过积累、汇总和分类，得到实际岗位要求的一种岗位分析方法。

典型事例法直接描述工作承担者在工作中的具体活动，因此可揭示岗位工作的动态性。此外，由于该方法所研究的行为可以观察和衡量，所以，用这种方法获取的资料适用于大多数的岗位分析。但是，典型事例法需要对典型事例进行收集、归纳并加以分类，耗费大量时间。此外，根据定义，事例描述的是特别有效或者无效的工作行为，该行为较难界定，这样可能会遗漏一些不显著的工作行为，难以非常完整地把握。

2. 定量岗位分析方法　与定性方法相对应的是定量的岗位分析方法，这种岗位分析技术主要适用于进行岗位评价，它通过对每项工作赋予一个量化的值，对每种工作进行比较从而确定报酬等级。职位分析问卷法、管理职位描述问卷法和功能性工作分析法是三种较为常用的定量岗位分析方法。

（1）职位分析问卷法　职位分析问卷法（the position analysis questionnaire，PAQ）是一种结构严谨的岗位分析方法，是目前使用最广泛的岗位分析技术，是从员工活动角度对工作进行分析的高度专门化的工具。1972 年，普渡大学（Purdue University）教授麦考密克（E. J. McCormick）、詹纳雷特（P. R. Jeanneret）和米查姆（R. C. Mecham）以统计分析为基础建立了职位能力模型，同时运用统计推理进行职位间的比较，确定职位的相对报酬，从而建立起了由 6 大类别，194 个项目构成的完整的职位分析问卷。

职位分析问卷的 194 个项目中有 187 个涉及完成工作过程中员工的工作特征，即工作元素，另外有 7 个项目涉及薪酬问题。所有项目被划分为信息输入、思考过程、工作产出、人际关系、工作环境和其他特征 6 个类别。其中信息输入是指员工在完成任务过程中使用的信息来源方面的项目；思考过程指工作中所需的心理过程；工作产出体现了工作的成果；人际关系反映了工作与其他人的关系；工作环境指完成工作的自然和社会环境；其他特征涵盖了以上五个类别所未包含的工作的特征。这 6 大类别的工作元素同时考虑了员工个人和工作本身的特点，较为全面地体现了职位特征。

职位分析问卷的主要优点是它能用来分析几乎任何种类的工作，而且也相对容易使用。主要缺点是必须从咨询公司那里购买，所以相应的直接成本比较高。另一个潜在缺点是，它需要具有研究生一级的综合阅读水平，所以，不应当把 PAQ 提供给那些具有较低阅读技能或语言不流畅的人使用。目前，国外已将其应用范围拓展到职业生涯规划、培训等领域，以建立企业的职位信息库。

（2）管理职位描述问卷法　管理职位描述问卷法（management position description questionnaire，MPDQ）也是一种量化的岗位分析方法，主要运用结构性清单对工作特点进行描述。与 PAQ 不同的是，MPDQ 方法是为分析管理者的工作而专门设计的高度结构化的问卷，其设计和使用具有明显的针对性。MPDQ 对工作的调查分析是通过 208 个项目完成的，这 208 个项目都与管理工作密切相关，涉及管理者责任、约束、要求以及管理者的工作特征。具体来说，MPDQ 方法的 208 个项目在实践操作中可以划分为 13 个类别，分别是产品、市场和财务计划，其他组织单位和工人之间的相互协调，内部事务控制，产品和服务责任，公众和顾客关系，高级咨询，行为主动性，财务计划的批准，职能服务，监督，复杂性及压力，高级财务职责和广泛的人力资源职责。

与 PAQ 所涉及的项目类别相比，管理职位描述问卷的类别划分体现了管理类职位的显著特点，诸如财务计划、监督等工作特征都是管理类岗位所特有的。并且 MPDQ 方法还考虑了两个特殊问题：一是管理者常使工作内容适应自己的管理风格，而不是使自己适应承担的管理工作，比如，面谈时总谈自己做的，而忽略了应该做的；二是管理工作具有非程序化的特点，常随着时间变化而变化并且会存在处理例外事件的情况。从而弥补了 PAQ 问卷难以对管理职位进行分析的不足。

MPDQ 是针对所有管理职位设计的，所以任何机构各个层次上的管理人员，以及不同机构的管理人员对它的回答是不一样的。MPDQ 适用于创建岗位类别和将新的管理岗位放入到恰当的岗位类别中去、制定挑选步骤和业绩测评表格、确定进入管理岗位的员工培训计划以及设计管理人员的薪酬制度等。

（3）职能工作分析法　职能工作分析法（functional job analysis，FJA）又可称为功能性工作分析法，也是常用的量化岗位分析方法之一，它最早源于美国培训与职业服务中心（U. S. Training and Employment Service）的相关研究，以员工所需发挥的功能与应尽的职责为核心，列出需要收集与分析的信息类别，规定岗位分析的内容，一般能覆盖岗位所能包含的全部工作内容的 95% 以上。通过这种方法进行分析，可以为每项工作确定一个量化的分数，并通过对不同工作的分数进行对比分析，形成明确的标准以确定薪酬水平的高低。

FJA 方法是分析非管理工作最常用的一种方法，具有相对容易学习和使用标准化格式的优点。它既适用于对简单工作的分析，也适用于对复杂性工作的分析。对于那些所需技能与产出有直接联系的企业，如与科技人员和专业人士相关的岗位，这种方法尤为奏效。但是，在采用 FJA 方法时应考虑以下四项要求：①工作设施要与职工的身体条件相适应；②要对职工工作过程进行详细分析；③要考虑工作环境条件对职工生理和心理的影响；④要考虑职工的工作态度和积极性。

三、岗位分析方法的选择

与直接观察法、访谈法等定性岗位分析方法相比，定量岗位分析方法具有标准化程度高、结果易于应用的特点。定量工作分析的前提是完整而标准的分析和评价体系，通常包含一套完整的评价项目、评价方法和评价标准，这套评价体系是高度标准化的，从而保证了评价结果的可比性。量化岗位分析的结果是赋予不同的岗位以不同的分数，这个分数是具有比较意义的，如在工作难度方面，分数越高意味着难度越大，分数越低则难度越小。量化的分析结果直观明了，为岗位分析结果在薪酬确定、人才招聘方面的应用提供了保障。但是，量化岗位分析方法也存在操作过程复杂等难以避免的缺点，这在很大程度上限制了这种分析方法的推广和使用。

每种岗位分析方法都有其独特之处，具有各自适合的范围和优缺点，并不存在普遍适用或最佳的岗位分析方法。因此，再进行岗位分析时，人力资源管理者应该根据具体的分析目的和企业的实际情况，有针对性地选择一种或几种方法综合使用，这样才能取得较好的效果。

第三节 岗位分析的具体实施

一、岗位分析的程序

岗位分析是一个全面的评价过程。这个过程可以分为四个阶段：准备阶段、调查阶段、分析阶段和完成阶段。这四个阶段关系十分密切，它们相互联系、相互影响。

（一）准备阶段

准备阶段是岗位分析的第一个阶段，这一阶段的主要任务是了解情况、选择样本、建立联系，设计岗位调查的方案。具体工作如下。

1. 明确岗位分析的意义、目的、方法和步骤 岗位分析的目的不同，采用的方法、需要收集的信息、人员工作量、花费的时间和成本也都不尽相同。例如，访谈收集信息的技术，对于编写工作说明书和为空缺的工作岗位甄选员工是极为有用的。而职位分析法等定量岗位分析方法，是对每一种工作进行量化排序，其信息可对工作进行比较，确定薪酬水平，但不能为岗位说明书提供描述性的信息。

2. 设计岗位调查方案

（1）明确岗位调查的目的。岗位调查是根据岗位调查目的来搜集相关岗位工作资料，因此，岗位调查方案实施的前提是明确调查目的。

（2）确定调查的对象和单位。岗位调查的对象是指所有性质相同的岗位集合，每一个性质相同的岗位则作为一个调查单位。举例来说，如果以生产岗位作为调查对象，每个操作岗位则构成调查单位。一般来说，调查方法的不同意味着调查对象的选取差异。如果采取普查的方法，则须对每个操作岗位一一调查；如果采取抽样的方法，则须对整体操作岗位抽样调查，但要注意样本选取的代表性。能否科学确定调查对象和单位，直接影响到调查结果的完整性和准确性。

（3）确定调查项目。调查项目即岗位调查的具体内容，包括岗位的各项基本情况和指标，通常在明确岗位调查目的、对象和单位的完成基础之上进行。

（4）确定调查表格和填写说明。调查项目中提出的问题和答案，一般是通过调查表的形式表现的。为了保证这些问题得到统一的理解和准确的回答，便于汇总整理，必须根据调查项目，制定统一的调查表格（问卷）和填写说明。

（5）确定调查的时间、地点和方法。调查时间不仅应包括调查的起始日期和时间，还应包括调查的具体期限；调查地点是指采集信息、登记资料和统计数据的地点；调查方法是指调查所需采取的方式或手段，主要根据调查目的和内容来确定和调整。一般来说，调查方法的确定应结合实际，力求节省，能采取抽样调查或重点调查的项目，可不必进行全面调查。

3. 做好员工内部的宣传和解释工作 包括：①事先向有关人员宣传、解释；②分析与工作有关的员工，建立良好的人际关系，使有关员工对岗位分析有良好的心理准备。

4. 组成工作小组 以精简、高效为原则。

5. 根据岗位分析的任务、程序，把各项工作分解成若干工作元素和环节，以便确定工作的基本难度，并逐项完成。

（二）调查阶段

调查阶段是岗位分析的第二个阶段，这一阶段的主要任务是根据调查方案，对整个工作过程、工作环境、工作内容和工作人员等主要方面，进行认真细致的调查研究。具体工作如下。

1. 灵活运用各种调查方法，如观察法、访谈法、工作日志法、问卷调查法、工作实践法、典型事例法等。

2. 全面深入地采集有关岗位的特征以及需要的各种数据资料。包括：岗位名称、性质、任务、任职资格、工作权责、工作程序、工作对象和工作资料等。

3. 重点收集岗位员工任职所需具备的能力和资格条件等。

4. 要求被调查员工对岗位特征、任职条件的重要性等，做出等级评定，并详细记录。

（三）分析阶段

分析阶段是岗位分析的第三个阶段，这一阶段的主要任务是对有关岗位工作性质和人员特征的调查结果，进行深入全面地分析。具体工作如下。

1. 全面深入考察所收集的岗位特征和要求。

2. 创造性地分析、揭示岗位主要的任务结构和关键的影响因素。

3. 归纳、总结出岗位分析所必需的材料和要素。

（四）完成阶段

完成阶段是岗位分析的最后阶段。前三个阶段的工作都是以达到此阶段作为目标的，此阶段的主要任务是采用文字图表等形式，根据信息和规范编制"工作说明书"和"岗位规范"等人力资源管理的规章制度。

二、岗位说明书的编写

岗位分析不仅涉及对岗位工作内容的分析，也涉及对分析结果的报告。这些结果通常是用文件形式来表达，其基本内容包括工作说明书和岗位规范，表 3 – 1 概括了通过岗位分析可以获得的一般信息。

表 3 – 1 岗位分析提供的信息

信　　息	内　　容
岗位名称和地点	岗位名称和所处的位置
组织关系	监督人员数量（如果有）和所监督职位名称的简要说明。关于所受监督的陈述
与其他岗位的关系	描述和概括岗位所需要的协作
工作概要	工作内容的简要说明
关于岗位要求的信息	这个领域的内容随工作和组织的不同存在着很大变化。通常，它包括机器、工具和材料，智力上的复杂性和所需的注意力，身体要求和工作条件这些方面的信息

（一）工作说明书

1. 工作说明书的概念　工作说明书是组织对各类岗位的性质和特征（识别信息）、工作任务、职责权限、岗位关系、劳动条件和环境，以及本岗位人员任职的资格条件等事项所做的统一规定。工作说明书集中在按工作当前进行的情况来对它进行描述。它以书面形式解释一项工作叫什么、要做什么、在哪里做和怎样做。工作说明书存在的一个潜在问题是不能定期更新以反映工作中发生的变化，因此岗位任职者及其主管人员需要定期查看工作说明书，然后确定相关工作描述是否需要更新。如果确定工作说明书需要更新，那么岗位任职者应该在修订中扮演中心角色。

2. 工作说明书的主要内容　工作说明书并无固定格式，可以根据岗位分析的目的和实际需要设计有关内容与格式，但其基本内容或核心要素是一致的，具体的内容包含以下几个方面：

（1）工作识别。也称工作标识，主要包括岗位名称、岗位等级（亦即岗位评价的结果）、岗位编码、定员标准、隶属关系、工资水平、工作地点和工作时间等方面识别信息。

（2）工作编号。也称岗位编号、工作代码，一般按岗位评估与分析结果对工作进行编码，目的在于快速查找所有的工作。社会组织中的每一种工作都应当有一个代码，这些代码代表了工作的一些重要特征，比如工资等级等。

（3）工作概述。主要是对工作性质和任务的高度概括和简要描述。主要包含以下几点：①组织位置。说明本岗位与其他岗位之间的工作关系。②岗位职责。主要包括职责的基本描述和界定范围，即对岗位所需从事主要工作事项做出的说明。③工作权限。是对每个岗位赋予的与工作责任相协调、一致的职权范围，以确保工作的顺利完成。④工作流程。是指完成岗位任务所需进行的一系列具有承接关系的工作步骤和程序。⑤工作条件。指与岗位工作相关的设备条件、工作环境和劳动强度等。⑥工作时间。包含岗位工作的具体时间长度、工作轮换的时间安排等内容。⑦资历。由知识水平和专业技能两个方面构成。⑧身体条件和心理品质要求。⑨额外职责或资格要求。指未尽说明的岗位所需履行的额外职责或任职人员素质要求。

工作概述恰当与否，决定着一份工作说明书的质量，因此在叙述工作概要时，应当遵循三点要求：①简明扼要，尽量用一句话表达；②明确指出工作的基本目的和这样做的原因；③尽量避免将工作的具体任务、方式等细节写进去。

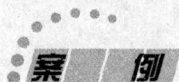

案　例

××制药有限公司岗位工作说明书

一、岗位标识信息

岗位名称：质量保证部经理　　所在部门：质量保证部

岗位编号：XL－QP－021　　　直接上级：生产副总经理

工资级别：9～13　　　　　　 直接下级：　QC、QA、QM主管，质量监督

岗位定编：1　　　　　　　　 岗位职系：管理职系

所辖人员：6　　　　　　　　 岗位价值系数：0.6

可轮换岗位：无　　　　　　　分析人：

审核人及部门：　　　　　　　分析日期：2014.6.12

二、岗位工作概述

主要负责管辖公司内所有与药品质量相关的工作，确保药品的生产、储存等过程按GMP要求稳步进行，保证管辖范围内的药品质量、员工培训、团队建设和工艺改进等。

三、工作职责与任务

（一）负责公司药品品质保证

1. 负责分供方材料进料质量保证

（1）负责分供方资格的认可；

（2）负责分供方的监控、优化、提升；

（3）对于提交的有关原材料问题予以解决。

2. 负责过程质量控制

（1）设定公司整体质量控制方案、分解任务；

（2）监控控制方案的实施情况及合格率变化，针对客观实际进行修正。

3. 负责最终质量控制

（1）保证出货符合客户质量要求；

（2）清楚地了解客户、行业标准，提升药品质量；

（3）针对客户反馈信息，修正控制方案，杜绝重复问题发生。

（二）负责质量体系运行控制

1. 保证公司各项工作严格按照程序文件执行；

2. 制订内审计划，监控内审工作，提交管理评审。

（三）培训/指导/评估下属及相关职能

1. 培训、指导

（1）培训、指导药品质量标准和客户需求；

（2）分配工作，根据具体结果指导相应工作。

2. 评估

（1）评估下属工作效果；

（2）评估相关工作职能工作效果。

（四）审核审批与体系有关的各类文件

1. 维护现有文件有效性；

2. 发生变更时，对已更新的文件的有效性进行评估，予以审批；

3. 引入外来文件时，确认外来文件的有效性、适应性。

（五）执行公司 5S 规范

（六）完成上级委派的其他任务

四、工作绩效标准

（一）药品质量符合公司业务计划要求

（二）药品出货符合客户要求标准

1. 内部质量体系运行有效，通过外部（客户、第三方）审核；

2. 下属工作及绩效符合公司要求。

五、岗位工作关系

（一）内部关系

1. 所受监督：受总经理、副总经理的监督；

2. 所施监督：对本部门下属及相关职能进行监督；

3. 合作关系：与其他部门经理发生联系。

（二）外部关系

1. 在材料质量控制方面与供应商发生联系；

2. 在药品质量、回访方面与客户发生联系；

3. 在接受常规检查和监督、咨询方面与药品认证机构、质量认证机构发生联系。

六、岗位工作权限

（一）对所属人员的岗位调动权；

（二）对所属人员的工作指导权；

（三）对所属人员的工作分配权；

（四）对所属人员的工作监督、考核权；

（五）对所属人员的违纪违规纠正权；

（六）对所属人员的违纪、违规事实处理权和处理申报权；

（七）资金使用的审核权；

（八）对供应商的审核权和决定权；

（九）对药品质量的最终判定权；

（十）对工艺文件的制订权、审核权、审批权。

七、工作时间特征

正常加班，无规律性。

八、工作环境

生产现场及办公室，在生产现场会接触到噪音、轻微粉尘和刺激性气味。

九、知识及教育水平要求

（一）药学类、精细化工类相关专业知识；

（二）专业外语知识；

（三）计算机基础知识；

（四）管理专业知识；

（五）统计学知识。

十、岗位技能要求

（一）计算机简单操作能力；

（二）内部审核员资格；

（三）协调沟通能力和工作抗压能力；

（四）英语听说读写能力。

十一、工作经验要求

药学类、精细化工类相关专业本科及以上学历，6 年及以上医药行业质量管理相关工作经验，任主管职务 3 年及以上。

十二、其他素质要求

任职者需熟悉制药工厂的 GMP 管理系统或 ISO 管理系统，掌握制药企业的 GMP 文件。

（二）岗位规范

1. 岗位规范的概念　岗位规范亦称劳动规范、岗位规则或岗位标准，它是对组织中各类岗位某一专项事物或对某类员工劳动行为、素质要求等所做的统一规定。岗位规范集中在完成岗位所需的特性上，它描述岗位工作承担者完成工作所必须具有的能力、教育和经验方面的资格。岗位规范可以制成一份独立的文件，或者更常见的情况是作为工作说明书的结尾部分。

2. 岗位规范的主要内容 岗位规范涉及的内容多，覆盖范围广，主要包括岗位工作规范、定额定编标准、岗位工作职责和岗位员工规范等。岗位分析的基本目的之一是为选择岗位任职人员提供依据，因此，岗位任职资格的确定具有特别重要的意义。对岗位说明书中任职资格的内容专门界定，建立岗位规范，正是应此需要而产生的。一般来说，岗位员工规范大致包括以下三个方面：

（1）基本要求。包括年龄、性别、学历等。

（2）生理要求。包括健康状况、体格与体力、运动的灵活性、感觉器官的灵敏度等。其中体力要求比较重要，体力要求指岗位对于任职者体能方面的要求和限制，体力要求可以用身体活动的方式、频率和负重程度衡量，还应当考虑到人身体的适应范围，如弯腰对腰部的要求，站立对足部的要求等。

（3）心理要求。包括观察能力、集中能力、记忆能力、理解能力、学习能力、解决问题能力、创造性、数学计算能力、语言表达能力、决策能力、交际能力、性格、气质、兴趣、爱好、态度、事业心、合作性和领导能力等。

案 例

XX 制药有限公司岗位规范

岗位名称：质量保证部经理　　所在部门：质量保证部

岗位编号：XL－QP－021　　　直接上级：生产副总经理

工资级别：9～13　　　　　直接下级：　QC、QA、QM主管，质量监督

岗位定编：1　　　　　　岗位职系：管理职系

所辖人员：6　　　　　　岗位价值系数：0.6

可轮换岗位：无　　　　　分析人：

审核人及部门：　　　　　分析日期：2014.6.12

一、生理要求

年龄：30～45 岁　　　　　性别：不限

身高：女性：1.55～1.70 米　　男性：1.60～1.85 米

体重：与身高成比例，在合理的范围内即可

听力：正常　　　　　　视力：矫正视力正常

健康状况：无残疾、无传染病

二、知识和技能要求

（一）学历要求：药学类、精细化工类相关专业本科及以上学历。

（二）工作经验：6年及以上医药行业质量管理相关工作经验。

（三）专业背景要求：曾担任主管职务工作3年及以上。

（四）英文水平：达到国家四级水平。

（五）计算机：熟练使用 Windows 和 MS Office 系列。

三、特殊才能要求

（一）语言表达能力：能够清晰、准确、生动地介绍药品质量及其过程控制情况，并准确巧妙地解答客户提出的各种问题。

（二）文字表达能力：能够快速、准确地将希望表达的内容用文字表达出来，对文字描述很敏感。

（三）工作认真，能细心保管好各类药品质量相关材料。

（四）具有较好地处理人际关系的能力。

（三）工作说明书与岗位规范的区别

工作说明书与岗位规范之间两者既相互联系，又存在着一定区别。具体体现在如下三点：

1. 从文件的内容来看，工作说明书侧重于岗位相关的"事"和"物"，岗位规范则涉及的内容更为广泛，主要包括岗位工作规范、定额定编标准、岗位工作职责和岗位员工规范等。

2. 从文件的性质来看，工作说明书主要围绕岗位要求来回答"该岗位是一个什么样的岗位？这一岗位做什么？在什么地点和环境条件下做？如何做？什么样的员工才能胜任本岗位工作？"等问题，为企业进行岗位设计、岗位定级和岗位分类等提供基础依据，属于指导性文件。岗位规范则主要解决"员工具有何种资格与能力才能胜任本岗位工作"的问题，约束了员工的工作行为、岗位的工作标准等，属于约束性文件。

3. 从文件的形式来看，工作说明书因不同企业依据自身岗位特色编写而呈现结构形式的多样化，岗位规范则大多依照企业标准化原则统一制定并发布执行。

案　例

X 公司是我国中部省份的一家医药研发有限公司。近年来，随着当地经济的迅速增长，居民健康意识逐渐增强，医药需求强劲，公司有了飞速发展，规模持续扩大，逐步发展为一家中型医药研发公司。随着公司的发展壮大，员工人数大量增加，众多的组织和人力资源治理问题逐渐凸显出来。

公司现有的组织结构中，部门之间、职位之间的职责与权限缺乏明确的界定，扯皮推诿的现象不断发生；有的部门抱怨事情太多，人手不够，任务不能按时按质按量完成；有的部门又觉得人员冗杂，人浮于事，效率低下。

公司的人员招聘方面，用人部门给出的招聘标准往往含糊，许多岗位不能做到人事匹配，员工的能力不能得到充分发挥，影响工作效果。在晋升中，上级与下属的私人感情成为决定性的因素，有才干的人往往却并不能得到提升。在激励机制方面，公司缺乏科学的绩效考核和薪酬制度，考核中的主观性和随意性非常严重，员工的报酬不能体现其价值与能力，人力资源部经常可以听到大家对薪酬的抱怨和不满，这也是人才流失的重要原因。

面对这样严重的形势，人力资源部开始着手进行人力资源治理的变革，如何抓住岗位分析过程中的要点，为公司本次组织变革提供有效地信息支持和基础保证。

首先，她们开始寻找进行岗位分析的工具和技术。在阅读过国内目前流行的基本岗位分析书籍之后，他们从中选取了一份岗位分析问卷作为收集岗位信息的工具。然后，人力资源部将问卷发放到了各个部门经理手中，同时他们还在公司的内部网上也发了一份关于开展问卷调查的通知，要求各部门配合人力资源部的问卷调查。

据反映，问卷在下发到各部门后却一直搁置在各部门经理手中，而没有下发下去。很多部门是直到人力资源部开始催收时才把问卷发放到每个人手中。同时，由于大家都很忙，很多人在拿到问卷之后，都是没有时间仔细思考，草草填完了事。还有很多人在外地出差或者任务缠身，自己无法填写而由同事代笔。此外，据一些较为重视这次调查的一个员工反映，大家都不了解这次问卷调查的意图，也不理解问卷中那些生疏的治理术语，何为职责，何为工作目的，许多人对此并不理解。很多人就疑难问题向人力资源部进行询问，可是也不知道具体该找谁。因此，在问卷回答时只能凭借自己个人的理解来填写，无法把握填写的规范和标准。

一个星期后，人力资源部收回了问卷。但他们发现，问卷填写的效果不太理想，有一部分问卷填写不全，一部分问卷答非所问，还有一部分问卷根本没收上来。辛劳调查的结果却没有发挥它应有的价值。

与此同时，人力资源部也着手选取一些岗位进行访谈。但在试着访谈了几个职位之后，发现访谈的效果也不好。因为，在人力资源部，能够对部门经理访谈的只有人力资源部经理一人，主管和一般员工都无法与其他部门经理进行沟通。同时，由于经理们都很忙，能够把双方凑到一块，实在不轻易。因此，两个星期过去了，只访谈了两位部门经理。

人力资源部的几位主管负责对经理级以下的人员进行访谈，但在访谈中，出现的情况却出乎意料。大部分时间都是被访谈人在发牢骚，指责公司的治理问题，抱怨自己的待遇不公等，而在分析相关的内容时，被访谈人往往又言辞闪烁，顾左右而言他，似乎对人力资源部的访谈并不感兴趣。访谈结束后，访谈人都反映对该岗位的熟悉还是停留在模糊的阶段。这样持续了两个星期，访谈了大概1/3的职位。王经理认为时间不能再拖延下去了，因此决定开始进入下一个阶段—撰写岗位说明书。

可这时，各岗位的信息收集却还不完全。怎么办呢？人力资源部在无奈之中，不得不另觅他途。于是，他们通过各种途径从其他公司收集了许多岗位说明书，试图以此作为参照，结合问卷和访谈收集的一些信息来撰写岗位说明书。

在撰写阶段，人力资源部还成立了几个小组，每个小组专门负责起草某一部门的岗位说明，并且还规定各组在两个星期内完成任务。在起草岗位说明书的过程中，人力资源部的员工都颇感为难，一方面不了解别的部门的工作，问卷和访谈提供的

医药组织人力资源管理

信息又不准确；另一方面，大家又缺乏撰写岗位说明书的经验。因此，写起来都觉得很费劲。规定的时间快到了，很多人为了交稿不得不急急忙忙，东拼西凑了一些材料，再结合自己的判定，最后成稿。

最后，岗位说明书终于出台了。然后，人力资源部将成稿的岗位说明书下发到各个部门，同时，还下发了一份文件，要求各部门按照新的岗位说明书来界定工作范围，并按照其中规定的任职条件来进行人员的招聘、选拔和任用。但这却引起了其他部门的强烈反对，很多直线部门的管理人员甚至公开指责人力资源部，说人力资源部的岗位说明书是一堆垃圾，完全不符合实际情况。

于是，人力资源部与相关部门召开了一次会议来推动岗位说明书的应用。人力资源部经理本来是想通过会议来说服各部门支持这次项目。但结果却恰恰相反，在会上，人力资源部遭到了各部门的一致批评。同时，人力资源部由于对其他部门不了解，对其他部门所提出的很多问题也无法进行解释和反驳，因此，会议的最终结论是，让人力资源部重新编写岗位说明书。后来，经过多次重写和修改，岗位说明书始终无法令人满意。最后，岗位分析项目不了了之。

人力资源部的员工在经历了这次失败的项目后，对岗位分析彻底丧失了信心。他们认为，岗位分析只不过是"雾里看花，水中望月"的东西，说起来挺好，实际上没什么大用，而且认为岗位分析只能针对西方国家那些治理先进的大公司，拿到中国的企业来，根本行不通。原来雄心勃勃的人力资源部经理也变得灰心丧气，但他却对这次失败耿耿于怀，对项目失败的原因也是百思不得其解。

——摘自 http：//3y．uu456．com/bp－c898007401f69e31433294a0－1．html

【问题讨论】

1. 你认为该公司所采取的从岗位分析入手实施变革的措施是正确的吗？为什么？

2. 导致该公司所收集岗位信息不准确的原因是什么？

3. 假如你是该公司人力资源部经理，你认为本次岗位分析项目的实施存在哪些问题？应如何加以改进？

第四节　岗位设计

一、岗位设计的含义

岗位设计是在岗位分析的信息基础上，研究和分析工作如何进行才得以促进企业目标的实现，以及如何使员工在工作中得到满意以调动员工的工作积极性。

岗位设计，又称工作设计，是指根据企业需要，并兼顾个人的需要，将企业的任务组合起来构成一项完整工作的方式，确定每个岗位的任务、责任和权利，并对该岗位任职者所必需的工作能力、所从事的日常工作活动及在企业中与其他岗位之间的关系进行设计。

通常，对岗位进行设计涉及对谁、做什么、在哪里、什么时候、为什么目的和怎样完成工作做出决策。岗位设计在总体上可以分成三个阶段：

1. 个人任务的说明：必须完成什么不同的任务？

2. 完成每项任务方法的说明：特别是将怎样完成每项任务？

3. 把个别任务合并成具体工作以分配给个人：不同的任务将怎样分组以组成工作？

第一阶段和第三阶段确定岗位工作内容，而第二阶段指出怎样准确地完成工作。岗位设计的总体目标是对工作进行分配以满足企业和技术的需要，并满足岗位任职者个人的特定需要。从本质上讲，岗位设计是为了求得企业和岗位任职者需要间的平衡，对有关岗位的工作内容、工作职能和工作关系进行设计或再设计的过程。

二、岗位设计的内容

岗位设计的主要内容有四个部分，分别是工作内容、工作职责、工作关系、工作结果及反馈。

1. 工作内容的设计　工作内容的设计是岗位设计的重点内容，一般包括工作的广度、工作的深度、工作的自主性和工作的完整性四个方面。

（1）工作的广度。即工作技能的多样性，指在完成工作任务的过程中，具有进行各种不同活动及发挥工作人员各种技能和才能的程度。岗位设计的过于单一，员工容易感到枯燥和厌烦，因此设计时应使工作多样化，使员工在完成任务的过程中能进行不同的活动，从而保持工作的兴趣。

（2）工作的深度。指特定工作对员工技能要求的难易程度。设计工作时应具有从易到难的一定层次，对员工工作技能提出不同程度的要求，从而增加工作的挑战性，激发员工的创造力和克服困难的能力。

（3）工作的自主性。指工作所具有的自由度、独立性以及下级或个人在安排工作中或完成任务中所具有的决定工作程序的自主权大小的程度。适当的工作自主权能增加员工的工作责任感，使员工感到自己受到了信任和重视，认识到自己工作的重要性，从而增强责任心和提高工作热情。

（4）工作的完整性。指工作所具有的完整性和各部分工作的整体性程度，要让员工感到是在完成一项具有可见成果的工作，即使是整个工作流程中的某一阶段性工作，也要具有一定的完整性，这样才能使员工有成就感，让员工见到自己的工作成果，感受到自己工作的意义。

2. 工作职责的设计　工作职责的设计是关于工作本身的描述，包括对每项工作的基本要求和方法的设计，具体有五个基本方面，即工作责任的设计、工作权限的设计、工作方法的设计、信息沟通方式的设计和协作要求的设计等。

（1）工作责任的设计。指员工在工作中应承担的职责及压力范围的界定，也就是工作负荷的设定。包括工作任务的分配、职责范围以及其他工作责任的系统关系。责任的界定要适度，工作负荷过低、无压力，会导致员工行为轻率和低效；工作负荷过高、压力过大，会影响员工的身心健康，会导致员工的抱怨和抵触。

（2）工作权限的设计。包括工作本身所具有的权利及其强弱程度，它与工作责任是联系在一起的。权利与责任是对应的，责任越大权力范围越广，否则二者脱节，会影响员工的工作积极性。

（3）工作方法的设计。包括企业内工作系统的控制及领导对下级的工作方法，下级或个人工作方法的设计等方面。工作方法的设计需要更多的灵活性和弹性，不同的工作性质及职能要求采取不同的工作方法，不能强求统一。在有些工作程序不很规范的企业里，可以灵活采用有利于实现企业目标，完成工作职责的工作方法。

（4）信息沟通方式的设计。这是工作职责设计的一个重要方面，是整个工作流程顺利进行的信息基础，它包括垂直沟通、平行沟通和斜向沟通等形式。没有这一要素的设计，企业整个指挥、协调和控制系统就可能失灵。

（5）协作要求的设计。要从系统观念出发，认识到工作职责系统本身就是一个协作系统，离开协作，企业目标的实现就要受到影响。因此，在协作设计上要考虑工作职责要求协作的程度、方式以及发展协作的形式等方面。

3. 工作关系的设计　工作关系的设计是指在工作中所发生的各种关系，主要包括部门与部门之间的关系、人与人之间的关系，以及在这些关系的基础上建立友谊的机会和集体工作的要求等方面的设计。

（1）部门与部门之间关系的设计。主要指部门间在工作中的地位关系和协作关系两个方面。所谓地位关系，就是表明隶属关系、平行关系，还是斜向的职能管理关系等形式。比如，工厂内的车间与车间之间是平行的工作关系，车间与厂是隶属的工作关系，车间与质量、材料、技术、监督等部门则是职能管理的工作关系。而协作关系则是体现部门之间沟通与协调的工作关系的重要方面。

（2）人与人之间关系的设计。主要包括员工在工作中与他人相互联系和交往的范围，以及能够提供员工之间建立友谊的机会。实践证明，一种工作能够使员工之间有多大的联系和交往范围，对员工的工作情绪、生活情趣和相互关系具有很大的影响。如果工作本身能够满足员工这些方面的需要，那么就会调动员工的工作积极性和责任感，从而提高工作效率。因此，工作关系的设计必须重视和强调人的关系设计，把人的关系作为工作关系的一项重要内容来认识和对待。

4. 工作结果及反馈的设计　工作结果及反馈的设计主要包括两个方面，即工作结果的设计和工作结果反馈的设计。

（1）工作结果的设计。指对工作的业绩和效率高低的设计，包括工作绩效和任职者的表现。前者是工作任务完成所达到的数量、质量和效率等具体指标，后者是指任职者对工作的满意度、出勤率和离职率等。

（2）工作结果反馈的设计。指在完成工作任务过程中，任职者能够得到关于工作效果反馈的设计，包括反馈的直接性、清晰性以及反馈程序、层次和范围等内容。通常，工作结果反馈的设计从两个方面进行：一是上级、同级或同事的反馈意见，如对工作能力、工作态度的评价等；二是工作本身的反馈信息，如工作的质量、数量、效率等。这两个方面结合在一起就是工作报酬和奖惩的反馈，可以使员工对自身工作效果有个全面认识，能正确引导和激励员工，有利于工作的精益求精。

以上岗位设计的四个方面是一个有机的整体，并由若干个相互联系的要素构成，每个要素的设计都会影响其他要素以及岗位设计的整体效果，因此各要素的设计必须认真全面考虑。

三、岗位设计的要求

岗位设计的主要问题是企业向其员工分配工作任务和职责的方式问题，岗位设计是否得当对于激发员工的工作积极性，增强员工的工作满意度以及提高工作绩效都有着重大影响。因此，在岗位设计中需要满足以下几方面的要求：

1. 符合企业发展战略　所有岗位的设计都应以符合企业发展战略为前提，即企业运行所需的每一项任务都要落实到岗位说明书中。为了解决临时出现的任务，在员工岗位说明书中往往要加上"完成领导交办的其他事宜"这一条。

2. 提高企业生产效率　岗位设计应有助于发挥员工的才能，提高企业生产效率。这就要求岗位设计全面权衡经济原则及社会原则，从而找到一个最佳的结合点，确保企业不断提高生产效率，增加产出。

3. 岗位目标清晰明确　岗位设计的结果是为了完成企业的总目标和总任务，因此每个岗位的设计都需要有清晰明确的岗位目标，从而通过岗位间关系的协调，保证总目标的实现。

4. 岗位工作量满负荷　在企业中，每一岗位的工作量应当满负荷，从而有利于设计出最优数量要求的岗位数，并使在岗位工作的有效时间得到充分的利用，这是岗位设计的基本原则和要求。同时，在设计过程中应重视对岗位任务量的分析，以便确定合理的岗位定额定员标准，确保岗位工作量的满负荷。

5. 岗位与员工相匹配　每个岗位规定的任务、责任需要由当时资源条件决定的足量人员担任。岗位的设计需要考虑企业中是否有合适人员，在社会上招聘需要花费多大代价，如果因资源约束一时找不到合适人选，则应适当修改岗位说明书。此外，岗位设计的内容应适合员工的生理和心理需要，从而达到岗位与员工相匹配。

四、岗位设计的方法

在进行岗位设计时，通常有以下几种方法：

1. 工作轮换法　工作轮换法也称岗位轮换法，是企业有计划地按照大体确定的期限，让员工或管理人员轮换担任若干种不同但内容相似的工作，定期从一个岗位转到另一个岗位的方法，从而达到考察员工的适应性和开发员工多种能力的目的。工作轮换法并不改变岗位设计本身，只是为减轻员工对工作的厌烦感。日本的企业广泛实行工作轮换，对于管理人员的培养发挥了重大作用。

工作轮换法具有五个优点：一是能丰富员工的工作经验，增加对企业工作的了解；二是改善部门间的合作，使管理者能更好地理解相互间的问题，有助于提高部门运作效率；三是使员工比日复一日重复同样的工作更能保持对工作的兴趣；四是使员工从原来只能做一项工作的专业人员转变为能做许多工作的多面手；五是有助于员工认识本工作与其他部门工作的关联，从而理解本工作的意义，提高工作积极性。同时，工作轮换法也存在着一些不足，包括员工需要时间重新熟悉新岗位的工作，因此在员工轮换到新岗位的最初一段时间内，生产力水平会有所下降；需要给员工提供各种培训以使他们掌握多种技能，适应不同的工作，因此所需要的培训费用较高；工作岗位的轮换是牵一发动全局的，因为变动一个员工的工作岗位意味着其他相关岗位随之变动，增加了管理人员的工作量和工作难度。

2. 工作扩大化　　工作扩大化是指工作范围的扩大或工作多样性，从而给员工增加了工作种类和工作强度。工作扩大化的做法是扩展一项工作所包含的任务和职责，但是这些工作与员工先前承担的工作内容非常相似，只是一种工作内容在水平方向上的扩展，使员工的工作内容增加，要求员工掌握更多的知识和技能，从而提高员工的工作兴趣。

工作扩大的途径主要有"纵向工作装载"和"横向工作装载"两个，其中"装载"是指将某种任务和要求纳入工作岗位的结构中，可以有从横向和纵向两种扩大工作方法。

横向工作装载是指增加属于同阶层责任的工作内容，及增加目前包含在工作岗位中的权力。举例来说，可以合并分工很细的作业，由一人负责一道工序调整为几人共同负责几道工序；可以分担单调的作业，增加维修保养、清洗润滑等辅助工作；可以采取包干负责制，由一人或一组负责一件完整的工作等。纵向工作装载是指增加需要更多责任、更多权利、更多裁量权或更多自主权的任务或职责。比如将经营管理人员的部分职能转由生产者承担，不仅让工人参与生产计划制定，而且在确定生产目标、作业流程、操作方法等方面享有更多的决策权，当然，同时也需要承担检验工作质量和数量，以及进行经济核算的责任。

工作扩大化使岗位工作范围、责任增加，克服了专业化过强、工作多样性不足，提高了员工的工作满意度和工作质量，进而提高了劳动效率。然而，工作扩大化并没有从根本上解决员工在工作中单调和枯燥乏味的问题，在激发员工的积极性和培养挑战意识方面没有太大意义。

3. 工作丰富化　　工作丰富化是指工作中赋予员工更多的责任、自主权和控制权。工作丰富化与工作轮换法、工作扩大化都不同，是对工作内容和责任层次基本的改变，是对工作责任的垂直深化。它赋予员工更多责任、自主权等，使其在工作过程中获得成就感、认同感、责任感和自我发展。

岗位设计的方法有很多种，但其中心思想是工作丰富化，而工作丰富化的核心是体现激励因素的作用，主要包括以下四个方面：

（1）增加员工责任。不仅要增加员工生产的责任，还要增加其控制产品质量，保持生产的计划性、连续性及节奏性的责任，使其感到自己有责任完成一件完整的工作。同时，增加员工责任意味着降低管理控制程度，实现以自我管理、自我控制代替外界控制的转变。

（2）使团队建设与员工工作自主结合起来。在赋予员工一定自主权和自由度的基础上，发挥团队作用，强化团队目标，并给员工充分表现自己的机会。通过提高员工的责任感和决策的自主权，进一步突出团队与小组的作用，并使其中每一个成员都能提高其工作的成就感，认识到其工作的意义。

（3）完善考评、奖励和反馈机制。应根据团队或小组员工实现工作目标的程度及时考评，并给予相应的报酬与奖励，同时将有关员工工作绩效的数据及时反馈给员工，是他们及时看到自己的劳动成果，了解个人的工作绩效，感到被赏识和承认，并认识到集体的力量。这既是形成员工工作满足感的重要因素，又是加强员工自我管理、自我控制的重要方法。

（4）强化培训。要为员工提供学习的机会和条件，以满足员工进步和发展的需要。

工作丰富化的具体设计方法主要有：①创造员工与客户接触的机会，让员工尽快了解并满足客户的需求；②实行任务合并，让员工从头到尾完成一项工作，而不只是承担其中的某一部分；③在岗位再设计中留出机动岗位，让员工自行安排上下班时间、工作进度等。

岗位工作丰富化较好地激发了员工的工作兴趣，通过提供给员工更多的发展空间，创造更多的个人价值实现机会，从而有利于提高员工的工作绩效，增强员工的工作满意度。

4. 工作辅助性设计　所谓工作辅助性设计是指维持原本的工作内容、范围和结构，通过调整工作时间来进行工作设计的一种方法。目前，这种设计主要有两种：缩短工作周和弹性工作制。工作辅助性设计改变了对员工工作时间的严格规定，并在实际上也产生了促进生产率的作用。

（1）缩短工作周。一般是指错开员工工作时间，确保在所有正常工作日都有员工工作。该设计方法的优点是使员工缩减了上班次数，减少了上班路上的消耗时间，降低了个人的工作成本，从而提高其工作满意度，并有助于降低缺勤率和迟到率。但局限性在于工作日可能延长，容易使员工产生疲劳而引起工作失误。

（2）弹性工作制。一般是在员工每天必须完成核心工作任务的前提下，员工能够自由掌握上下班时间。该设计方法的优点是员工具有一定的上下班自由度，实现个人要求与企业要求的一致性，提高工作效率。但局限性在于工作时间可能延长，会增加企业的制造费用，同时对企业的管理水平有更高的要求。一般来说，对于工作比较独立的专业人员，实行弹性工作制有较多的好处。

以上介绍的各种岗位设计方法都有自身的适用范围。不同的企业使用的岗位设计方法可能不同。在一个企业中，可以对不同层次的员工和不同的工作类别实行不同的岗位设计方法。同时，一个企业可以使用一种岗位设计方法，也可以同时使用几种岗位设计方法。

五、影响岗位设计的因素

岗位设计受到诸多因素的制约和影响，主要体现在三个方面：个人因素、组织因素和环境因素。

1. 个人因素 行为科学研究提醒人们，岗位设计不能仅考虑企业的岗位绩效，还应当考虑员工的个人需求。第一，人的主动性。在工作中员工如果缺乏主动性则可能引起员工对工作的冷淡态度及低绩效，而增强员工的主观能动性则会提高员工的工作积极性，提高工作绩效。第二，人的心理需要。马斯洛的需求层次理论反映出满足心理需要对于员工的激励作用，如良好的上下级关系、同事关系能让员工身心愉悦，合理的晋升制度能增强员工受重视的感觉，从而产生自豪和满意，进而激励出更好的工作业绩等。第三，工作的挑战性对人的激励。具有挑战性的工作能够使员工知道其他人正依赖自己的工作，因而增强了员工自身重要性的感觉，从而产生自信和满足。第四，信息沟通渠道畅通。工作中信任建立的桥梁是沟通，信息沟通渠道的畅通才能增强员工的主人翁意识，才能集思广益，才能缩短员工与管理者间的距离，从而使企业发展获得强大的原动力。

2. 组织因素 组织因素主要包括专业化、工作流程和工作习惯。这也是岗位设计必须充分考虑的：第一，专业化。通常依照工作时间最短和所需努力最少的原则进行岗位工作的分解，但较易因过于专业化而造成很小的工作循环；第二，工作流程。主要为防止出现工作等待的问题，需要考虑每个岗位负荷的均衡性，以确保工作的连贯性和连续性；第三，工作习惯。员工在长期岗位实践中所形成的传统工作方式是岗位设计过程中不可忽视的重要制约因素。

3. 环境因素 环境因素主要包括劳动环境和人力资源供求状况。第一，劳动环境状况。劳动环境是岗位设计中需要考虑的一个重要因素，为员工创造舒适安全且有效率的劳动环境是岗位设计者的一项重要工作内容。主要包括照明与色彩、噪声、温度与湿度、绿化等。第二，人力资源供求状况。指在岗位设计时需要考虑具有岗位所需专业技能和知识员工的可获得性。例如，考虑到当时潜在的劳动力大多缺乏汽车生产知识和经验，亨利·福特在设计汽车装配线时采用了最简单的岗位设计方式。

思考题

1. 简述岗位分析及相关要素。
2. 简述岗位分析的内容。
3. 简述岗位分析的步骤。
4. 简述岗位分析在人力资源管理过程中的作用。
5. 简述岗位设计的主要内容和方法。
6. 简述岗位设计需要满足哪些要求。

第四章

人力资源规划

【学习目标】

本章介绍了人力资源规划的定义、分类和作用；人力资源规划制定的步骤；预测人力资源供给与需求的不同方法以及人力资源规划的发展趋势。通过本章的学习，使读者清晰了解人力资源规划的相关知识以及未来发展趋势。

【学习要求】

1. 了解：人力资源规划的定义；人力资源规划选取的原则；人力资源规划的发展趋势。

2. 熟悉：人力资源需求的不同预测方法；人力资源供给的不同预测方法；人力资源规划与企业发展战略间的关系；

3. 掌握：人力资源规划的分类和作用；影响人力资源规划的因素；人力资源规划的步骤。

案例导入

Andy 是一位人力资源顾问，有一天接到一家大型医药公司新任命的总经理打来的电话：

总经理：我在这个职位上大约一个月了，而我要做的所有事情似乎只是与人们面谈和听取人事问题。

Andy：你为什么总是在与人面谈？你们没有人力资源部吗？

总经理：我们有。然而，人力资源部还没有雇佣部门经理。自我接管公司，就发现两个副总经理要退休，而我们还没有一个替代他们的人。

Andy：你招聘了什么人吗？

总经理：是的，招聘了，这就是问题的一部分。我从外部聘用了一个人，我一宣布这个决定，就有一个部门经理前来辞职。她说她想得到副总经理的职位已经有8

年了，她因为我们从外面聘用了某人而生气。我怎么能知道她想得到这个职位呢？

Andy：你打算如何安置另一个副总经理的职位？

总经理：还没想好，因为我怕又有其他人由于没有考虑让他担任这个职位而辞职，但这只是问题的一半。我刚发现在最年轻的专业人员中—药剂师和会计师—在过去的三年中有80%的流动率，他们是在我们这里得到提升的人。正如你知道的，这就是我在这个公司怎样开始工作的。我是一名医药工程师。

Andy：有人问过他们为什么要离开吗？

总经理：问过，他们都给了基本相同的回答，他们说感觉到这里没有前途。也许我应该把他们所有的人都召集到一起，并解释我将如何使公司取得进步。

Andy：你考虑过推行一个人力资源规划系统吗？

总经理说：人力资源规划？那是什么？

问题：

1. 你会如何回答总经理的问题？
2. 根据总经理的描述，在该公司中应如何建立人力资源规划系统？

第一节　人力资源规划概述

一、人力资源规划的定义

在市场经济竞争日益加剧、科学技术迅速发展的今天，任何一个企业都要为自身的生存和发展制定关乎全局利益、长远利益和根本利益的经营目标和管理方针，即企业的发展战略。为了实现企业的发展战略，还必须将企业经营战略转化成对人力资源的相应需求和系统安排，这就是人力资源规划，是公司战略与整体人力资源管理职能之间联系的桥梁。随着市场竞争的加剧和企业的发展壮大，企业能否做好人力资源规划并进行有效实施，将成为企业能否保持人才竞争优势、实现企业战略目标和稳健发展的关键所在。

人力资源规划（Human Resource Planning，简称HRP），又被称为劳动力计划、人事计划或人力规划，最早见于第二次世界大战后，在英国举行的产业训练委员会议中，其主要任务为要求各产业有效地规划人力。

人力资源规划，是指使恰当数量的合格人员在合适时间进入合适的工作岗位的过程。许多人力资源管理实践是在系统的人力资源规划基础上进行的。通常，人力资源规划能够根据企业经营战略需要确定合适的人力资源，分析和估计现有人力资源的需求和供给状况，并采取招聘、选拔、培训开发、评价及薪酬激励等相应的管理措施来满足这方面的需求。人力资源规划主要考虑两个方面：企业发展战略的实施需要何种人力资源支撑；企业战略目标的实现需要何种人力资源制度保障。也就是说，人力资源规划是指企业为了实现发展目标，不断审视其人力资源供给和需求变动状况，以确保在未来发展需要时能够获得一定数量的具有一定知识和技能的人力资源的系统过程。

人力资源规划涉及把基本的计划过程应用于企业对人力资源的需求上。为了使人力资源规划有效，它必须源于企业的长期计划和经营计划。从本质上看，人力资源规划成功与否关键在于人事部门能否将人员规划与企业经营规划过程有效地结合起来。为了达到这个目的，规划过程应注意以下几个方面：

1. 对企业长期任务的清楚陈述。
2. 全体员工对这个任务所承担的职责。
3. 企业内部人力资源系统和外在劳动力市场状况。
4. 整个人力资源管理体系的搭配。

通过重视规划过程中的相关方面，可以确保人力资源规划的顺利实施。然而，值得注意的是，人力资源规划应与企业长期计划相协调，而不应该将重点放在短期需要上，否则将导致人力资源规划者被迫急于应付短期危机。

二、人力资源规划的分类

以下，分别从期限和内容两个角度对人力资源规划进行分类：

1. 按期限来进行划分　人力资源规划从期限上可以划分为长期规划、中期规划和短期规划三种。

（1）长期人力资源规划　长期人力资源规划是指涉及的时间跨度为 5 ~ 10 年或以上的具有战略意义的规划，它为企业的人力资源发展和使用状况指明了行动步骤、分期目标和基本政策。长期人力资源规划通常是战略性规划，具有一定的概念性和抽象性，需要依据内外部环境的变化作出有效的预测才能对企业发展具有真正的指导意义，从而规定企业较长时期的人力资源目标及实现目标的人力资源战略性规划。

（2）中期人力资源规划　中期人力资源规划是指涉及的时间跨度为 1 ~ 5 年的规划，它是长期人力资源规划的具体化，其目标、任务的明确与清晰程度介于长期和短期人力资源规划之间。中期人力资源规划以企业人力资源发展战略的目标和步骤为根据，对长期人力资源规划的各项任务，给予一定时间里的具体要求，并规定为达到规划要求的途径和手段，同时，也是制定短期人力资源规划的具体指导。

（3）短期人力资源规划　短期人力资源规划是指涉及的时间跨度为 1 年及以内的规划，它是在长期人力资源规划的指导和规定下，做出较短时间内的具体人力资源工作安排。短期人力资源规划通常是为实现中长期规划而制定的行动方案，因此相较长期人力资源规划，短期人力资源规划则对企业各项人事活动的要求更为明确，任务更为具体，目标也更为清晰。

2. 按内容来进行划分　人力资源规划从内容上可以划分为总体规划和业务规划两种。

（1）人力资源总体规划　人力资源总体规划是人力资源管理活动的基础，是以企业战略目标为基础，对规划期内人力资源管理的总目标、总政策、总步骤和总预算的安排。

人力资源总体规划的内容主要包括以下几个方面：①阐述企业战略规划期内对各种人力资源的需求和各种人力资源配置的总体框架；②阐明企业在人力资源方面有关的重要方针、政策和原则，如人才的招聘、晋升、培训与开发、薪酬福利等方面的重大方针和政策；③确定企业人力资源费用预算的审核与支出控制。

总之，人力资源总体规划着重于企业人力资源管理活动的总的、概括性的谋略和有关重要方针、政策和原则。

（2）人力资源业务规划　人力资源业务规划是总体规划的具体实施和人力资源管理活动具体业务的部署，是总体规划的展开和具体化。通常，每一项业务规划都由具体的目标、内容、政策和预算等构成，以从不同角度确保总体规划目标的实现。

人力资源业务规划主要包括：员工招聘与配置计划、培训与开发计划、绩效管理计划、薪酬激励计划和劳动关系计划等，详见表4-1。

表4-1　人力资源业务规划内容一览表

业务规划类别	规划目标	规划具体内容	相关政策措施
招聘与配置	满足企业人员需求、实现人员结构优化、达到人员能位匹配	招聘岗位和人数、岗位任职资格条件、招聘渠道和方法选拔标准、成本预算、职位轮换安排	新员工招聘、晋升职位确定、未晋升人员安置
培训与开发	开发员工潜力、提升专业技能、提高工作绩效	培训目标和内容、培训方式与对象、培训形式、培训效果与资金预算	普通员工培训、管理人员培训、专业技术人员培训
绩效管理	增进个人和企业绩效、增强组织凝聚力、改善企业文化	考核目的和时间范围、考核的内容和标准、绩效反馈	绩效评估机制、奖惩制度、沟通机制
薪酬激励	确保薪酬内部公平性、加强薪酬外部竞争性、发挥薪酬激励持久性	薪酬结构和水平、奖励计划、福利与津贴	薪酬制度奖励计划、福利计划
劳动关系	降低员工离职率、增进工作满意度、加强劳动合同规范化	交流沟通、民主管理、退休安置、解聘	员工参与管理制度、合理化建议制度、员工沟通制度、退休政策和规定、解聘制度和程序

三、人力资源规划的作用

人力资源规划的过程就是企业人力资源供求的平衡过程，不仅为企业人力资源的"选、用、育、留、裁"提供了重要依据，而且对企业发展和人力资源管理系统的有效运转发挥着重要作用，主要体现在以下几个方面：

1. 为实现企业的经营目标和经营计划提供重要基础　企业经营计划和目标的实现离不开人力资源的合理配置，人力资源规划正是为企业经营发展提供必备的人力资源供需保障。员工招聘与配置、培训与开发、绩效管理、劳动关系等人力资源业务规划必须与企业经营计划和目标所决定的任职条件、工作标准及各种协作、合作关系相匹配，而且企业薪酬激励计划必须与经营目标相一致，从而在岗位工作中充分发挥员工的积极主动性，这些正是企业实现经营目标和计划的重要基础。

2. 为企业经营发展中对人力资源的动态需求提供保证　人力资源的数量和质量直接关系到企业的生存与发展。人力资源规划作为企业人才结构的预先安排和总体布局，可以预测内部人才需求的时间周期，并在分析企业内外部环境变化造成的人力资源需求与供给之间差距的基础上，不断地自觉调整人力资源政策和措施，及时满足企业对人力资源的动态化、多样化的需求。

3. 为企业人力资源的合理配置提供有序和前瞻性的管理　企业的正常运转需要人员保持相对稳定，然而，在复杂的、不断变化的内、外部环境条件下，企业必须随时依据环境变化及时做出相应调整，如改变经营计划、变革组织结构等，这些调整往往会引起人员数量和结构的变化。此外，人力资源自身也处于不断变化之中，如晋升、辞职、退休等，这也会引起人员数量和结构的变化。在企业日常的人力资源管理活动中，无论是使人才进行合理的流动、优化人力资源结构，还是最大限度地实现人尽其才、才尽其用、人岗匹配等，都离不开人力资源规划。只有在科学合理的人力资源规划的指导下，企业的人力资源配置才能根据内外部环境的变化有序及前瞻性地进行。

4. 为企业有效控制人工成本提供主要依据　人力资源规划通过对企业现有人才分析，可以预测和控制企业人员变化，逐步调整企业人员结构，使之合理化，进而使企业更好地控制人工成本，提高人力资本投资效率。人力资源规划通过调整现有人员配置中因知识、技能、年龄结构、性别比例等不合理的问题，改善人力资源分布不均衡状况，从而降低用人成本，提高员工的劳动生产率和知识生产率。因此，人力资源规划可以有效地控制人工成本，避免企业人力资源费用预算超支。

四、人力资源规划与企业战略的关系

企业战略目标是企业在分析内外部环境的前提下，为自己获取、维持或增强竞争优势所制定的目标和方针。企业战略目标的实现离不开人才战略的部署，而人力资源规划是人才战略的基础，有助于企业战略目标的成功，详见图4-1。美国管理学者莱文和米切尔提出，人力资源规划与企业战略相配合，可以增加企业利用市场的机会，提升企业内部组织优势，从而实现战略目标。可见，人力资源规划与企业战略的相互协调是提高企业经营绩效、增强企业竞争力、实现企业发展目标的关键所在。

企业战略目标的制定   为企业战略目标制定
人力资源规划

```
┌─────────────────┐              ┌─────────────────┐
│ 评估组织内、外  │ ◄──────────► │ 评估企业内外部人才│
│ 部竞争环境      │              │ 状况和国家有关的人│
│                 │              │ 事法律政策      │
└─────────────────┘              └─────────────────┘

┌─────────────────┐              ┌─────────────────┐
│ 为企业经营发    │ ◄──────────► │ 详细列出人力资源管│
│ 展详细列出战    │              │ 理的目标，确保满足│
│ 略目标          │              │ 企业发展战略的需要│
└─────────────────┘              └─────────────────┘

┌─────────────────┐              ┌─────────────────┐
│ 为企业经营发    │ ◄──────────► │ 制定具有测评和时间要│
│ 展制定相关工    │              │ 求的人力资源规划  │
│ 作计划          │              │                 │
└─────────────────┘              └─────────────────┘

              ┌─────────────────┐
              │   规划实施       │
              └─────────────────┘

              ┌─────────────────┐
              │ 审查、修改、调整重点│
              └─────────────────┘
```

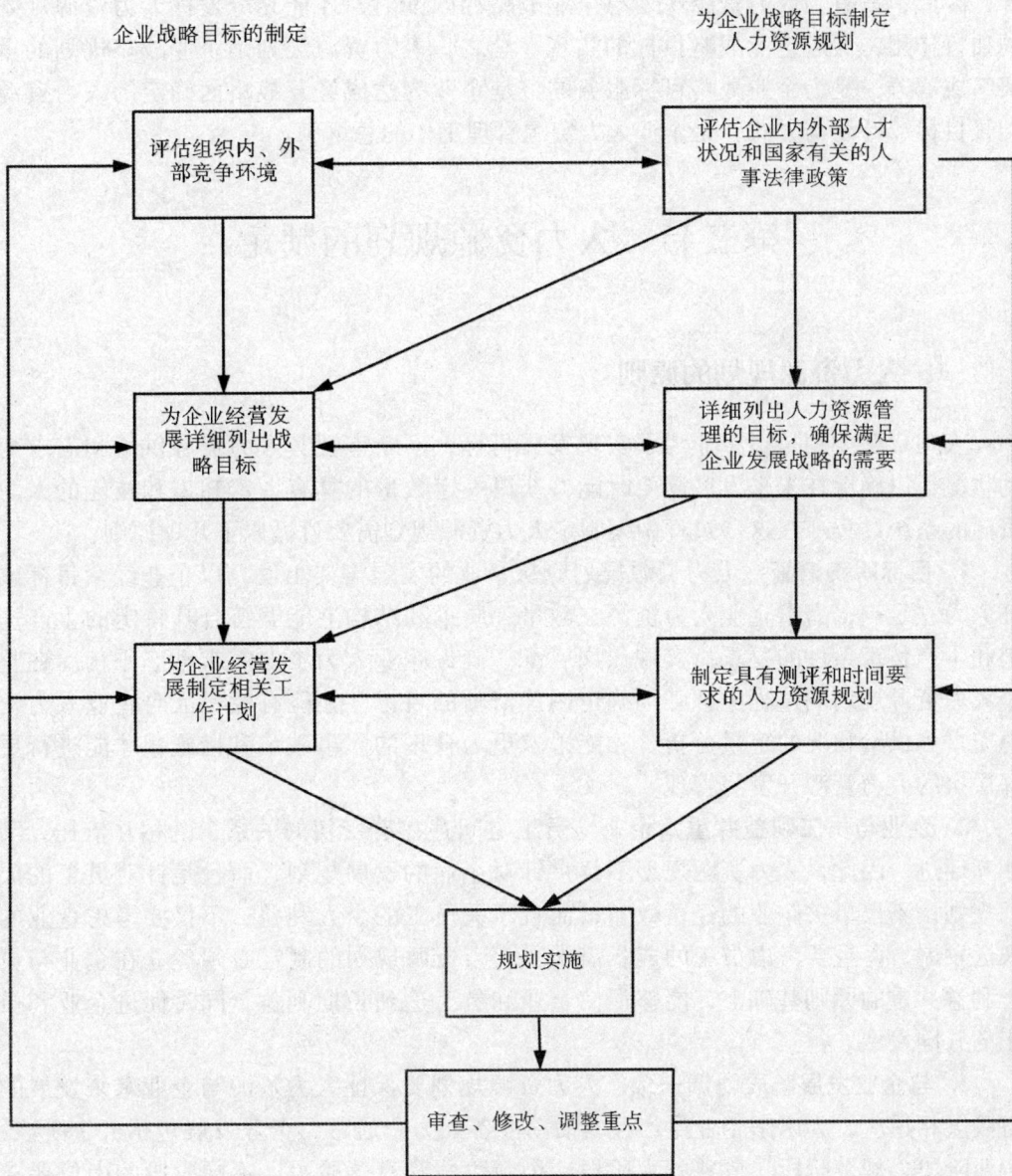

图 4 - 1 人力资源规划与企业战略的关系

1. 人力资源规划必须以企业战略目标为前提 企业战略目标是人力资源规划的前提和基础，体现了企业战略对人力资源规划的要求和结果期望。通过这个目标，企业战略就可以从更高层次上指导人力资源系统的发展和运行方向，指导人力资源管理具体活动的运行和资源的有效配置；也才能在人力资源开发过程中，对人力资源发展战略和实施效果进行评价，确保人力资源管理活动的有效性。

2. 人力资源规划最终为企业战略目标服务 人力资源规划是为实现企业战略目

标而进行的人员配置和发展计划，考虑到不同企业战略目标要求的人员结构各有差异，因此，只有当人力资源规划与企业战略相匹配时，才能充分发挥人力资源规划的独特作用，促进企业战略目标的实现。总之，人力资源规划是企业战略规划的重要组成部分，是为企业战略目标服务的，是企业为达成经营战略而确定的人力资源配置目标、计划与方式，是企业人力资源管理工作的总纲领。

第二节　人力资源规划的制定

一、人力资源规划的原则

人力资源规划是指企业为了实现发展目标，不断审视其人力资源供给和需求变动状况，以确保在未来发展需要时能够获得一定数量的具有一定知识和技能的人力资源的系统过程。在这一过程中，制定人力资源规划需要遵循以下几项原则：

1. 目标明确清晰　人力资源规划应从企业的发展需要出发，以企业经营目标或任务为立足点，力求企业人力资源在数量、质量和结构上能够符合其特定的生产资料和生产技术条件的要求，实现人岗匹配，确保企业人力资源需求动态平衡。在整个人力资源规划的过程中，必须确定明确清晰的目标，才能有效保证对企业人力资源需求和供给状况的定量分析，才能采取更为合理的人事政策和措施，才能进行更深层次的人力资源开发与管理。

2. 企业与员工利益并重　企业与员工之间存在着密切的关系，既相互依托，又相互促进。因此，人力资源规划不仅是针对企业的发展规划，而且是针对员工的成长规划；不仅事关企业的经营效益，而且事关员工的个人利益；不仅要考虑企业的长远发展，而且要考虑员工的成长需求。人力资源规划的制定必须建立在企业与员工利益并重的原则基础上，能够促使企业和员工达到长期利益，同时促进企业和员工的共同发展。

3. 与企业发展阶段协调一致　人力资源规划要保证人力资源与企业未来发展的各阶段相适应，为未来企业生产经营活动准备人力。通常，企业发展包括五个阶段：创业阶段、规范阶段、成熟壮大阶段、创新阶段和衰落阶段，不同阶段的岗位要求和人员的结构、数量、素质、能力的要求都是不同的，需要制定相应的人力资源配置目标，即人力资源规划要与企业发展阶段协调一致，才能更好地为企业经营发展服务。

4. 具体性和可操作性　人力资源规划的具体性和可操作性是指，人力资源规划的内容应是为实现企业和员工发展目标而制定的具体的、具有一定可操作性的人事管理政策和措施。人力资源规划作为企业发展战略的重要组成部分，应该包括各项可具体操作的人事管理政策和措施的内容。如人员的流入和流出预测、人员的内部流动预测、社会人力资源的供给状况分析等，并依此为制定人员补充政策、晋升政策及培训政策提供依据。

5. 保持动态性 人力资源规划不是一成不变的，需要保持动态性，即充分考虑企业内外部环境的动态变化并依此做出适当调整，从而更好地适应需求并为企业发展目标服务。其中，企业内部环境变化是指企业发展战略的修订、人员流动率和离职率的变动、企业本身吸引力变化、企业用人观念和政策变化等；企业外部环境变化是指宏观经济情况变化、潜在劳动力供求变动、政府人事政策变动、产品的市场竞争力波动等。为此，企业在人力资源规划制定过程中应充分保持动态性，对内外环境变化做出适时分析和风险预测，确保企业经营战略的顺利实施。

二、人力资源规划的步骤

人力资源规划是依据企业整体经营战略发展的目标和任务来制定的，一般来说，人力资源规划的编制要经过五个步骤，如图4-2所示，包括人力资源信息的收集、确定人力资源战略、人力资源需求与供给预测、人力资源规划的制定、人力资源规划的执行与评价，具体内容如下：

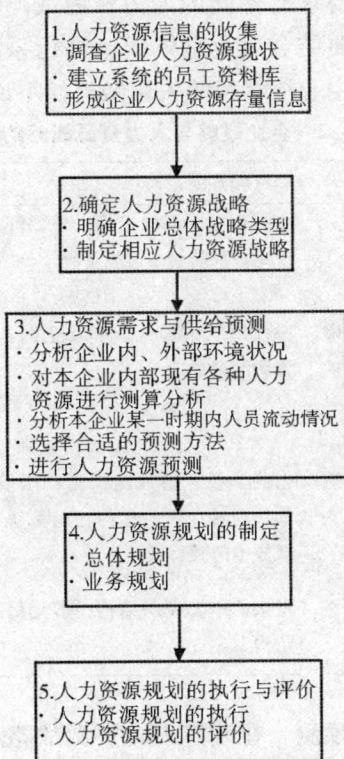

1.人力资源信息的收集
- 调查企业人力资源现状
- 建立系统的员工资料库
- 形成企业人力资源存量信息

2.确定人力资源战略
- 明确企业总体战略类型
- 制定相应人力资源战略

3.人力资源需求与供给预测
- 分析企业内、外部环境状况
- 对本企业内部现有各种人力资源进行测算分析
- 分析本企业某一时期内人员流动情况
- 选择合适的预测方法
- 进行人力资源预测

4.人力资源规划的制定
- 总体规划
- 业务规划

5.人力资源规划的执行与评价
- 人力资源规划的执行
- 人力资源规划的评价

图4-2 企业人力资源规划编制步骤示意图

1. 人力资源信息的收集 人力资源信息的收集是人力资源规划制定的前提和基础，也就是说，在制定规划之前，应充分调查并分析企业人力资源现状，包括人员的构成、使用、培训等，建立一套系统的员工资料库，形成企业人力资源存量信息。

企业用人不可能全部到外部市场去获取，在很大程度上，要依赖于内部人才的培养和晋升。收集企业人力资源信息有四大好处：其一，有助于企业了解目前人员拥有量，进而预测企业未来人员需求；其二，有助于企业了解目前员工所具备的才能，即潜在人员供给状况，进而帮助企业在现有资源基础上应对未来扩张的人力需求；其三，为企业员工招聘、晋升和培训提供依据；其四，可显示出目前员工多样化的程度。因此，企业需要建立完善的人力资源信息系统，并及时更新相关人事信息，以保证信息资料的完整性和准确性。

对企业人力资源信息进行收集，将有助于企业了解自身人员数量、质量和结构是否与企业发展战略相吻合，了解相对于竞争对手而言自身存在的优势和劣势。总之，管理者只有完整、准确地掌握企业人力资源现状，人力资源规划才能得以顺利进行。

2. 确定人力资源战略 人力资源战略关系到企业人事管理活动的目标、方向和结果，是企业人力资源规划的战略性指导方针，对规划的制定有着至关重要的意义。

能够使企业获得竞争性优势的战略必须建立在企业总体发展战略基础之上，同时，不同的企业发展战略也要求有不同的人力资源战略与之相适应。因此，我们在确定人力资源战略时，必须要结合企业整体战略进行系统分析。根据企业整体战略的分类，将人力资源战略与企业战略间的关系做出如下说明，如表4-2所示。

表4-2 企业战略与人力资源战略的匹配

企业战略类型	相应的企业特征	相应的人力资源战略
稳定型战略（资源分配保持目前状态；经营状况维持目前水平）	维持企业内部稳定型；外部环境相对稳定；保持过去经营业绩	保持员工结构稳定；较少的人事变动；维持原有的人力资源管理活动
发展型战略（开发新产品；开拓新市场；采取新的管理方式和生产方式扩大企业产销规模）	弹性组织结构；严密及全面的规划；资源配置快速	员工需求量扩大；员工培训活动增加；雇佣具有岗位所需技能且能够立即使用的员工
收缩型战略（资源配置严格控制；削减费用开支；放弃某些产品和市场）	精简人员；增强凝聚力；压缩开支；加快周转；集中化的控制系统；提供低成本的独特产品	获取具有自我动机的员工；削减员工数量；合理的人员配置；获取员工的最大潜能
混合型战略（以上战略的组合使用）	复杂的矩阵组织结构；多元化的产品结构	强调弹性和创新；用绩效评估作为发展工具

3. 人力资源需求与供给预测 在确定人力资源战略后，需要进入规划的第三个步骤—人力资源需求与供给预测，即通过分析企业内、外部环境状况，对本企业内部现有各种人力资源进行测算分析，并对照本企业在某一定时期内人员流动的情况，选择合适的预测方法，预测出在未来某一时期内可能提供的各种人力资源状况。

（1）分析企业内、外部环境状况 企业内、外部环境状况直接影响着企业人事政策的调整，其中，企业内部的环境主要包括企业的发展战略、企业人员流动率、企业本身吸引力、企业用人观念和政策等；企业外部的环境主要包括宏观经济状况、产品的市场竞争力、劳动力的供求情况和政府有关人力资源政策的调整等。这些环境状况都是影响企业人力资源规划的重要因素，是企业制定人力资源规划的依据，对这些因素的分析正确与否直接影响到企业人力资源规划的成败。

（2）对本企业内部现有各种人力资源进行测算分析　根据企业人力资源信息的收集与分析，可以获取大量关于企业人力资源存量的资料。在此基础上，一项重要的工作就是对现有人力资源存量进行分析，包括分析企业过去、现在和未来的人力资源结构状况的各种比例和趋势。如分析员工的流动率、招聘效率以及培训状况等信息；分析员工的数量与结构，如技术/职能人员比例、年龄结构、学历构成；分析人力资源费用，如薪酬福利占营业收入的比例、薪酬福利占营业支出的比例、福利费用占薪酬费用的比例等；分析员工的技能，如人均营业收入、人均税前利润、人力资本投资回报率等；分析员工流动率，如员工离职率、流动率、淘汰率等。

（3）分析本企业某一定时期内人员流动情况　根据获取的人力资源存量信息，分析企业内部某一定时期内的人员流动情况。通常，企业现有员工的流动存在五种情况：第一，滞留在原来的工作岗位上；第二，平行岗位的流动；第三，在企业内晋升或降职调动；第四，辞职或被辞退；第五，退休、工伤或病故。

（4）选择合适的预测方法　从不同角度对人力资源预测方法的划分也有所不同，根据预测方法的性质来说，可以分为定性和定量预测两类；根据预测的内容来说，可以分为人力资源需求预测方法和人力资源供给预测方法两类。其中，人力资源需求预测方法主要有管理人员经验预测法、德尔菲法、趋势分析法、回归分析法等；人力资源供给预测方法主要有技能清单法、马尔科夫模型预测法和企业人员变动预测法等。人力资源规划应考虑企业特点和规划人员所掌握技术的熟练程度，并且结合科学性、经济性和可行性原则，从而选择恰当的预测方法。

（5）进行人力资源预测　人力资源预测是人力资源规划中的核心内容，通常要注意以下环节：

1. 人力资源预测要在企业内、外部环境状况分析的基础上做出，必须符合现实情况；

2. 人力资源预测是为企业的发展战略服务，这是预测的目的；

3. 应该选择恰当的预测方法，预测要考虑科学性、经济性和可行性，综合各方面做出选择；

4. 人力资源预测的内容是企业未来人力资源的数量、质量和结构，这些应该在预测结果中体现出来。

4. 人力资源规划的制定　接下来，根据供给和需求预测的结果差额，制定满足供求平衡的人力资源规划，以确保人才状况满足企业战略发展需要。人力资源规划包括总体规划和业务规划两部分内容。人力资源总体规划是人力资源管理活动的基础，是以企业战略目标为基础，对规划期内人力资源管理的总目标、总政策、总步骤和总预算的安排。人力资源业务规划是总体规划的具体实施和人力资源管理活动具体业务的部署，主要包括：员工招聘与配置计划、培训与开发计划、绩效管理计划、薪酬激励计划和劳动关系计划等。这些业务规划是人力资源总体规划的展开和具体化，每一项业务规划都由具体的目标、政策、步骤和预算等部分构成，从不同角度保证人力资源总体规划目标的实现。

5. 人力资源规划的执行与评价　在人力资源规划执行过程中，有两点比较重要：其一，要保证规划执行过程中信息的及时反馈。只有保证了信息的正确性和及时性，才能对规划进行动态调整，确保预期结果的达成；其二，要重视执行过程中人力资源的供需平衡。通常在企业发展过程中，人力资源供需平衡只是相对的，而失衡状态较为普遍。一般来说，企业在扩张阶段，人才需求量大，人事部门要用大量时间进行员工招聘与选拔；在规范阶段，人才供需整体相对稳定，但局部仍存在着退休、晋升、职务调整和离职等状况而可能导致结构性失衡状态；在衰落阶段，人才需求量小，人事部门需要相关政策以防人员过剩。可见，在企业发展过程中不可能始终处于平衡状态，因此，人力资源部门需要对人员结构进行适时调整，满足供需平衡状态。也只有这样，才能够有效提高人员利用效率，降低用人成本。

最后要对人力资源规划的执行结果是否符合预期进行评价，包括深入分析规划的每一具体环节与结果之间的相互影响，以便为下一步的工作改进提供参考和依据。具体地，人力资源规划执行结果需要满足以下几个方面的受益：

（1）高层管理者可以更多地从人力资源规划的执行结果中了解经营决策中与人力资源相关的问题，加深对人力资源管理工作重要性的认识；

（2）管理者可以通过人力资源规划的执行结果更好地进行人力资源费用预算的审核与支出控制，采取措施降低企业人力资源成本；

（3）管理者可以根据人力资源规划成果更好地掌握企业未来人才供需平衡，并且有更充裕的时间发现人才、挖掘潜力、着重培养；

（4）管理者可以依据人力资源规划的执行结果更好的进行调整、改进和完善，从而使得人力资源规划更符合企业发展的特点。

三、人力资源规划中供需平衡的调整

企业人力资源规划的执行过程中要非常重视人力资源的供需平衡，即实现企业人力资源的需求和供给在数量和结构上的一致，如图4-3。通常，企业人力资源供需平衡的调整分为人力缺乏调整和人力过剩调整两种情况。

1. 人力缺乏调整方法

（1）外部招聘　外部招聘是企业最常用的人力缺乏调整方法，通常可以采用发布广告、借助中介、校园招聘或网络招聘的形式进行，可以为企业招聘到许多优秀人才，尤其是一些稀缺的复合型人才，并为企业带来更多的新思想和新方法。

（2）内部调剂　内部调剂是指企业出现岗位空缺时，优先将企业内部员工调整到相应岗位的方法，通常包括内部招聘和内部晋升两种。该方法的优点在于丰富了员工工作，提高其工作兴趣和积极性，同时，通过内部调剂的员工相较于外聘人员，

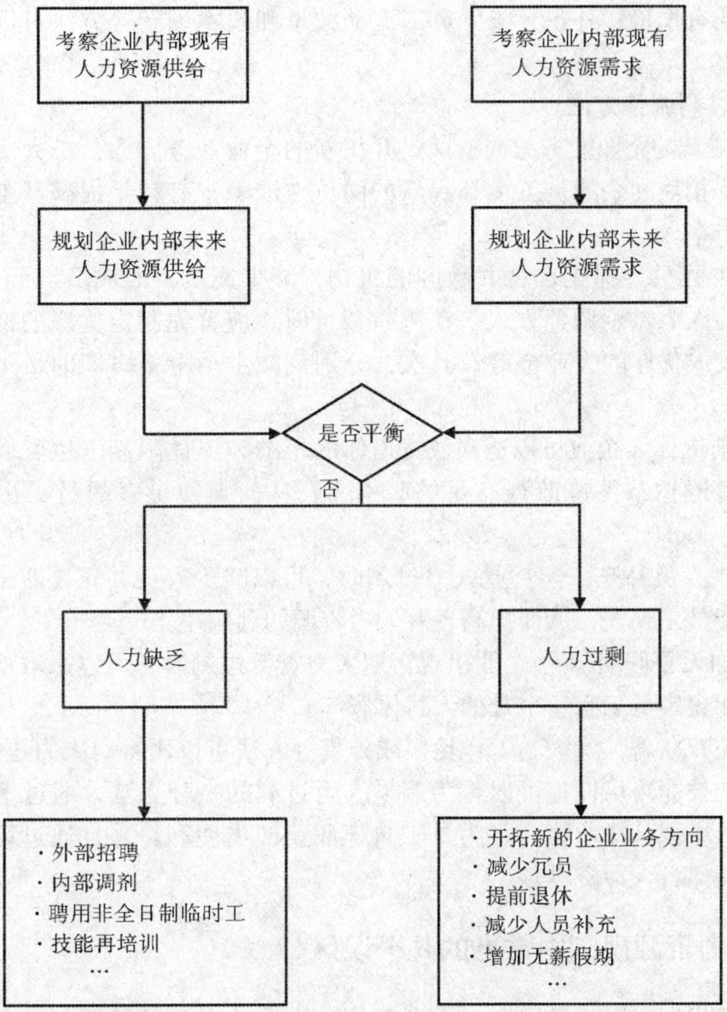

图4-3　人力资源规划中的供需平衡调整示意图

更加熟悉企业情况，能够更快适应工作环境，提高工作效率。此外，对于企业来说，能够有效节省外聘的成本。许多企业将内部晋升作为员工职业生涯规划的重要内容，晋升是对员工工作的肯定，也是对员工的激励，对于减低员工离职率、提高员工的组织忠诚度有着重要作用。

（3）聘用非全日制临时工　当企业在发展过程中对某些岗位的员工需求是非长期性的，则可以通过聘用非全日制临时工的形式来填补暂时性的岗位空缺。比如返聘已退休者或小时工等。

（4）技能再培训　对企业现有员工进行必要的技能再培训，使之不仅能胜任当前岗位工作，还能适应更高层次的岗位工作。如果企业在战略部署中决定要多元化经营、转型或技术变革，则应该及时为员工提供培训新知识和新技能的机会，以确保企业在战略目标完成后，原有员工能够胜任新岗位，不仅可以防止冗员现象的产生，还可以减少企业对外部人力资源的需求。

此外，还有加班、外包、减少员工流动数量和技术创新等方法可以用来对人力缺乏进行调整。

2. 人力过剩调整方法

（1）开拓新的企业业务方向　通过开拓新的企业业务方向，扩大对人力资源的需求，从而将相对冗余的员工填补到新的岗位空缺上，有利于提高员工的工作积极性和劳动生产率。

（2）减少冗员　撤销、合并臃肿的机构，减少冗员，即裁员，是一种最无奈，但是最有效的人力过剩调整方式。在进行裁员时，应首先制定优厚的离职政策，如为被裁员者发放优厚的失业金等；其次，分别裁减主动希望离职的员工和考核成绩低下的员工。

（3）提前退休　企业可以适当放宽退休的年龄和退休限制，也可以采取更多的优惠措施，将退休条件修改得有足够吸引力，从而促使更多的员工愿意接受提前退休。

（4）减少人员补充　当企业人力过剩时，可以减少人员补充，即当出现岗位空缺时不进行新员工补充，从而提高现有人力资源的利用率。

（5）增加无薪假期　当企业出现短期人力资源过剩时，可以采取增加无薪假期的方式。比如规定员工有一个月的无薪休假等。

此外，还有减薪、降级、工作轮换或分享等方法可以用来对人力过剩进行调整。同时，对员工技能再培训也可以作为调整人力过剩的一种方法，通过培训使员工掌握更多技能，增强其择业能力，为员工自谋职业提供便利。并且通过培训，也可以为企业的发展储备人力资本。

四、人力资源规划中常见的几个误区

人力资源规划对企业发展和人力资源管理系统的有效运转发挥着重要作用，但在实际操作过程中会遇到一些阻碍，常见的误区主要有以下几个：

1. 看重人力资源规划者的专业知识　人力资源规划者除了需要具备人力资源规划所需的专业知识以外，还需要具有很强的使命感和责任感，必须充分考虑到企业的实际情况，从企业战略目标出发，对人力资源进行有效规划。

2. 忽视高层管理者的作用　要想人力资源规划长期存活下去，必须要有至少一名有影响的企业高层管理者的全力支持。这种支持能确保得到使人力资源规划方案获得成功所必需的资源、可见度和部门配合。

3. 重视初期活动的规模　许多人力资源规划方案失败是由于过分复杂的初期活动。成功的人力资源规划方案要缓慢地开始，逐渐地收集信息并进行整理分析，当获得成功时再逐渐扩大。

4. 忽视企业发展战略　正如本章前面所强调的那样，人力资源规划必须源于企业发展战略，必须以企业发展战略目标为前提，并最终为企业战略目标服务。这里关键的是企业战略制定者与人力资源规划者之间应开发良好的沟通渠道。

5. 轻视部门经理的作用　人力资源规划不仅是人事部门的职能，除了高层管理者的支持以外，部门经理的配合也具有不可轻视的作用。切实可行的人力资源规划一定建立在内部充分沟通与密切协作的基础上，部门经理往往具有更为了解部门人员配置与要求的优势，因此，建立一个在决策层、一线经理和人事部门之间科学分工的三维立体规划模式，更有助于人力资源规划的制定与实施。

6. 迷恋技术的新颖多样性　由于人力资源规划在企业管理中日益盛行，因此开发出了一些新的、高级的技术来协助进行人力资源规划。尽管很多技术很有用，但有时存在着这样一种趋势，即采用一种或多种方法并不是因为它能够解决什么，而是由于"很多企业都在使用它们"。人力资源规划者应该尽量避免仅仅由于一种技术是"最新流行的技术"而迷恋他。

第三节　人力资源规划的方法

人力资源规划受到多维因素的影响，因此，规划者需要在分析多种影响因素的基础上，以企业的战略发展目标、发展规划和工作任务为出发点综合考虑，对企业未来的人力资源供需状况做出分析。

一、影响人力资源规划的因素

通常，影响企业人力资源规划的因素可以分为两种，即内部因素和外部因素。其中内部因素是软约束，企业可以自我控制和调整；外部因素是硬约束，企业受其制约与控制。

（一）影响人力资源规划的内部因素

在企业人力资源规划的实践中，对企业未来人力资源供需影响的内部因素主要有五种，分别是企业战略发展规划、企业人力资源现状、企业组织结构的形式、企业人员的流动率和企业高层管理者的用人观念。

1. 企业战略发展规划　就企业而言，战略发展规划对于企业的经营活动有决定性的影响作用，进而对企业的管理活动有着重要的指导作用。人力资源规划属于企业的管理行为，其本身是为了整合资源，优化配置，更有效地实现企业经营目标。而人是企业最重要的核心资源，制约着企业其他资源效益的发展，因而要想人力资源规划切实有效地发挥其应有的作用，就必须结合企业战略发展规划，对企业的人力资源进行最优配置。

2. 企业人力资源现状　企业人力资源现状包括人员的构成、使用、培训以及费用预算等方面。企业用人必须立足于本企业现有的人力资源现状，在很大程度上，要依赖于内部人才的培养和晋升。因此，企业人力资源现状直接影响了企业人力资源规划的展开，从而对未来的人力资源供需产生重要的影响。

3. 企业组织结构的形式 企业的组织结构决定了企业内部各部门间及部门内部对工作任务进行分解、组合和协调的方式。组织结构的形式不同，其内部各职能部门的设置、运行和相互关系也有所不同。这就决定了在进行人力资源规划时，企业员工招聘计划、人员配置计划和劳动关系计划等存在着差异。此外，企业的人力资源费用也会因为组织结构形式的差异而不同。

4. 企业人员的离职率和流动率 企业人员的离职率和流动率是衡量企业人力资源管理工作成效的重要标准之一，体现着企业提供给员工的职业发展机会、薪酬福利、工作环境等条件是否对员工构成吸引力，是影响企业人力资源规划的重要因素之一。企业人员的离职率和流动率越高，人力资源部门的招聘需求就越大；反之，需要招聘的员工数量越少。

5. 企业高层管理者的用人观念 企业高层管理者是企业管理行为的最终决策者，其个人态度和偏好对人力资源规划工作有着极大地影响。高层管理者对于风险的偏好、市场竞争格局的把握、重大经营行为决策等都直接影响着人力资源规划的制定。甚至于，管理者对人力资源规划本身的态度都会影响其方案的制定与实施。

（2）影响人力资源规划的外部因素

1. 宏观经济状况 在经济繁荣的情况下，企业处于稳定发展的时期，对人员的规模要求较高，人员的招聘需求相对增大；反之，企业发展面临严重挑战，对人员的规模要求降低，甚至出现裁员的状况，人员的招聘需求相对减少。也就是说，宏观经济状况的走势直接影响着企业发展战略的制定，进而影响着企业人力资源规划的制定。

2. 劳动力市场 劳动力市场是企业外部的一个人才蓄水池，它为企业提供所需的人才储备，并且是动态变化的。劳动力市场的供求情况会影响着企业对人力的实际需求；劳动力市场所提供人才的素质决定着企业对人员的录用，也决定着企业对内部人才的培养和调动；劳动力市场的价格会影响着企业的人力资源成本控制等。因此，在制定人力资源规划时，劳动力市场是需要考虑的重要外部因素之一。

3. 行业发展状况 行业发展状况构成了企业发展的一个大背景，当行业发展不景气时，从事这个行业的企业不可避免的受到影响，进而需要进行人力资源规划的相应调整。同样地，当某个行业发展快速、繁荣时，其内部的企业也会乘势发展、相应扩大规模，进而需要适当调整人力资源规划。

4. 政府政策 企业制定任何政策都需要考虑政府的法律、法规，否则会影响规划的有效性。企业在收到政府的有关信息后，应该及时分析研究，服从政府的意志。政府政策就好比企业行为的调节器，企业应根据政府的相关政策，考虑自身实际发展状况，相对调整战略方向、业务重心和人力资源政策。也就是说，政府政策是人力资源规划制定过程中必须纳入考虑的因素。

5. 产品的市场竞争状况 产品的市场竞争是否激烈是影响企业战略决策的重要因素，也是影响企业人力资源规划的重要因素之一。当产品的市场竞争激烈时，与该产品有关的人才竞争相对加剧，企业的招聘压力较大；反之，企业的人才招聘与保留的压力就相对小一些。

二、人力资源规划的方法

常见的有人力资源需求预测方法和人力资源供给预测方法。

（一）人力资源需求预测方法

人力资源需求预测是指根据企业发展的要求，在对企业进行评价的基础上，对未来一定时期内所需要的人力资源的数量、质量和结构进行预测。企业未来人力资源的需求是由企业的经营目标和发展战略所决定的。大多数情况下，人力资源管理者要根据企业每年的经营、财务计划指标，结合企业现有人力资源状况，尤其是员工的离职率和流动率等，来测算年度人力资源的需求量；在此基础上，提出年度新增招募、压缩辞退、转岗调配等具体规划；最后确定人力资源需求的数量、质量及素质要求。常用的人力资源需求预测方法主要有以下几种：

1. 管理人员经验预测法　管理人员经验预测法是指管理人员根据以往从事工作的经验和直觉，结合本企业特点，对未来所需的人力资源做出预测的一种方法。经验预测法可采用"自下而上"和"自上而下"两种方式。"自下而上"是由企业内各部门经理根据本部门需要，向上级主管提出用人要求和建议，征得上级主管的同意，然后由人力资源规划人员对各部门的人员需求进行汇总，最后根据组织经营战略形成总体预测方案；"自上而下"是由企业高层管理者先拟定出总体用人目标和规划，然后由各部门自行确定用人计划。在实际操作中，最好是将"自下而上"和"自上而下"两种方式结合起来运用，即先由企业高层管理者拟定出总体用人需求，然后逐级下达到各级部门开展讨论和修改，再将有关意见汇总后反馈给高层管理者审批，最终由人力资源管理部门对总的预测和规划做出修正，形成正式的总体需求预测方案。

管理人员经验预测法的优点是方便、省时、省事，但这种方法主要依靠管理人员的个人能力和经验判断，难免过于主观和武断，缺少明确的、可靠的量化依据，不能保证预测的准确性。因此，该方法主要适用于短期预测和规模较小或生产较稳定、人员流动不大的企业，而对于新的岗位或工作方式改变过大的岗位，则不适用。

2. 德尔菲法　德尔菲法又称为专家评估法、专家预测法，是指邀请在某一领域的一些专家或有经验的管理人员对某一问题进行预测并最终达成一致意见的结构化方法。德尔菲法的具体操作流程如图2-4所示，可以简要地概括为四步：①根据预测的目的确定专家组。包括预测的目标和要求、专家的选择等；②设计调查问卷。包括整理相关背景材料并将需要征求意见的问题以问卷的形式设计出来；③问卷的发放与回收。包括将问卷发放给专家并请他们以匿名方式独自对这些问题进行判断和预测、回收问卷进行统计整理、将整理好的预测结果和意见反馈给专家进行第二轮预测、反复经过几轮（通常为3-4轮）专家意见趋于一致；④表述预测结果。即将经过几轮专家预测形成的结果以文字或图表的形式表现出来。

确定专家
预测工作组

· 确定预测目标的要求
· 选择专家

设计调查问卷

· 整理背景材料
· 问卷设计

问卷的发放与回收

第一轮征询表
1.填写要求（匿名等）
2.提供背景材料
3.第一轮征询问题

第一轮征询结果汇总 问卷修正

专家意见是否达成一致

第二轮征询表
1.第一轮征询意见分布
2.第二轮征询问题
3.请求陈述理由的问题

第二轮征询结果汇总 问卷修正

专家意见是否达成一致

第三轮征询表
1.第二轮征询意见分布
2.补充材料和提供专家意见的理由
3.第三轮征询问题

第三轮征询结果汇总

专家意见是否达成一致

否……

表达预测结果（文字或图表形式）

否 否 是 是 是

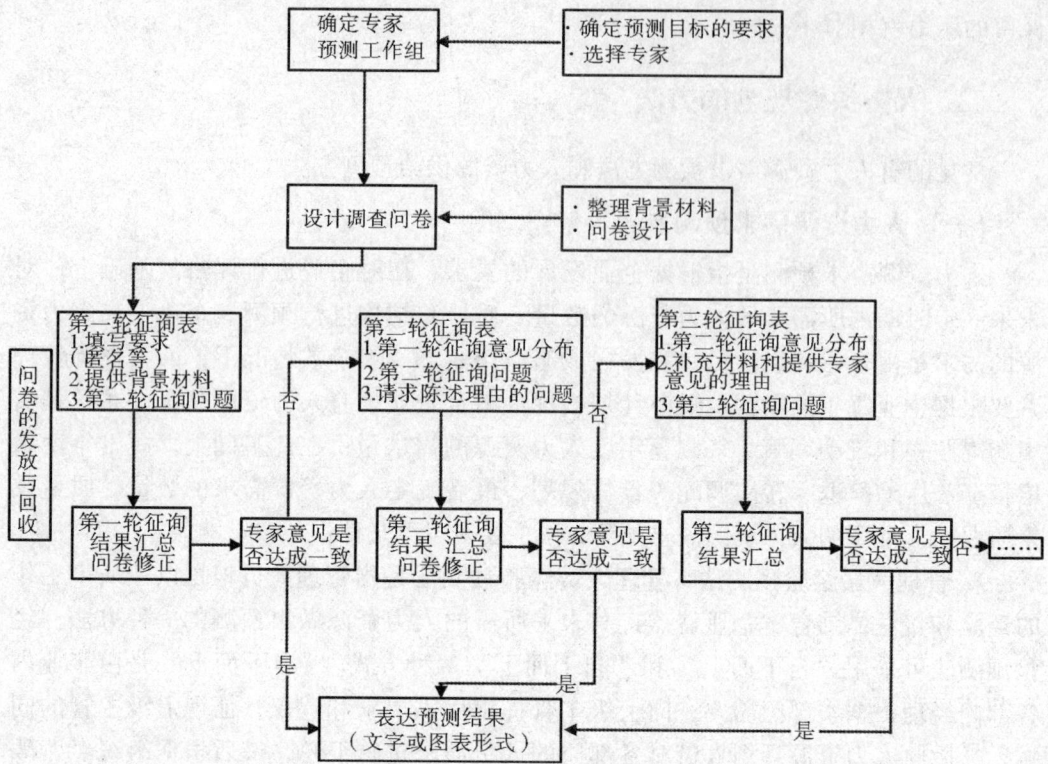

图 4-4 德尔菲法预测流程图

德尔菲法的优点是充分发挥了专家的作用，能够集思广益，避免了个人预测的片面性；采用匿名或"背靠背"的方式进行，使专家们独立判断，避免从众行为，能够充分反映分歧点；采用多轮预测的方式，使专家们意见趋于一致，具有较高的准确性。这种方法的不足之处在于实施过程比较复杂，耗时较长，且预测结果无法为企业制定准确的人力资源规划政策提供详细可靠的数据信息。因此，该方法主要适用于技术型企业的长期人力资源预测，同时适用于职能结构较复杂、业务模式很难标准化的企业。

此外，运用德尔菲法进行预测有以下几点值得注意：

1. 为专家提供充分的信息，使其有足够的根据做出判断；

2. 专家的选取应基于其对企业内外部情况的了解程度，重能力、轻名气；

3. 所提问题应是专家能够回答的问题，并尽可能将过程简化，不问与预测无关的问题；

4. 保证所有专家能够对企业的要求和涉及的名词定义清楚了解，提出的问题尽量简单、明确；

5. 问题的结论的重点不是具体的数字，而是对一个问题的看法和事物的发展趋势，但可以要求专家说明预测数字的准确程度；

6. 向专家讲明预测对企业和各级部门的意义，以争取他们对德尔菲法的支持。

1. 趋势分析法（时间序列分析法） 趋势分析法又称为时间序列分析法，是将历史资料和数据，按时间顺序排成序列，根据时间序列所反映的现象的发展过程、方向和趋势，将时间序列外推或延伸，以预测未来某一时期的人力资源需求量的一种定量方法。趋势分析法的具体步骤是，首先收集企业在过去几年内人员数量的数据，然后根据这些数据作图，再用数学方法进行修正，使其成为一条平滑的直线或曲线，将这条直线或曲线延长就可以看出未来的变化趋势。

趋势分析法相对简单和直观，但由于只考虑了时间因素，所以对企业发展中遇到的临时或突发事件估计不足，因此多适用于那些经营稳定的企业，并且需要专家的主观判断作为补充。而在实践中，影响人员变化趋势的因素有很多，如经济环境、科技等，趋势分析法很难对不断变化的趋势进行预测，具有一定的局限性。

2. 比率分析法 比率分析法是指基于某些关键性因素和所需人员数量之间的比率来确定未来人力资源需求的一种定量方法。通常，根据选择的关键性因素不同，比率分析法还可以分为生产比率分析法和人员比率分析法。生产比率分析法是根据业务量与所需人员的比率关系，直接计算出所需要的人员数量。例如，1 名销售人员每年通常能实现 100 万元的销售额，在销售额与销售人员比率不变的情况下，要实现每年 1000 万的销售额，则需要 10 名销售人员。人员比率分析法是根据关键岗位与其他岗位的比率关系，间接计算出其他岗位所需人员数量。例如，企业有 100 名销售人员和 20 名行政人员，在销售人员与行政人员比率（5：1）不变的情况下，如果企业计划明年将销售队伍扩大到 150 名，则行政人员的需求为 30 名（包括在岗和准备招聘的总数量）。

比率分析法和趋势分析法都比较简单、直观，都是在假定生产率保持不变的基础上，根据历史数据进行预测。相比之下，比率分析法更为精确，但也存在着局限性，因为比率分析法属于静态分析，要求关键性因素和所需人员数量的比率相对稳定，如果比率关系变动较大，则预测会缺乏准确性。因此，比率分析法比较适用于所处行业较为成熟的企业。

3. 回归分析法 回归分析法又称为回归预测法，是指通过建立人力资源需求量与其影响因素之间的函数关系，根据影响因素的变化来预测未来人力资源需求的一种定量方法。由于人力资源的需求总是受到某些因素的影响，回归分析法的思路就是要找出那些与人力资源需求关系密切的因素，并依据过去的相关资料确定出它们之间的数量关系，建立一个回归方程，然后根据这些因素的变化以及确定的回归方程来预测组织未来的人力资源需求。回归分析法的关键在于找出那些与人力资源需求高度相关的变量，这样预测的效果才会比较好。

由于曲线关系的回归方程建立起来较为复杂，为了便于操作，在实践中经常采用线性回归方程来进行预测。线性回归方程的形式通常为 $Y = a_0 + a_1 X_1 + a_2 X_2 + \cdots + a_n X_n$。其中 Y 表示的是人力资源需求量，X_n 表示影响人力资源需求量的相关因素，如人员流动率、生产水平、销售量等。若影响因素只有一个，则称为一元回归；若影响因素大于一个，则称为多元回归。多元回归由于考虑到了多种因素对未来员工需求的影响，所以预测结果往往优于前者。

回归分析法的优点在于利用历史数据，并且有完备的理论依据做支撑，使得预测结果更加科学、准确，因此回归分析法在进行人力资源需求预测时更具有统计的精确性。但由于很多企业的历史统计数据时间短、样本少，并且在进行人力资源需求的影响因素选取时容易考虑不足，因此该方法的应用也有一定的局限性。

（二）人力资源供给预测方法

人力资源供给预测是指根据企业发展的要求，在对企业进行评价的基础上，对未来一定时期内能够供给企业的人力资源的数量、质量和结构进行预测，通常来自于企业内部和外部两个方面，即内部人力资源供给和外部人力资源供给。其中，内部人力资源供给主要依靠内部人员的调动、晋升来完成；外部人力资源供给则主要依靠外部人员的招聘来实现。考虑到企业人力资源的主要来源为内部供给，因此，人力资源供给预测方法主要是针对企业内部供给预测而言，常用的方法主要有技能清单法、马尔科夫模型预测法和企业人员变动计划预测法等。

1. 技能清单法 技能清单法是指根据企业需要将员工信息合成一体，以最简单的形式收集员工的各项基本信息，包括姓名、职位、特征和技能等的清单，从而有效预测企业潜在人力资源供给的一种方法。一般来说，技能清单中的信息主要服务于人员的晋升或职位的调动等，因此清单中的信息应尽可能详尽，不仅包括与目前工作相关的信息，还应包括员工的工作经验及各种技能等。通常，以下七大类信息应该包含在技能清单中：

（1）基本信息：年龄、性别、婚姻状况等；

（2）技能：教育经历、培训背景、资格证书等；

（3）特殊资格：持有的资格证书、专业团队中的成员、特殊成就等；

（4）薪酬和工作经历：目前和过去的薪酬、加薪日期、承担的各种工作等；

（5）公司数据：福利计划数据、退休信息、裁员信息、资历等；

（6）个人能力：在心理或其他测试中的测试成绩、健康信息、工作能力评价等；

（7）个人的特殊偏好：地理位置、工作类型、管理期望、职业规划等。

近年来，计算机的广泛应用使得技能清单法的普及程度迅速扩大，成为一种迅速而准确地提供企业内部可利用技能的工具，不仅可以作为企业人事晋升和调动决策的参考依据，同时有助于员工未来的培训与开发规划，以及招聘和选拔新员工方案的制定。表4-3展示了某企业的技能清单表格。

表4-3 某企业使用的技能清单表

姓名：		职位：		部门：	
出生年月：		婚姻状况：		到职日期：	
教育背景	类别	学校	毕业日期	主修科目	
	本科				
	研究生				
技能	技能种类			所获证书	
培训背景	培训主题		培训机构		培训时间
志向	是否愿意从事其他类型的工作			是	否
	是否愿意调动到其他部门工作？			是	否
	是否愿意接受工作轮换以丰富工作经验？			是	否
	你最喜欢从事那种工作？			是	否
你认为自己需要接受何种培训？		改善目前工作技能和绩效的培训			
		工作轮换所需要的技能培训			
		晋升所需的经验和技能培训			
你认为自己可以接受何种工作安排？					

2. 马尔科夫模型预测法 马尔科夫模型预测法又称为转换矩阵分析法，是用来预测具有时间间隔（通常为 1 年）的时间点上，各类人员分布状况的一种动态预测技术。它的基本思路是通过以往人员变动和目前的岗位人数，推算出未来该岗位人员的可能供给数量，但运用前提是企业内部人员的变动是有规律的，而且其变动概率具有一定的规则性。

通常，马尔科夫模型预测法所考虑的人员变动主要有晋升、离职、平调、降职和调入五种情况。通过计算某一时间段内某岗位工作人员的变动概率，来对未来该岗位的人员数量进行预测。例如，某企业现有业务员 50 人，业务主管 20 人，销售经理 15 人，销售总监 10 人，该企业人员变动矩阵如下：

表4-4 某企业人员变动矩阵

职务	人员变动概率				离职率
	销售总监	销售经理	业务主管	业务员	
销售总监	0.8				0.2
销售经理	0.2	0.2			0.6
业务主管		0.2	0.7		0.1
业务员			0.1	0.6	0.3

表 4-4 表明，以业务主管为例，在一年内仍有 $20 \times 0.7 = 14$ 人留在业务主管的岗位上，有 $20 \times 0.2 = 4$ 人可能晋升为销售经理，有 $20 \times 0.1 = 2$ 人离职。预计该岗位

在年底的内部供给量为 $14 + 50 \times 0.1 = 19$ 人（其中 5 人由业务员晋升而来），比原来 20 人少了 1 人。具体如表 4 – 5 所示。

表 4 – 5   某企业内部人员供给情况矩阵

职务	初期人数	人员变动概率				离职率
		销售总监	销售经理	业务主管	业务员	
销售总监	10	8				2
销售经理	15	3	3			9
业务主管	20		4	14		2
业务员	50			5	30	15
年末内部人员供给量		11	7	19	30	28

总体上来说，马尔科夫模型预测法是一种比较有效和合理的方法，有利于管理者综合考虑各种影响因素，系统地考虑企业内部人员供给状况。但值得注意的是，使用马尔科夫模型预测法的关键在于确定人员变动概率，而在实践中，由于受各种因素影响，人员变动概率很难准确测算，往往都是一种大致估计，因此会影响到企业内部人力资源供给预测结果的准确性。

3. 企业人员变动计划预测法　企业人员变动计划预测法是根据企业岗位上可预见的人员流动情况的分析，预测某个岗位上的人力资源供给数量[2]。该方法的基本思路是依照岗位分析说明书的要求，分析该岗位上晋升来的员工数量、新招聘进来的员工数量、从其他岗位调动来的员工数量和现有员工数量，同时考虑该岗位因晋升、退休、辞职、降职等减少的员工数量，从而得出在一定时期的人员供给数量，如图 4 – 5 所示。

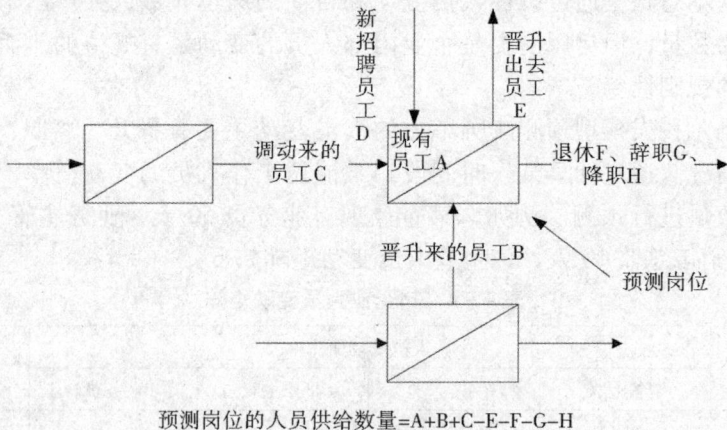

预测岗位的人员供给数量=A+B+C−E−F−G−H

图 4 – 5   企业人员变动预测模型

三、人力资源规划方法选取的原则

随着计算机技术的飞速发展，人力资源规划方法的选取越来越受到企业管理者特别是专家们的广泛关注，如何选择适合企业实际情况的人力资源规划方法，是每位人力资源规划者的共同关注点。为了切实保证人力资源规划的制定和实施，在规划方法的选取时，通常需要注意遵守以下原则：

1. 定性与定量方法相结合的原则　一般来说，在信息充分的条件下，定量的人力资源规划方法的准确性和可靠性都要高于定性的规划方法，但是，这种准确性和可靠性是以有限的灵活性和对完全信息的依赖为代价的，现代的劳动力市场正变得越发复杂和难以预料，在这种情况下，单纯使用以历史趋势为依据的定量方法可能会带来预测结果的偏差。所以，企业管理者和人力资源管理专家对企业实际情况的把握和经验判断在人力资源预测方面的重要作用仍然不可忽视。在实际操作中，管理人员经验预测法已经变成解决问题的不可或缺的重要方法。因此，在实际的人力资源规划中，对于这些规划方法，应求得定性与定量两方面平衡的方法才能产生最好的预测效果。

2. 可操作性原则　人力资源规划方法的可操作性还应体现在规划方法的具体性上。人力资源规划者必须围绕人力资源预测内容、预测目标、可以获取哪些数据信息、如何达到预测目的、自身对预测方法的应用水平等一系列具体问题考虑和设计，人力资源规划方法的可行性和可操作性原则应始终贯穿人力资源预测的始终。

3. 相关性原则　人力资源规划方法的选取一定要遵循相关性原则，即所选取的规划方法要与企业实际情况紧密相关，不可为了现代化手段的运用，过于追求方法的新颖性而忽视了方法的适用范围。人力资源规划者要立足企业实际情况，选取与企业经营发展特点相关的规划方法来进行人力资源预测，从而提高人力资源预测结果的有效性。

案　例

　　张小明是以生产医药为主的巨龙集团人力资源部经理，虽然他从事人力资源工作很多年，但最近接二连三发生的事情让他一筹莫展。

　　4月份刚刚结束了高校毕业生招聘工作，5月18日研发部提交了引进10名研发专员的申请报告，5月26日销售部提交了要引进2名区域经理助理和8名业务拓展员的申请，6月1日财务部要求人力资源部提前一个月对本公司新招聘的正在实习的12名高校毕业生进行非财务方面的知识培训。6月2日，生产部因为两名生产部主管离职，生产部经理急需新人接班，现任员工培训。

　　6月11日，张小明又获悉公司刚刚通过验证通过了3种极具市场潜力的新产品，并且已经签订了几份大订单，预计公司销售额2年内将增长33%。张小明决定让人力资源部员工尽快拟出一份公司人力资源5年计划以应对公司各个部门的需要。

【问题讨论】

1. 倘若让你参与这份人力资源计划，你认为需要哪些信息来支持你的分析和决策？

    2. 可以采用哪些方法来预测公司人力资源的需求？

    3. 你认为应该制定一份什么样的招工方案？

第四节　人力资源规划的发展趋势

一、人力资源规划重要性的认识日益加强

    企业的发展越来越重视其核心人力资源和人力资源的有效配置。自 20 世纪 70 年代以来，人力资源规划日益成为人事管理的重要职能，与企业内部各项人事政策融为一体。人力资源规划的实质就是为实现企业经营目标而对未来一定时期内所需人力资源进行供需平衡的有效配置的系统过程，其主要功能在于企业人力资源供给与需求预测，确保恰当数量的合适员工在合适的时间配置到合适的工作岗位上。在现实中，许多企业人力资源管理实践都依赖于系统的人力资源规划，依此来确定企业需要何种人才来实现经营目标，同时分析和估计人力资源供需状况，并采取招聘、选拔、培训开发、绩效评价及薪酬激励等相应的人事政策来满足这方面的需求。因此，人力资源规划可看作企业在人事管理方面的一项系统工程，依托并服务于企业发展战略，在全面考察和分析人力资源现状及内外部环境的基础上，平衡和协调企业在未来一定时期内人才供给和需求的过程，包括员工招聘与配置计划、培训与开发计划、绩效管理计划、薪酬激励计划和劳动关系计划等，基本涵盖了企业人事管理的各项活动，从不同角度确保企业人事管理工作的顺利进行。

    在人事管理的各项职能中，人力资源规划具有战略性和动态性，处于人事管理的统筹阶段，为下一阶段人事活动的实施提供了具体的目标、内容、政策和预算等。可见，人力资源规划是企业人事部门的一项重要工作，也越发引起高层管理者特别是专家的足够关注，并且随着科学技术手段的不断进步，人力资源规划也逐渐呈现出一些新的发展趋势。

二、人力资源规划的技术手段日趋完善

    在企业人力资源管理活动中，人力资源规划扮演着更前瞻的角色。随着经济发展和科技进步，新的人力资源规划的技术手段，包括技巧和方法等正逐渐形成，并成为过去方法的有益补充，甚至日益取代过去的方法，主要表现在以下几点：

    1. 随着科技的不断进步，知识创新的速度也越来越快，为了使企业在知识创新中获益，企业已经开始由简单通过人事档案获取人事信息，逐渐开始

转向建立高效率的系统以搜取与获得所需的人力资源信息。在实践中，越来越多的企业开始关注建立相关的人力资源管理信息系统，为人力资源规划工作提供数据库支持。

2. 相较以往笼统的人力资源规划工作，规划者越发重视所制定规划的实用性、有效性和可操作性，因此，人力资源规划更加注重以实际数据为基础，通过对关键环节的数据进行分析和量化评估提出相应方案的具体陈述，同时明确限定规划的范围等。

3. 人力资源规划者以往倾向于采用先进复杂的定量方法以显示其所预测结果的科学性与合理性，忽视了定量方法的应用范围及适用条件，从而带来预测结果的偏差，影响了规划方案的准确性。随着人力资源规划定量分析方法的不断开发与广泛应用，人力资源规划者越来越了解不同方法的应用背景并熟练掌握其运用技巧，并且越来越清楚求得定性与定量两方面平衡的方法才能产生最好的预测效果。

4. 市场发展的日新月异，加大了潜在劳动力供给和企业发展的变化速度和复杂性，因此，企业更加侧重于编写年度人力资源规划，即短期人力资源规划，从而更好地应对市场变化形式，保持人力资源规划的动态性。而在企业的长期人力资源规划中，也对关键环节制定得更为明确化和具体化，不仅包括相应的责任和要求，而且包括各项决策的相应评价策略。

三、管理者在人力资源规划中的作用日益突出

传统的人力资源管理工作被定位为后勤服务工作，主要从事员工的考勤、档案和合同管理等事务性工作，随着企业对人力资源管理工作的日益重视，人力资源管理部门也逐渐从后台移到前台，处于企业中心的地位，其工作职责也日益完善，开始重视人力资源规划等重要的人事职能活动。然而，人力资源管理部门仅仅作为人力资源规划的制定者还不够，此外还需要更多企业内部各部门经理的积极参与，也就是说，管理者在人力资源规划中的作用已经日益突出。

首先，专业人力资源工作人员开始从事务性工作转移到战略性和事务性并重的工作中。主要表现在：①从被动接受常规工作安排，扩展到发挥人力资源规划者的作用，帮助部门经理和其他员工提高领导能力和接受人力资源规划的能力；②从简单的管理企业在人力资源方面的工作，扩展到确定人力资源规划的制定对人力资源工作的影响；③从人事政策的直接实施，扩展到针对人力资源规划的实施与部门经理一起工作来推动和进行广泛的宣传，迅速和坦率地回答人力资源规划中的相关问题。

其次，部门经理开始从执行者的角色转变到参与者和执行者并重的角色中。主要表现在：①从被动接受人员配置，转变到在人力资源规划的早期阶段，通过提供有关当前情况的信息和对未来劳动力的需求而参与到人力资源规划的制定中；②从被动执行人事政策，转变到在制定人力资源规划目标和业务规划、人力资源预测方

法以及步骤安排的过程中，与专业人力资源工作者分享信息和参与他们的工作；③从不关心人力资源规划的实施结果，转变到与人力资源工作者共同收集和判读数据，不仅对人力资源规划工作在实现目标方面做得如何进行评价，而且就规划中的问题与员工进行不断沟通。

案 例

江苏DZYY集团是一家集科、工、贸为一体的现代医药集团，通过整合资源，公司相继建成了集团管控架构下的十多个专业子公司、一个研发中心和遍布全国的营销网络。经过60余年的发展，企业规模不断壮大，经济总量持续攀升，综合实力显著增强，股东权益、职工收入、社会贡献协调增长，企业能到了长足发展，已经形成了连锁药店、药品批发与物流配送、现代中药及药物新制剂研发等业务板块，2013年销售总额已突破10亿元，集团营业收入近十年来保持了35%的复合增长率。

2010年，集团公司成功实施了厂区的整体搬迁，实现了集团发展史上的第二次创业。2011年是进入新发展期的第一年，集团意识到战略规划对未来发展的重要指导意义，委托某高校战略规划项目组为其制定2012－2016年战略规划。

集团人力资源管理工作由人力资源部负责，与办公室、客户服务部同时隶属常务副总管辖。人力资源部有四位工作人员，部长助理主要负责招聘、薪酬，一位科员负责培训，一位科员负责社保与劳动关系，一位科员负责绩效管理。专业公司均无人力资源部，人力资源工作由管理部或办公室负责。较大的专业公司一般有2至3人参与人力资源管理工作，包括该部门的专管领导；较小的专业公司仅有一人负责相关工作。

集团与专业公司未曾做过人力资源规划，有关人力资源规划的内容，仅在一些报告中体现（如销售副总的报告中会提及）。DZYY没有真正的人力资源规划，也不重视人力资源规划。已有的一些与人力资源规划相关的工作，主要是凭经验完成，没有专业人员用科学的方法进行预测。DZYY推行的事业计划，其中包含了部分人力资源规划工作，如《江苏DZYY某子公司2011年度事业计划》中，包含了人力资源目标分解表、公司组织机构图、人员运用计划表、2011年度人员需求计划表、2011年度培训计划表、关键人才培训计划表、两保办理计划表和绩效考核计划表等。

项目组在人力资源管理诊断的基础上，制定了五年人力资源规划，基本框架如下图4－6：

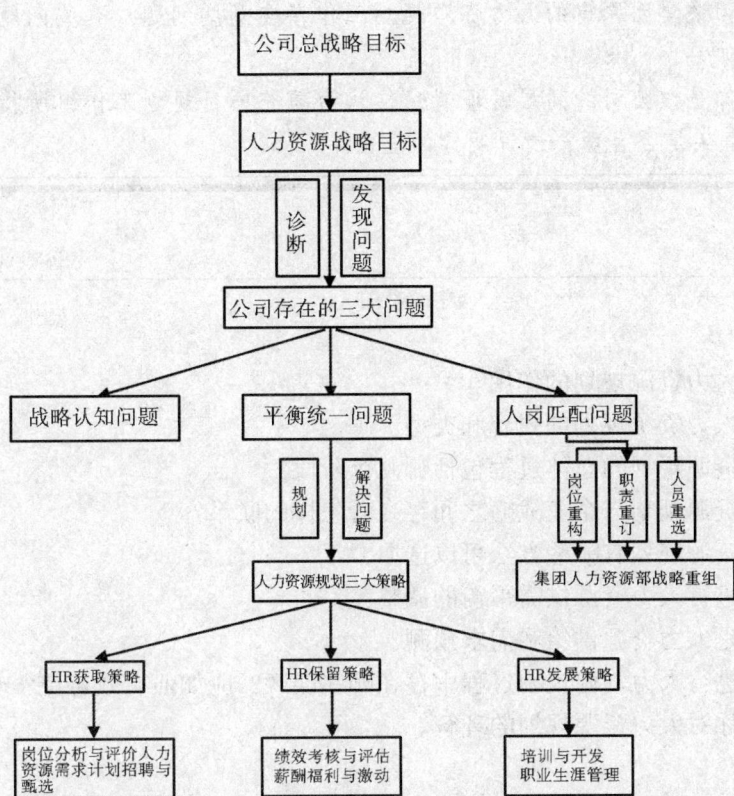

图 4 - 6　DZYY 集团五年人力资源规划框架图

原人力资源管理存在的三大核心问题是：现有人员对企业发展战略（包括人力资源战略）的认知问题（制度缺失、执行力弱）；员工职业发展与企业岗位设置相匹配问题（未关注员工与企业长远和谐发展）；人员结构现状与规划的平衡统一问题（人员结构性失衡，且缺乏预警机制）。针对这三大问题，制定了三大人力资源子规划：人力资源获取规划（岗位分析与评价、人员需求和招聘策略）；人力资源保留规划（绩效考核、薪酬管理）；人力资源发展规划（职业生涯规划、培训与开发）。为了支持人力资源战略规划得以实现，同时建议集团人力资源部战略重组，着重从岗位重构、职责重定、人员重选三个方面展开。

人力资源规划总目标是为整个集团的顺利运行及战略实现提供保障，提升人力资源利用效率，保证人力资本持续增值，达到员工与企业共同和谐发展的最终目标。为了支持总目标实现，三大 HR 规划也设立了相应的分目标：HR 获取规划的目标是"能岗匹配，人尽其才"；HR 保留规划的目标是"体制改革，激发活力"；HR 发展规划的目标是"提升素质，和谐共赢"。

【问题讨论】

1. DZYY 集团进入第二次创业，此时制定集团战略发展规划为什么具有重大指导意义？人力资源规划为何是集团战略发展规划的重要组成部分？

2. 你认为该集团原有的人力资源规划工作存在哪些问题？这些问题是否对集团发展产生影响？

3. 假如你是该公司的高层管理者，你认为高校项目规划工作组所指定的新人力资源规划的框架是否合理？请说明你的理由。

思考题

1. 简述人力资源规划的作用。
2. 简述人力资源规划的内容和类型。
3. 人力资源规划的总体过程包括哪几个阶段？
4. 人力资源规划与企业战略之间存在着怎样的联系？
5. 人力资源规划有哪些方法可以选取？
6. 如何进行人力资源供需平衡的调整？
7. 什么是人力资源供给和需求预测？
8. 通常进行人力资源规划过程中存在哪些误区？应如何有效避免？
9. 谈谈你对人力资源规划的理解。

第五章

招聘与录用

【学习目标】

本章介绍了员工招聘的定义、类型；招聘的不同渠道和方法及优缺点；招聘的流程以及多维评价方法等。通过本章的学习，使读者深入了解员工招聘的相关知识内容，进而掌握招聘的流程、渠道和方法的适用性以及招聘评价工作的实施技巧。

【学习要求】

1. 了解：员工招聘的定义；员工招聘的类型；员工甄选的方法和特点；员工招聘的多维评价方法；

2. 熟悉：员工招聘的渠道和方法；招聘与其他职能的关系；

3. 掌握：不同招聘渠道的优缺点；员工招聘的流程；员工录用决策的影响因素、程序和方法。

案例导入

SD 医药集团的招聘体系

SD 医药集团是具有投资、控股功能的大型医药企业，是一家同时拥有 S 股和 A 股，在境内外两地上市的中国企业。集团目前拥有 15 家分公司，12 家控股、参股子公司，销售网络覆盖全国二十六个省市，辐射世界十几个国家和地区，遍布国内的两百多家连锁药店使集团在连锁终端独具优势。

SD 集团招聘体系的目的就是招聘最优秀的有责任感的员工，为此公司做出了极大的努力。SD 集团全面招聘体系大体上可以分成五大阶段，前三个阶段招聘大约要持续 40-45 天。

第一阶段 SD 集团通常会委托专业的职业招聘机构，进行初步的甄选。作为被委托的专业机构，拥有有效的甄选工具与手段，但如果不熟悉 SD 集团的管理制度、企业文化等相关信息，也就无法有针对性地选择适合的方法。因此，SD 集团会重点介绍集团的组织架构、文化特征、业务优势与不足以及招聘岗位在公司中的位置和岗位职责等信息，从而使专业机构能够通过资料分析、调查、访谈等手段对岗位需求做出评估，通常需要一周左右的时间。

第二阶段是通过各种渠道获取招聘职位候选人。专业机构根据 SD 集团岗位需求及人员任职资格条件来确定采取何种招聘渠道，通常需要一周左右的时间。

第三阶段是人员的甄选工作。本阶段主要是评价员工的专业技能、人际关系能力和决策能力，主要采用三种技术手段。其一是简历分析，通过分析对应聘人员的背景、基本素质、岗位适应性做初步判定；其二是素质测试，主要考察应聘人员的一般能力、与岗位相关的个性心理品质和专业知识及能力等，包括一般素质能力测试、专业测试和心理素质测评三方面测试；其三是高级人才评价技术，采用高级人才评价技术中的结构化面试技术对应聘人员进行考察，通常需要两至三周左右的时间。

第四阶段是人选推荐，被委托机构根据岗位需求及测评结果向 SD 集团提出人选推荐意见，通常需要一周左右的时间。

通过以上四个阶段，员工基本上被 SD 集团录用，但是为进一步总结此次招聘工作的成效，形成全面的招聘体系，还需要进行第五个阶段的工作—招聘材料存档及评估。

在第五个阶段，需要对招聘中产生的有关文件分类归档，如个人简历、评价结果、提交的报告、双方往来邮件和电话记录等，以备招聘评估及追踪反馈。同时，还需要被委托机构招聘负责人提出书面评估报告，包括招聘成效、招聘实施与控制、招聘组沟通、成功与不足之处及对未来招聘工作的建议等。

SD 集团的招聘体系使我们理解应如何开展一项完整的招聘工作，也正因为所实行的科学招聘体系，才使得集团 60% 以上的员工具有专业技术职称，合理的人才梯队建设为集团的可持续发展提供了科学管理效能和强大的技术支撑。

问题：

1. 作为一家经营非常成功的企业，SD 集团为什么每年花费大量的时间和精力开展招聘活动？

2. SD 集团所实行的全面招聘体系对公司有什么重要意义？

第一节　员工招聘的界定

一、员工招聘的定义

岗位分析和人力资源规划是员工招聘的基础，岗位分析为招聘提供标准和依据，人力资源规划帮助管理者决定招聘的时机、规模和手段。因此，员工招聘是指企业为了发展的需要，根据岗位分析和人力资源规划的要求，通过各种方式把具有一定知识、技能和其他特性的申请人吸引到企业空缺岗位上来的过程。招聘实际上是一种企业与应聘者之间双向选择和匹配的动态过程，其目的是在合适的时间为合适的岗位寻找合适的人选。大多数企业都具有招聘职能，通常由人力资源部门行使。一般来说，准确地理解"员工招聘"的定义，应把握以下三点：

1. 员工招聘实际上由"招"和"聘"两部分组成，前者即"招募"，指企业根据自身需求状况，通过各种招聘渠道吸引具有一定知识、技能和其他特性申请人的过程；后者即"甄选"，指企业按照一定的条件和标准，采用恰当的方法和程序，对申请人进行考察，鉴别其知识、技能和其他特性，从中挑选出符合岗位需要的员工，实现"人岗匹配"的过程；

2. 员工招聘需要同时兼顾"数量"和"质量"，前者在于将招募活动吸引的申请人数量控制在合理范围内，既不能太多也不能太少，充分利用有限成本，实现员工招募的目标，以避免为后续甄选活动增加难度；后者在于通过选择合理的招募渠道和恰当的甄选方法，遵循科学的招聘程序，通过层层筛选，选拔并录用符合岗位需求且预期会取得高绩效的员工，达到提高招聘质量的目的；

3. 员工招聘需要注重恰当的"招聘成本"，也就是说，企业需要综合考虑投入和产出的关系，选择恰当的招聘规模，量力而为，以最少的招聘成本投入吸引最多的申请人参与应聘，在保证招聘质量的前提下，选择那些花费最少的招聘方案，达到成本控制的目标。

总之，不管是新兴企业，还是正在运营中的企业都需要进行员工招聘，如此才能够确保在不断变化的企业环境和组织结构中，企业获得与岗位要求相匹配的员工，这也正是现代企业管理过程中一项经常性的、具体的、重要的工作，也是企业人力资源管理活动的基础和关键环节之一，是企业各项工作开展的前提。

二、员工招聘的原则

为了保证招聘的效果，员工招聘活动应遵从以下几项原则：

1. 人岗匹配原则 人岗匹配，就是根据不同申请者个体间不同的素质将其安排在各自最适合的岗位上，从而达到"岗得其人"、"人适其岗"的目标。每一个工作岗位都对任职者的素质有各方面的要求，只有当任职者具备这些要求的素质并达到规定的水平，才能最好的胜任这项工作，获得最大的绩效。可以说，对人力资源进行有效配置和合理使用的基础就是人岗匹配。通常，人岗匹配需要满足两个条件：一、岗位职责与员工个体特征相匹配是人岗匹配的基础；二、岗位报酬与员工需要、动机相匹配是人岗匹配的关键。

2. 公平竞争原则 公平竞争，即是确保招聘活动给予岗位申请人平等的参选和录用机会。只有在公平竞争原则的正确指导下，才能使人才脱颖而出，才能吸引真正的人才，才能最终为企业招聘到优秀的人才。公平竞争原则包含三方面的要求：一是要公开招聘，指把招考部门、招考数量、报考资格条件、考试方法、考试科目和时间等公开告知，以吸引大量的应聘者；二是公平招聘，指对所有应聘者一视同仁，不得人为制造各种不平等的限制或条件，也不得人为制造各种不平等的优先优惠政策等，以给予应聘者平等的参选和录用机会；三是竞争招聘，指使用科学的程序和手段进行考试竞争和考核鉴别，以确定应聘者的优劣和人才的取舍。

3. 效率优先原则　效率优先，即使用尽可能低的招聘成本录用到最佳的应聘者。企业招聘活动本身是有成本控制要求的，整个过程的设计需要综合考虑投入和产出的关系，以最少的成本投入吸引尽可能多的求职者参与应聘。同时，在保证招聘质量的前提下，还需要选择那些花费最少的招募方案，达到成本控制的目标。也就是说，效率优先原则包含两方面的要求：一是以最低的招聘成本吸引到最多的求职者参与应聘；二是以最低的招聘成本录用到质量和数量都最符合岗位要求的应聘者。

4. 择优录用原则　择优录用，就是在员工招聘中引入竞争机制，在对应聘者的知识、技能和其他特性等方面进行全面考察的基础上，根据考察的成绩择优选拔录用员工。企业招聘不是为了盲目扩大员工队伍，也不是为了解决员工子女就业问题，而是为了保证企业生产经营活动的正常进行，并使企业经营绩效不断提高。可见，招聘是保证员工队伍素质的重要环节，也是提高员工劳动生产率的重要前提，因此必须全面择优录用，才能使企业招聘活动成功有效。

三、员工招聘的类型

员工招聘的目的是在合适的时间为合适的岗位寻找合适的人选，也就是在合适的时间解决企业的人员补充问题。那么，根据企业用人的时间需求不同，可以将员工招聘分为以下四个层次：

1. 应急型员工招聘　这是由于企业突然接到一大笔订单造成某些岗位员工短缺，或某一岗位员工突然离职而急需人员补充所进行的招聘活动。这一招聘活动通常在时间上较为急迫，人力资源部门需要立即制定招聘方案，并在最短时间内完成招聘工作，以确保企业经营活动的正常开展。

2. 常规型员工招聘　这是企业根据现有的发展规模、员工流失现状，做出招聘计划，并定期组织的招聘活动。这种常规型员工招聘如同制度一样，通常不会改变，人力资源部门的招聘工作是根据计划，定期为不同岗位招聘到一定数量的员工。常规型员工招聘通常是为企业人员流失数量进行补充。

3. 规划型员工招聘　这是企业根据人力资源规划、不同岗位对人员的需求状况，制定详细的员工招聘计划，并定期组织的招聘活动。与常规型员工招聘所不同的是，规划型员工招聘不仅是对企业人员流失数量给予补充，而且更细致地考虑不同岗位的技能要求，同时更重视应聘者的综合素质和价值观取向，比如其是否认同企业的文化等。也就是说，规划型员工招聘是在人力资源规划的基础上，结合岗位特点和应聘者自身素质所进行的招聘活动，所招聘的人才不仅能满足人岗匹配的要求，而且能解决员工与企业相匹配的问题。

4. 战略型员工招聘　这是企业根据战略发展、外部竞争的需要而进行的招聘活动。这一层次招聘的作用已不仅仅停留在满足企业人才供需这一范畴，而是为企业的战略发展和外部竞争等服务，属于较高层次的招聘活动。在这一招聘活动中所招聘的员工通常被称为战略型人才，是企业现在并不急需，但在将来一定能起到重要作用、不可缺少的人才，一般是储备人才。战略型人才的储备可以增强企业在行业竞争中的人才优势，不过相对也要付出更多的成本。

四、员工招聘的意义

进入 21 世纪以来，企业间的竞争归根到底还是人才的竞争，也就是说，能否招聘到合适的员工是企业成败的关键。美国钢铁之父卡耐基说："拿走我的全部财产，把人才留给我，几年后，我又是一个钢铁大王。"可见，人力资源才是企业最大的资本，而员工招聘更是在企业人力资源管理活动中占有重要地位。具体地，员工招聘工作对企业的意义主要体现在以下几个方面：

1. 员工招聘是企业吸纳优秀人才的基本手段　员工招聘是企业人力资源管理的基础性工作，承担着优秀人才吸纳功能，满足企业对人力资源数量和质量的双重要求，其重要性在于以下几点：①满足企业发展对人员的需要。企业在发展的任何时期都会需要不同类型、不同数量的人才，这是企业可持续发展的保证。②确保员工具有高素质的基础。招聘过程实际上是层层筛选和选拔的过程，最后录用人员的知识、技能等都是满足企业需要的，可以保证员工素质处于较高水平。

2. 员工招聘是树立企业形象的重要宣传手段　招聘，尤其是外部招聘，是企业自我宣传的重要手段，是塑造企业形象的重要时机。企业所准备的招聘材料，包括企业的基本情况介绍、发展方向、方针政策、企业文化及产品特征等各项信息，通过广告形式向外发布，不仅吸引了应聘者的视线，也向其他浏览招聘内容的非应聘者展现了企业自身风貌，从而使招聘成为树立企业形象的一项对外公关活动。

3. 员工招聘是促进企业人员流动的重要措施　招聘为应聘者提供了就业机会，促使其从一个企业流向另一个企业。员工招聘，其中外部招聘可以在企业内部人员流失的同时保证员工队伍的稳定；内部招聘为人员的合理流动提供了有效途径，通过轮岗、晋升等，实现了人员在层级、部门、岗位之间的有序流动，从而建立合理的员工职业发展路径。

4. 员工招聘是控制企业人力成本的有效方法　员工招聘可以以较低的成本获得岗位需求的员工，降低员工的培训和流失成本。员工招聘工作做得好，可以吸引更多的应聘者，录用符合企业岗位要求、能够胜任工作的优秀员工，进而减少企业在员工培训开发方面的支出。有效的招聘还可以降低员工的离职率，减少企业由于人员流失造成的成本。

总之，能否招聘到合格的，尤其是优秀的人才，不仅对企业今后的发展有很大的影响，也是衡量人力资源部门成绩的主要根据之一。

五、员工招聘与人力资源管理其他职能的关系

员工招聘直接关系到企业人力资源的形成和员工队伍的稳定，有效的招聘工作

不仅可以提高员工素质、改善人才结构，也可以为企业注入新思想和新方法，为企业增添活力，甚至可能重塑企业文化。员工招聘是整个企业人力资源管理活动的基础，有效的招聘工作能为日后的培训、绩效考核、薪酬福利等各项职能奠定基础。因此，员工招聘是企业人力资源管理的基础性工作。

1. 人力资源规划规定了员工招聘的数量和类型，岗位分析决定了对应聘者的具体要求，同时也向招聘者提供了招聘中所需的岗位描述和工作说明的信息。而员工招聘是实施人力资源规划、执行应聘要求、聘用合适人员的基本形式和途径。

2. 薪酬福利管理在一定程度上决定了员工招聘工作的难易程度。被招聘人员的工作性质、岗位规范、职责要求和技术水平等，必须有与之相匹配的报酬与福利待遇，否则就难以招聘到合适的人员。

3. 培训与员工招聘之间联系非常密切。一方面，人力资源的培训要求招聘人员具有相应的基本素质；另一方面，通过对招聘人员进行分析来确定需要对其进行何种培训。

4. 绩效考核与员工招聘是相辅相成的。任何通过招聘录用的员工都需要经过考核；同时，对员工绩效考核的结果决定人员的调配，如晋升、降职和辞退等问题，进而决定是否需要招聘新成员。

第二节　员工招聘活动的实施

一、员工招募渠道和方法的选择

（一）选择招募渠道和方法的主要步骤

（1）分析企业的招聘要求。

（2）分析潜在应聘者的特点。

（3）确定适合的招募渠道。按照招聘计划中岗位需求数量和资格要求，根据对成本收益的计算来选择一种效果最好的招募渠道，是内部还是外部，是学校还是社会等。

选择适合的招募方法。按照招聘计划中岗位需求数量和资格要求，根据对成本收益的计算来选择一种效果最好的招募方法，是发布广告还是校园招聘，借助中介等。

（二）员工招募渠道的选择

企业人员的补充主要有内部补充和外部补充两个方面的来源，即通过内部和外部两个渠道招募员工。在企业实际操作中，通常要从企业实际情况出发，综合考虑内部招募和外部招募的优劣，以及不同招募渠道应注意的问题，进而确定适合的招募渠道。

1. 内部招募的特点　内部招募是指通过内部晋升、工作调换、工作轮换、人员重聘等方法，从企业内部选拔出合适的人员补充到空缺或新增的岗位上去的一种招募方式。内部招募的优点在于：

（1）准确性高。由于候选人来自企业内部，企业对其能力比较了解，在一定程度上提高了招聘的成功率；同时，候选人对企业也比较了解，对应聘的岗位有着充分认识，有利于人员稳定，在一定程度上降低了离职率。

（2）适应较快。从运作模式上看，内部员工更加了解所在企业的文化和运作模式，与从外部招募的新员工相比，能更快地适应新的工作。

（3）费用较低。内部招募可以节省大量的费用，如广告费、招聘者与应聘者的差旅费等，同时可以省去一些不必要的培训费，并减少了企业因岗位空缺造成的间接损失和因外部招聘不当造成的间接损失。

（4）激励性强。内部招募能够为员工提供职业发展路径，强化员工为企业工作的动机，增强员工对企业的责任感，有利于鼓舞员工士气。

尽管内部招募有着诸多优势，但其本身也存在着明显的不足，主要表现在以下一些方面：

（1）内部招募在激励员工的同时，也有可能引发同事或部门间的过度竞争，造成同事或部门关系紧张。内部招募需要竞争，竞争的结果势必有成功与失败，而失败者占多数。竞争失利的员工可能感到心理不平衡，不仅影响士气，而且还可能因不服从新任管理者，影响管理权威。此外，内部招募还可能导致部门之间"挖人才"的现象，不利于部门之间的团结协作。

（2）容易引发"近亲繁殖"问题，造成管理思想、观念的因循守旧，抑制创新和活力。同一企业内的员工有相同的文化背景，可能会产生"团体思维"现象，抑制个体创新。此外，企业的高层管理者多数是从基层逐步晋升的，可能会因缺乏新人与新观念的输入而逐渐产生一种僵化的思维意识，不利于冒险和创新精神的发扬，并且可能会选用熟悉和信任的员工而引发"近亲繁殖"问题。

2. 外部招募的特点　外部招募是指吸纳外部人员加入企业，填补企业岗位空缺的一种招募方式。相比内部招募而言，外部招募在实践中更为常见，是招募活动的主要内容。外部招募的优点在于：

（1）带来新技术、新思想和新方法。从企业文化层面上看，外部招募的员工对现有文化有一种崭新的、大胆的视角，为企业带来新观念、新想法，对重塑企业文化有重要作用；从员工激励层面，外部招募的优秀技术人才和管理专家，为企业带来新技术、新方法，可以在无形中给企业原有员工施加压力、激发斗志，从而产生"鲶鱼效应"，促进企业发展。

（2）有利于招聘优秀人才。外部招募的人员来源广，选择范围大，有利于招聘到更适合岗位要求的优秀人才，尤其是一些稀缺的复合型人才。

（3）树立良好的企业外部形象。外部招募也是一种很有效的对外公关活动，企业可以借此机会在其员工、客户和其他外界人士中树立良好的外部形象。

同时，外部招募也存在以下不足：

（1）筛选难度大，时间长。企业通过外部招募能够尽量的吸引更多的应聘者，但同时对于甄选应聘者的能力、性格、态度和兴趣等素质存在一定的难度，为了更好的预测其在未来工作岗位上能否达到企业所期望的目标，通常使得录用决策耗费的时间较长。

（2）人才获取成本高。外部招募需要采取在媒体发布信息、通过中介机构招募或通过到学校招聘等形式，一般需要支付广告费用、中介费用、差旅费用等，而且由于外部应聘者数量相对较多，后续的甄选过程相当繁琐和复杂，不仅耗费巨大的人力、财力，还占用了很多的时间，所以外部招募的人才获取成本较高。

（3）影响内部员工的积极性。外部招募会对原企业内部认为能够胜任空缺岗位的员工产生不利影响，同时会给在岗的员工带来一定的压力和影响，竞争过度容易导致员工缺少归属感，进而影响了内部员工的工作积极性。

（4）决策风险大。外部招募只能通过几次短时间的接触，就必须判断应聘者是否符合本企业空缺岗位的要求，但由于外部应聘者的社会背景和具体经历不同，招聘者很可能因为一些因素（如应聘者为获取该工作而夸大自己的实际能力等）而做出不正确的判断。此外，新录用的员工对组织文化的认同和融合需要时间，这也加大了决策的风险。

3. 选择招募渠道应注意的问题　为单位招聘的负责人，招募渠道的选择正确与否直接影响到最终的招聘质量，因此，在前期进行招募渠道的选择时需要注意以下几个问题：

（1）招募渠道的选择应具有目的性。即招募渠道的选择应以企业的招聘要求和潜在应聘人员的特点来决定。如果企业的招聘规模较小，并且企业内部存在与岗位任职资格相近的内部候选人，则可以考虑通过内部招募的渠道获取人才。否则，如果企业的招聘规模较大，需要外部人员填补空缺岗位，则可以考虑通过外部招募的渠道获取人才。

（2）招募渠道的选择应具有经济性。即在招聘到合适的岗位任职者的情况下所花费的招聘成本最小。招聘负责人需要考虑企业招聘计划中岗位需求数量和资格的要求，根据最招聘成本收益的计算来选择一种效果最好的招聘渠道。

（3）招募渠道的选择应具有可行性。即选择的招聘渠道需要符合现实情况，具有可操作性。如内部招募应以完善的岗位管理体系为基础，建立内部招募管理制度，从而避免内部招募所带来的消极影响；外部招募应以外部人才市场的人才供给为基础，了解就业方面的政策和规定，选用科学的甄选方法，从而避免外部招募所带来的录用决策风险。

（三）员工招募的主要方法

1. 内部招募的方法

（1）推荐法　推荐法又称熟人推荐法，是指根据企业人员需求计划，由企业内部员工、外部客户或合作伙伴等推荐其熟悉的合适人员，供企业的人力资源部门进行选择和聘用的方法。这种方式由于对被推荐者比较了解，一般成功的概率较大，并且顾及介绍人的关系，通常工作会更加努力。但是，该方法容易造成裙带关系，不利于企业相关政策措施的落实。

推荐法通常适用于一般人员和专业技术人才的招聘，使用范围较广。该方法不仅可以有效节约招募成本，还能在一定程度上保证应聘者的专业素质和可信度。为此，有些公司为鼓励员工积极推荐人才，专门设立公司人员推荐奖励办法，以提高招聘活动的及时性和匹配度。

（2）档案法　企业人力资源部门可根据工资或企业员工档案资料，了解员工的教育、培训、经验、技能、绩效等方面的信息，并从中寻找合适的招聘人选，然后可以通过面谈的方式，在招聘双方同意的基础上获得所需的人力资源。

值得注意的是，这里所说的"档案"与传统意义的档案有所区别，是包括记录员工的基本情况，教育、培训、工作经历及各项技能的新型人事信息管理系统。通过"档案"信息搜索，可以尽快获取具备相应任职资格条件的内部潜在供给人员，在企业与员工达成一致的基础上，及时填补岗位空缺。

（3）公告法　公告法是一种内部招募的方法，是把关于工作空缺的通知在企业中心地点（木质公告栏或电子公告栏）进行公告，并让符合条件的员工在限定时间内申请这些工作。通常，公告中详细说明工作岗位名称、报酬级别和必要的资格条件。通常的程序是先将所有申请表递交人力资源部门做最初的审定，接下来是管理者的面试，最后根据申请人所具备的资格、工作绩效、服务期长短和其他相关的标准做出决定。一般来说，公告法有以下几点需要注意：

1. 在进行外部招募之前，应预留一段特定时间内部公告空缺岗位，从而为所有员工提供公平发展的机会，降低人才流失率；

2. 公告中应写明具体的选拔标准和完整的岗位说明等；

3. 应要求申请人在申请表中填写他们所具备的相关资格和要求调任或晋升的原因；

4. 对申请失败的申请人，人力资源部门应通知他们未被选中的原因，以防人才流失。

2. 外部招募的方法

（1）广告招募　广告招募是一种较为广泛使用的、新颖的外部招募方法。与其他招募方法相比，广告招募具有信息传播范围广、速度快，应聘者数量大、层次广，选择范围大的优点，不仅能在短时间内将招募信息传达到受众，而且可以借此宣传企业形象。通常，发布广告需要注意两个关键问题：一是广告媒体的选择；二是广告内容的设计。

招募广告通常刊登在招聘网站、日报和专业刊物上，其他一些较少采用的广告媒体包括广播、电视和广告牌。表5－1是对几种主要广告媒体优缺点的比较。

表 5－1   几种主要广告媒体优缺点的比较

媒体类别	优点	缺点	适用范围
报纸	1. 标题短小精炼便于理解； 2. 集中于特定版面； 3. 广告大小富有灵活性； 4. 发行量大，易于吸引更多应聘者。	1. 集中的招募广告易导致招募竞争； 2. 发行对象无特定性，企业需为大量无用读者付费。	限定于某一地区的招募时
杂志	1. 具有专业针对性； 2. 保存时间长； 3. 广告大小富有灵活性。	1. 广告预约期长； 2. 发行范围广、地域招聘针对性差。	限定于招募对象为专业技术类人员时
广播电视	1. 容易引起关注，吸引不积极的求职者； 2. 地域招聘针对性强； 3. 避免因广告集中引起的招募竞争； 4. 有效渲染招聘气氛。	1. 广告制作成本较高； 2. 为大量无用收看者付费； 3. 无法传达复杂的信息； 4. 缺乏持久性，需持续播放。	当企业需要扩大宣传影响时 当存在激烈的招募竞争时 当潜在应聘者集中于特定地区时
印刷品（招募现场的宣传材料）	1. 易于求职者的了解，激发求职兴趣； 2. 极富灵活性。	1. 宣传力度有限	当求职者访问企业某一工作地时；配合特殊场合使用，如就业服务会、招聘会等

（2）借助中介   有两种类型的职业中介，其中一种是猎头公司，专为高层职位寻找候选人，即高级管理人员；另一种是职业介绍所，转为低层职位寻找候选人，即专业人员或普通员工。

通过职业中介进行招募，可以充分利用中介机构扩大招募范围，吸引更多的应聘者；可以充分利用中介机构对应聘者进行评价和筛选，节省了招募时间，提高了招募效率。然而，招募过程中可能会存在中介机构对企业缺乏深入了解的情况，以致符合要求者被拒之门外。因此，有必要向中介结构提供详细的企业岗位说明书和资格要求，增加招募到合适员工的可能性。

与其他职业中介相比，猎头公司是一类较为特殊的中介机构，是一种专门针对高端管理人才和专业技术人才的招募机构，通常都会建立自己的人才库。由于猎头公司收费标准较高，通常按企业支付给应聘者年薪的一定比例来计算，目前大约按 25% － 35% 的比例收取，因此企业需要审慎选择猎头公司，以降低招募风险。

（3）校园招募   校园招募是外部招募的重要方法，是指企业面向大中专院校开展的招募活动，其招募对象是应届毕业生。校园招募能够为企业提供大量高素质、精力充沛、学习能力强、富有激情和创造力的新员工，尤其是专业技术人员和管理人员。目前，校园招募已成为许多企业常用的招募方法，一些跨国公司也都把校园招募视为企业储备人才的好机会。通常，校园招募有多种形式，常见的包括发布校园招募广告、组织校园宣讲会、为在校生提供实习机会、院系推荐、校企联合培养等。除此之外，很多企业还会通过赞助校园文化活动，以企业名义设立奖学金、助学金等途径扩大企业的知名度，达到吸引优秀人才的目的，为人才吸纳活动做准备。

（4）网络招募　网络招募亦称电子招募，是一种新兴的招募方法，通过网络渠道获得应聘者的资料，选拔合格人员，改变了传统招募方法的运行模式。目前，人才网站已经成为企业与人才沟通的重要桥梁之一，网络招募则成为人力资源管理者提高招聘效率的一种具体招募方式。

网络招募借助自己的网站或第三方招聘网站等机构，使用简历数据库或搜索引擎等工具，在网上完成整套招聘程序，以更低的成本、更便捷的方式获取所需的人才。通常有两种网络招募方式：一是在企业网站主页上发布招募信息，全球500强企业几乎都在自己主页上建立了招募渠道。二是委托专业招募网站进行招募，交纳相应费用，如我国比较知名的招募网站有前程无忧（http：//www.51job.com）、中华英才网（http：//www.chinahr.com）、智联招聘（http：//www.zhaopin.com）等。

网络招募具有许多优点，对企业来说，网络招募覆盖面广，可依托于互联网延伸到世界的每个角落；包含的信息量大，招募信息不受版面限制；成本较低，无需支付广告费、场地费等；时效性强，不受服务周期和发行渠道的限制。对应聘者来说，网络招募不受地域限制，无论身处何地都可应聘；简历投递效率提高，以往需要一个月完成的信息整理、发布工作，现在可能只需半天即可完成。曾经在2000年，IBM通过网络招聘的信息只在全国7个城市的14所学校张贴了海报，而且没有进行任何的校园宣传活动，却收到了来自远超14所院校的，包括英、美、日、澳等地留学生在内的13000多份学生简历，公司自己都始料未及。当然，网络招募的局限性在于信息真实性问题，这也是一直困扰应聘者和企业的难题。此外，信息处理难度较大，不仅增加了人力资源部门的简历筛选压力，也降低了应聘者被选中的成功率。

（5）熟人推荐和上门申请　许多企业鼓励员工参与到招募过程中，这种招募系统可能是非正式的，仅靠口头来执行，或者通过规定一些必须遵守的指导方针来建立。企业有时会为成功推荐的员工给予鼓励或奖金。熟人推荐法是一种内部招募和外部招募都可以使用的方法，其区别在于被推荐人员是企业内部员工还是外部求职者。

上门申请和自荐也是外部招募的一种方法，自荐应聘者的数量和质量通常受到企业形象的影响，而企业形象又受到该企业的薪酬制度、工作条件、劳工关系和对社会活动的参与等因素的影响。

二、员工甄选的方法

员工甄选的方法主要有初步筛选、测试、面试等几种方法。

（一）筛选简历或求职申请表

初步筛选是对应聘者是否符合岗位基本要求的一种资格审查，目的是筛选出那些背景、经验、能力等都与岗位任职资格条件相当的应聘者，并从合格的应聘者中选出参加后续选拔的人员。最初的资格审查（初选）是通过筛选应聘者简历或求职申请表进行的。

简历是应聘者的自我介绍材料，没有统一的格式和标准；求职申请表是单位印发或招聘网站提供的，具有统一规范的格式标准。对于简历和求职申请表的筛选方法具有许多相同之处，通常有以下评价思路：

1. 判断应聘者的态度 在进行简历或申请表的筛选时，对于简历，制作马虎尤其是出现错别字的简历一定要筛选出去；对于申请表，填写不完整和字迹难以辨认的材料也一定要筛选出去。人力资源部门要首先通过简历或申请表的筛选判断应聘者的求职意愿和态度，预先淘汰不积极、不认真的应聘者以节省面试资源。

2. 关注与职业、岗位相关的能力 筛选时，要重点关注应聘者的教育经历、工作经历、培训背景和资格证书等信息，判断应聘者是否符合空缺岗位需求，如果不符合要求，可直接筛选掉。如果符合要求，可以通过简历的结构设计和申请表的语句构思，来判断应聘者的组织和语言表达能力，以及逻辑思维能力。

3. 分析应聘者的求职动机 通过申请材料中所描述的内容进行分析，其一，应聘者以往工作或实习经历中所具备专业知识或技能与目前申请岗位工作要求是否相符；其二，应聘者是否频繁变换工作又未进行合理的解释等。以此来判断应聘者的离职原因及求职动机等，同时对频繁离职者加以关注和重视。

4. 注明可疑之处 申请材料中的一些细节需要特别注意，比如在教育经历中，应聘者如果未标明大学教育的起始时间和类别，有可能是为了掩饰专科和本科的区别；比如在工作经历中，应聘者如果列举著名单位或高级岗位的实习、工作经历，但此次应聘的却是一个普通岗位，或者如果列举获得良好的成绩或多项证书，但依其描述的工作或实习经历却很难具备这种机会或条件等，则需要判断是否存在着虚假信息，如果难以判断，并认为有进一步甄选的必要，则需要标明这些疑点，在面试时作为重点提问的内容之一加以询问。

（二）测试法

测试法主要是对应聘者基本技能、基本知识、心理素质等的一种考查方法，主要分为知识技能测试、心理测试和情景模拟综合测试等几类。

1. 知识技能测试 知识技能测试通常是对应聘者综合素质、专业知识的情况进行评测的方法。知识技能测试的内容通常有以下两种：

（1）综合知识测试 综合知识测试是对应聘者常见知识的掌握程度和运用知识分析问题、解决实际问题的能力以及承担岗位职责的必备能力和素质等进行考察的一种方式。该方式通常在公务员和事业单位招考中应用较为广泛。

（2）专业知识测试 专业知识是岗位任职资格的重要组成部分，专业知识掌握良好，工作绩效不一定高，但专业知识掌握不好，则一定不会产生高工作绩效。因此，专业知识测试是企业应用最广泛的测试方式。岗位不同，专业知识测试的内容也不同。例如，招聘会计人员，就应测试与会计从业相关的专业知识。

知识技能测试一般以笔试的形式出现，测试所用的试卷、答案、评分标准等均由企业根据岗位要求自行确定。其优点在于操作简单，测试过程中不需要辅助设备；可以多人同时进行，省时省事，节约成本；评分标准事先确定，相对公平。但该方法无法深入考察应聘者的实际工作能力，通常作为一种辅助手段与其他甄选方法结合使用。

2. 能力测试　能力测试是用于测定应聘者从事某项工作时所必备的某种心理品质的一种方法。其作用主要体现在有效测量应聘者的某种潜能，以分析其职业倾向，并作出是否与岗位要求相匹配的判断。常见的能力测试通常有以下四类：

（1）智力测试　智力测试又称一般能力测试，主要用来考察应聘者的智力水平高低。它检测的不是单个能力特征，而是对几种能力，如记忆、词汇、数字和表达流畅性能力等的综合检测，其测试结果即智商（IQ）。实践中常用的智力测验包括韦克斯勒智力量表、瑞文推理测验和斯坦福－比奈测验等。智力测试是最早应用于人员甄选的测验形式。

（2）个性和兴趣测试　个性和兴趣测试是通过对应聘者个性特点和职业兴趣测试来判断其求职动机和工作态度的一种方式。个性测试的方法主要有自陈式和投射式两种，其中自陈式主要依靠应聘者的自我陈述，常用的有卡特尔16种人格因素测验（16PF）和爱德华个人偏好量表（EPPS）等；投射式主要通过向应聘者提供一些刺激物，如图片、物品等，激发应聘者无限制性联想，常用的有罗夏墨迹测试和主题统觉测试（TAT）等。职业兴趣常用的方法包括霍兰德职业倾向测试等。

（3）能力倾向测试　能力倾向测试又称普通能力倾向测试，是企业人员甄选中最常用的能力测验形式，它强调对于应聘者各方面能力的单独衡量，判断某一方面能力水平的高低。测试内容包括语言沟通理解能力、逻辑推理能力、数量关系能力、想象能力、记忆能力等。不同岗位对应聘者能力存在差异，如财务人员需要较高的数量关系能力，营销人员需要较好的语言沟通理解能力等。

（4）特殊能力测试　特殊能力测试是能力倾向测试的一种，是与特定的行业或职业相联系的"特殊能力"的测验方式。一般来说，可以通过该方式测量已具备工作经验或受过相关培训的应聘者的实际操作技能是否达到熟练水平，也可以通过该方式选拔那些无需培训或经过很少特殊培训就具有从事某项职业特殊潜能的应聘者。特殊能力测试包括西肖儿音乐能力测验、梅尔美术判断测验、飞行能力测验等。

3. 情景模拟测试　情景模拟测试又称为评价中心，是一种常用的测试方法，是根据岗位说明书编制一套与实际工作情形相似的试题，安排应聘者在模拟、逼真的工作情境下处理各种可能出现的问题，以测试其工作能力和潜力等综合素质的方法。

情景模拟测试一般应用于中高级管理人才和技术人员的招聘，目前在应届毕业生的招聘中也应用较多。相较其他测试方法，情景模拟测试法更为侧重应聘者的实际工作行为及工作效率，重点在于测试其工作所需的各项实际能力。因此，情景模拟测试具有多角度全面观察、分析、评价应聘者的优点，对其实际能力掌握较为准确。然而，该方法设计较为复杂，且费时费事，因此主要应用于中高层管理人员的招聘与录用。

情景模拟测试有公文处理模拟法、无领导小组讨论法、决策模拟竞赛法、访谈法、角色扮演、案例分析、即席发言等。其中最常用的情景模拟测试方法主要有以下两种：

（1）公文处理模拟法　公文处理模拟法又称公文筐测试，主要考察应聘者管理和处理各类公文的能力，是一种行之有效的管理人员测评方法。在这一活动中，应聘者要面对大量公文，如下级呈来的报告、请示、计划，同事的备忘录，上级的指示、批复、规定，外界的信函、传真等模拟公文内容，并被要求根据工作的重要性和紧迫程度对这些公文进行适当处理，或上报、或授权、或自行解决等，从而考察应聘者的实际工作能力。公文处理模拟法在使用中需要注意以下三个方面：首先，模拟的公文内容必须逼真、准确；其次，公文的内容在编写中应注意其难度与重要性不同；最后，应对应聘者提供充足的背景材料，比如单位组织结构图、有关人员联系方式，甚至当月的日历等以供参考。

（2）无领导小组讨论　无领导小组讨论是指由一组应聘者（通常 4~8 人）组成一个临时工作小组，不指定领导，自由讨论给定的管理问题，进行集体决策，在规定时间内达成一致意见。主要用以考察应聘者的协调力、洞察力等技巧，非言语沟通等能力，以及自信程度等个性特点和行为风格等。在这一活动中，不指定组长和每位应聘者的座位，只是发给一个简短案例（隐含一个或数个待决策和处理的问题），首先由每个人在规定时间内（通常 1~2 分钟/人）就所给案例进行个人陈述，随后引导小组展开自由讨论，最后由小组指定成员对达成一致的观点进行总结陈述。在整个过程中，评价者根据小组成员由始至终的表现进行评价，评价重点包括宣传鼓励与说服力、人际协调能力、口头沟通能力等。无领导小组讨论法在使用中需要注意以下三个方面：首先，所提供的案例应具有争议性；其次，对小组讨论过程中的行为不出面干预，包括冷场、争吵等；最后，应给出具体的评价维度和评分标准。

4. 测试法使用过程中的注意事项

（1）测试法虽然是一个被广泛使用的员工甄选方法，但应认识到这不是甄选应聘者的唯一方法，必须与其他甄选方法结合使用才能对应聘者进行全面考察；

（2）要针对自己企业的特殊情况，对测试进行有效化的检验；

（3）测试过程应该尽量在一个安静、充分照明、通风良好的地方进行；

（4）测试组合，即几种测试方法的组合，一般要比单个测试更有效。

（三）面试法

面试是在精心设计的特定的场景下，通过主考官与应聘者双方面对面地观察、交谈等双向沟通方式，了解应聘者素质、特征、能力状况及求职动机等的一种人员甄选方法。在现代社会中，企业越来越重视员工的交流沟通能力、分析解决问题能力和应变能力，因此面试是企业常用的、也是必不可少的员工甄选方法，并在员工录用决策中占有重要地位。

1. 面试的种类　由于面试较为复杂，根据不同的标准划分具有不同的分类，常见的有以下两种：

（1）初步面试和诊断面试 从面试达到的效果来看，面试可分为初步面试和诊断面试。

初步面试主要用以增进企业与应聘者间的相互了解，通过应聘者对简历材料的补充，观察、分析其求职动机，并向其介绍企业的基本情况和岗位的基本要求。初步面试通常较为简单、随意，类似于面谈。

诊断面试是对初试通过者进行的实际与潜在能力的进一步测试，通常由用人部门负责、人力资源部门参与，旨在观察应聘者更深层次的信息，如应聘者应具备的与职位相关的思维能力、交际能力、应变能力、沟通能力等；企业所能提供的各项机会，包括培训机会、职业发展机会等。诊断面试类似于正规考试，需要前期精心准备提问材料，并且制定评分标准。

（2）结构化面试和非结构化面试 从面试的结构化程度来看，面试可分为结构化面试和非结构化面试。

结构化面试又称结构化面谈、标准化面试，是按照事先拟定的面试结构、问题清单、评分标准等进行提问、评价的甄选方式。在这一过程中，面试官严格按照框架控制整个面试的进行，严格按照问题清单对每一应聘者分别做相同的提问，如表5－2。其优点是对应聘者按统一标准面试，有利于横向比较，并且有利于提高面试效率；缺点则是面试过于程序化，无法随机应变，收集的信息范围受到限制。

表5－2 结构化面试提纲

项目	评价要点	提问要点
1. 仪表风度	精神面貌 行为举止	观察（面试总过程）
2. 创造能力	创新意识 好奇心 洞察力	1. 在以往的工作中，有否针对自己从事的工作提出合理化建议，并被采纳过 2. 工作中是否尝试采取新的方法来完成任务？请举例说明 3. 你对所从事的工作是否作出过何种改进
3. 自我控制能力	工作压力下的反映 沉着与冷静 自信与自知	1. 如果你的正确主张被上级否决时，你如何处理 2. 在大庭广众之下，你的下属因某件小事与你发生针锋相对的顶撞时，你如何对待 3. 当你被公司领导误解之后，一般怎么办
4. 求职动机	求职愿望 对过去的工作态度 对未来的追求	1. 请举例：以前的公司最令你不满意的一件事 2. 你为什么要离开你现在工作的单位 3. 你希望能从这份工作中得到什么（这份工作能为你带来什么?）
5. 承受能力	外部压力下的反应 经受挫折后的恢复能力 顽强精神 化解压力能力	1. 谈谈你所承受的最大一次打击，你是如何处理的 2. 请回想一下你最近碰到的一件最不愉快的事情，你是如何解决的 3. 至目前为止，你的表现非常优秀，但由于一些照顾关系等原因，我仍可能不会录用你，想听听你的意见

非结构化面试无固定的模式,谈话可以根据实际情况随机进行提问。其优点在于可以收集更多应聘者的信息,具有较强的灵活性;缺点则是对面试官的经验和能力要求较高,并且缺乏统一标准,易带来评分偏差。

2. 面试的内容 面试的内容通常包含以下方面:应聘者知识的广度与深度;仪表、风度与气质、实践经验与专业特长;工作态度与责任感;求职动机;责任心与进取心;反应与应变能力;分析与概括能力;兴趣爱好与活力;自我控制与情绪稳定性;沟通表达能力;待人接物方式等。

3. 面试提问的技巧 面试技巧影响着整个面试环节的有效性,通常可以从问、听、观、评四个方面着手。就"问"而言,要自然、亲切、渐进聊天式导入,要先易后难循序渐进的提问,提问问题要简明、通俗,必要时可以声东击或故意提出相互矛盾的问题,提问方式可选择开放式、封闭式或压力式等;就"听"而言,要善于从音量、音色、音调和言辞等方面判断应聘者的素质水平;就"观"而言,要善于观察与调节应聘者的情绪,充分发挥目光与点头的作用,同时谨防以貌取人;就"评"而言,要选择科学的评价标准体系,采用分享测评与综合印象测评相结合的方法,并且注意应聘者面试过程与结果的观察。

4. 面试的注意事项

(1) 面试前期要做好充分准备,如确定面谈目的、时间和地点,设计提问方法和内容,挖掘简历材料中的疑点,制定面试所需各种表格等;

(2) 面试中应避免提出引导性问题,以防应聘者为迎合面试官而掩盖真实想法;

(3) 面试中应避免由于面试官主观原因而造成的偏差,如首因效应、晕轮效应、负面效应、对比效应、非言语行为和性别影响、面试官对招聘岗位相关知识不熟悉等;

(4) 面试中要听多于问和说,不要轻易打断应聘者的讲话,同时在听的过程中全面观察其非言语行为等。

三、员工招聘的流程

为保证招聘效果,员工招聘作为一项整体活动有着完整的操作流程,通常包含前期准备工作、人员招募、人员甄选和招聘评价等四个环节,详见图5-1。

1. 招聘准备工作 招聘准备工作是进行招聘的基础,它在招聘工作中处于首要地位。要进行有效的招聘,为企业吸引优秀人才,就必须把招聘前期工作做好,所涉及的内容如下。

首先,确定企业各部门用人需求。这是整个招聘活动的起点,人力资源规划、职位分析及招聘工作环境分析等都是确定企业各部门用人需求的工作内容。

其次,要组成招聘工作组或招聘工作班子。

最后,制定出具体的招聘工作计划。在实施招聘之前,需要就整个招聘的规模、地域范围、时间和费用预算等制定详细工作计划,以指导招聘工作的顺利进行。

2. 人员招募 首先,选择合适的招募渠道和方法。企业要根据不同的招聘岗位,

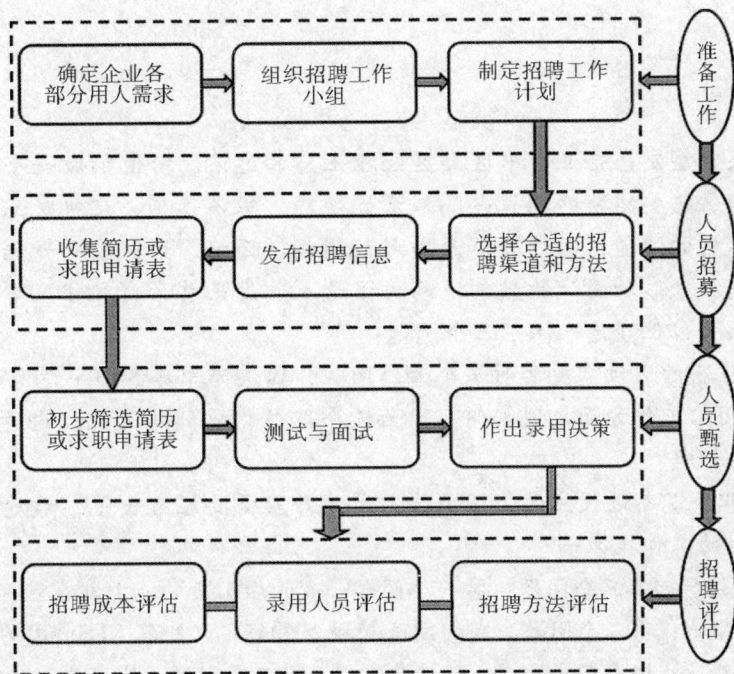

图 5 - 1　员工招聘流程图

选择吸引应聘者的途径，是内部渠道还是外部渠道，不同渠道的选择又涉及相关方法的选取，这些都是需要考虑的内容。

其次，发布招募信息。招募信息的发布应以"吸引注意、激发兴趣、创造愿望、促使行动"为原则，并且信息内容应"准确全面、表述精炼"。

最后，收集简历或求职申请表。求职者材料有书面的或电子的，要求应聘者提交个人简历或填写"求职申请表"。

3. 人员甄选　首先，初步筛选简历或求职申请表。要对收集的求职者材料进行审核，判断应聘者是否符合岗位需要，确定进入甄选的应聘者名单，并发出面试通知。

其次，测试与面试。测试和面试在不同企业中的流程安排和使用方法各不相同，常见的是"笔试—面试"流程，企业按照预定的流程或方案对应聘者进行一系列的甄选测试和面试，选出最佳最合适的人选。

最后，做出录用决策。在对最佳最适合人选进行背景调查以核实信息的基础上，做出录用决策，包括录用决定的审批、发放录用通知书、组织体检、签订劳动合同、办理入职手续等。

4. 招聘评估　招聘评估主要包括招聘成本评估、录用人员评估和招聘方法评估。招聘评估是企业对员工招聘全过程和全部工作所进行的一种评价，以便及时总结经验，纠正不足，是一项事后控制工作。评估结果要形成文字材料，以供下次参考。

受国内某大型制药企业华中区大区经理王总的邀请，给他们做一个重要职位招聘面试的测评，将要招聘的职位是高级营销经理，很不凑巧，飞机晚点，没有时间和王总做面试前的沟通，所以只好急匆匆赶到现场，还好，面试刚刚开始。由于事先已经做了筛选，来参加面试的只剩下两位候选人。由王总亲自担任主考官，在半小时里，他对第一位候选人问了三个问题：

1. 你所应聘的岗位需要面对多个营销团队，你认为你具备领导力吗？

2. 你在团队工作方面表现如何？因为这个职位需要到处交流、沟通、你觉得自己的团队精神好吗？

3. 这个职位是新近设立的，压力特别大，并且需要经常出差，你觉得自己能适应这种高压力的工作状况吗？

候选人是这样回答三个问题：第一个问题，我管理人员的能力非常强：实际上王总也并不知道好不好；第二个问题，我的团队精神非常好：只能答 YES，因为王总已经提供了太明显的暗示，即希望我的团队精神非常好；第三个问题，能适应，非常喜欢出差。实际上，如果把工作条件进行排行的话，我最痛恨的就是出差，还有就是占用自己的下班时间。但是老总的问话方式直截了当地给我暗示，使我必须说"是"。

事实上，王总问的是三个问题，第一个问有没有领导能力，第二个是有没有团队精神。第三个问题能不能承受巨大的工作压力。但是都采用了错误的方式进行提问，而候选人由王总询问的问题中很容易就知道他想听到的答案是什么，实际上这是面试中最大的忌讳，而且肯定无法得到正确的答案。

【问题讨论】

1. 为什么王总所进行的面试提问没有达到预期效果？

2. 导致企业面试失败的原因通常是什么？

3. 假如你是该公司人力资源部经理，你认为面对王总这样的领导，该选择何种面试方法？请你根据所学知识尝试对此次面试提问进行设计。

第三节　员工录用决策

一、录用决策要素

员工录用决策就是为达到招聘目的，采用一定的科学方法和手段对每一候选人的素质和能力进行甄选，最终选择最满意的应聘者，及分配给他们岗位的分析判断过程。

通常，员工录用决策需要考虑以下几个方面：

1. 信息准确可靠　在员工录用决策中，所需要的信息主要有应聘人员的全部初始信息和整个招聘过程中的现实信息。其中，应聘人员的全部初始信息主要包括应聘者的年龄、性别、毕业院校、专业背景、学习成绩、工作经历、原工作岗位的业绩、原领导和同事的评价等；整个招聘过程中的现实信息主要包括应聘者应聘过程中的各种测试成绩和评语，如笔试、情景模拟、心理测试、面试和面试评语等。只有确保以上信息的准确可靠，才有利于员工录用的有效决策。

2. 资料分析方法正确

（1）注意对应聘者职业道德品德的分析。良好的职业道德是每一个员工都必须具备的基本品质，可以在一定程度上反映在工作中所表现出的忠诚度、可靠度和事业心。

（2）注意对应聘者的学历背景和成长背景的分析。学历背景包括毕业的学校、专业、攻读的学位，以此来获取其知识总量、专业能力等信息。成长背景包括对其成长环境、成长过程、家庭影响和对其有重要影响的人和事，以此来获取其个性和心理健康等信息。

（3）注意对应聘者能力和特长的分析。能力主要包括沟通能力、应变能力、组织能力和协调能力等。同时，对具备特长和潜力的应聘者需要特别关注。

（4）注意面试中的现场表现。面试是对应聘者知识、能力、经验等有关素质的测评，在特定场景下，需要对应聘者形体表达能力、风度、教养、心理健康、控制情绪的能力、分析和判断能力等加以注意。

（5）注意对个人的社会资源的分析。个人的社会资源对企业无疑也是一笔财富，因此需要对其进行深入分析。

3. 能力与岗位匹配　管理者应根据应聘者的能力特点和水平差异，将其安排在具有相应能力要求的岗位上，同时赋予岗位应用的权力和责任，确保能岗匹配。

4. 招聘程序科学　招聘一定要经过层层筛选，首先由人力资源部门初选，接着由用人部门进行相关业务知识和能力考察，然后由人力资源部门、用人部门和高层管理者组成面试小组进行面试，最后进行能岗匹配度分析。以上程序的科学性要求步骤不能颠倒，只是不同企业受到自身规模、价值观等因素的影响会存在招聘和程序上的差别。

二、录用决策的程序

为了保证招聘过程中所获取应聘者信息的完整性，还需要具有对一系列信息进行整理和分析的过程，一般来说，录用决策具有如下程序（如图5-3）：

```
总结应聘者的信息 ─┬─ 能做什么 ◄── 测试得分和学历、工作背景
                  │   （能力、潜力）
                  └─ 愿做什么（求职 ◄── 面试问答和求职信息
                      意向、工作动机）

分析录用的影响因素 ── 能岗匹配、互补增值、薪酬水平

决策方法的选择 ─┬─ 诊断法 ─┬─ 补偿模式
                └─ 统计法 ─┼─ 多切点模式
                          └─ 跨栏模式

初步录用决定 ── 诊断性面试、初步录用决定

录用手续办理 ─┬─ 背景调查 ── 通知应聘者
              └─ 入职体检 ◄── 确定薪酬

签订试用或聘用合同 ── 试用期考核

最终录用决定
```

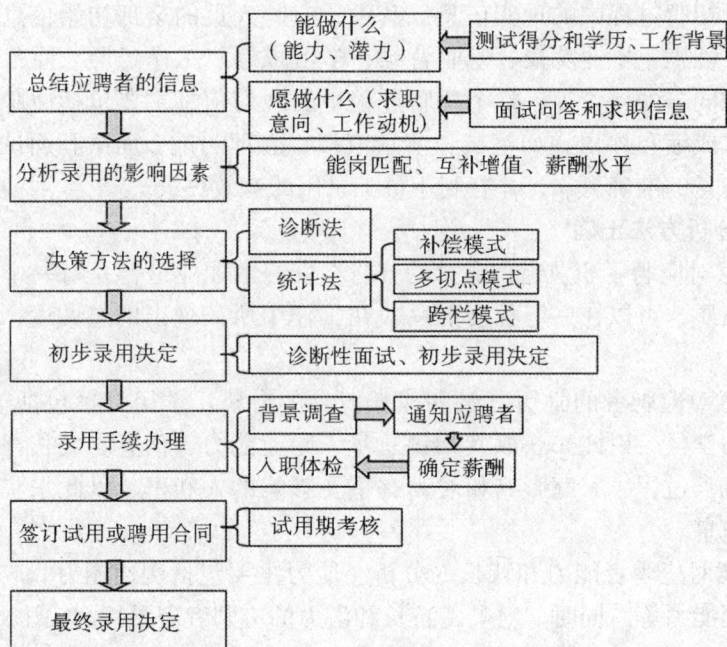

图 5-3 录用决策程序

1. 总结应聘者的信息 录用决策中，需要通过两种方式获取应聘者的两种信息。其一，通过对应聘者的相关测试得分以及简历所提供的学历或零工作背景，获取应聘者的工作能力或工作潜力等信息，进而推测应聘者"能做什么"；其二，通过对应聘者面试中的问答表现和相关求职信息，获取应聘者的求职意向和工作动机等信息，进而推测应聘者"愿做什么"。

2. 分析录用的影响因素 在对应聘者信息进行总结和分析的基础上，需要考虑相关影响因素。其一，能岗匹配。如应聘者的能力和岗位要求是否匹配？是略高于岗位要求？还是高于岗位要求？其二，互补增值。应聘者能力如果与岗位要求略有差别，其性格、能力是否与岗位其他现有人员形成优势互补？其三，薪酬水平。企业现有薪酬水平与应聘者期望薪酬是否存在差距？

3. 决策方法的选择 根据应聘的相关测试及评价结果，结合岗位要求选择合适的决策方法以做出初步录用决定。常用的决策方法有诊断法和统计法。值得强调的是，选择何种决策方法通常要综合考虑时间期限、工作相关性和成本费用等因素，针对相对简单或无特殊技能要求的岗位采用一种方法即可。如招聘打字员，根据其打字测试成绩通常即可录用。但对于大多数岗位，最好采用多种方法结合使用，以提高录用决策的科学性和正确性。

4. 初步录用决定 在前期甄选的基础上，用人部门主管需要对通过初试（最具潜力）的应聘者进行诊断性面试，根据面谈结果作出决定并反馈给人力资源管理部门，从而由人力资源部门对应聘者作出初步录用决定。

5. 录用手续办理　人力资源部门对录用者进行相关背景调查，对调查合格的录用者发放录用通知，在双方就薪酬水平达成一致的基础上，录用者还需要进行入职体检，满足企业要求后，即可在人力资源部门办理各种录用手续。

6. 签订试用或聘用合同　企业还需要对录用者进行实际工作绩效考查，以确定录用决策的正确性，因此人力资源部门通常会与录用者签订试用合同，并约定试用期限（最长不超过 6 个月）和试用期薪酬水平，以及转为正式员工的条件。但当企业急需用人时也会签订聘用合同，但通常都是短期合同。

7. 最终录用决定　在录用者完成试用期考核之后，或者录用者表现优秀提前获得用人部门同意，人力资源部门将对录用者做出最终录用决定，即将其录用为正式员工并享受相关福利待遇。

录用决策程序是企业人力资源形成的一个重要程序，也是人力资源配置过程的一个重要组成部分。最终录用决定则是招聘过程的一个阶段性句号。

三、录用决策的方法

一般来说，录用决策的方法主要有两种：

1. 诊断法　诊断法是根据决策者对岗位要求和任职资格的理解，在总结分析应聘者所有信息资料的基础上，评主观印象作出判断的一种决策方法。

其优点在于操作简单、成本较低，但同时具有主观性过强的局限性，对决策者要求较高，通常需要决策者具有丰富的工作经验和识人选才的能力。

2. 统计法　统计法是根据决策者对岗位要求和任职资格的理解，选取不同的评价指标，并考虑其重要性差异而赋予不同的权重，然后根据评分结果，采用统计分析方法进行加权运算，从而根据最终分值作出判断的一种决策方法。

其优点在于决策科学、符合岗位要求、对应聘者评价较为全面，但该方法对指标选取以及权重设计的要求较高，并且事先应形成统一的评价标准。

统计法通常采用的有以下四种模式。

（1）跨栏模式　跨栏模式是一种逐步淘汰的方式，应聘者只有在每次测试中获得通过，即通过第一轮甄选才有资格进入下一轮甄选，经过多轮甄选最终排出名次，择优确定录用名单。跨栏模式中各项指标间是串联的关系。

（2）补偿模式　补偿模式是在甄选过程中某些指标所获得的高分可以替代或弥补另一些获得低分的指标，即指标成绩可以相互补充，最后根据应聘者在所有测试中的总成绩做出录用决策的一种方式。补偿模式中各项指标间是并联的关系。

通常在补偿模式中，会根据岗位要求进行不同考评指标的权重设计，综合计算出应聘者的总成绩，最终确定录用人选。也就意味着，权重不同，录用人选也会有差别。例如，假设在甲和乙中录用一人，两人的基本情况和指标评分如表 5 - 3 所示：

表 5 – 3　综合评价要素得分表

考评要素	权重 1	权重 2	权重 3	甲得分				乙得分			
				要素得分	加权得分 1	加权得分 2	加权得分 3	要素得分	加权得分 1	加权得分 2	加权得分 3
专业技能	0.12	0.15	0.125	10	1.20	1.50	1.25	13	1.56	1.95	1.625
学历	0.15	0.12	0.125	12	1.80	1.44	1.50	11	1.65	1.32	1.375
计划组织能力	0.13	0.11	0.125	14	1.82	1.54	1.75	13	1.69	1.43	1.625
解决问题能力	0.11	0.14	0.125	15	1.65	2.10	1.875	10	1.10	1.40	1.25
语言表达能力	0.10	0.15	0.125	12	1.20	1.80	1.50	11	1.10	1.65	1.375
责任心和进取心	0.14	0.11	0.125	13	1.82	1.43	1.625	12	1.68	1.32	1.50
团队合作能力	0.15	0.10	0.125	10	1.50	1.00	1.25	15	2.25	1.50	1.875
职业道德品德	0.10	0.10	0.125	13	1.30	1.56	1.625	14	1.40	1.68	1.75
加权得分	1.00	1.00	1.00	99	12.29	12.37	12.375	99	12.43	12.25	12.375

如果在招聘中各指标权重均相同（权重 3），则甲和乙的综合得分都为 12.375，甲和乙同样优秀并具有等同的录用资格。如果不受岗位限制，可以同时录用甲和乙。但考虑到岗位要求和任职资格条件，所需要的评价指标权重是有区别的。如果招聘中侧重于应聘者的学历和团队合作能力，则乙的综合得分为 12.43，甲的综合得分为 12.29，显然乙优于甲；如果招聘中更侧重于应聘者的专业技能和语言表达能力，则甲的综合得分为 12.37，乙的综合得分为 12.25，显然甲优于乙。

（3）多切点模式　多切点模式又称多切入点模式、多重临界点模式、多重淘汰式，指应聘者只有通过所有甄选项目中每一项的最低要求，即达到所有指标的最低程度，才进入最后选择范围的一种方法。值得注意的是，多切点模式中必须满足指标最低分要求。

（4）结合模式　在结合模式中，有些测试是淘汰性的，有些是可以互为补偿的，但应聘者必须通过淘汰性的测试后，才能参加补偿性测试。

四、注意事项

企业最终人力资源的配置，来自于员工录用决策。它即包括符合要求的录用者，同时也包括科学决策方法的运用结果。正是这两者的有机结合，才能够在合适的时间将合适的员工安排在合适的岗位上。通常企业在招聘过程中，最担心的问题就是人岗不匹配，这也是员工录用决策需要考虑的事情。因此，在做出最终录用决策时，应当注意以下几个问题：

1. 尽量使用相对全面的决策方法　在录用决策中，首先，应以应聘者的各种表现和评价数据作为基本的参考资料，同时，根据企业需要和岗位任职资格条件，针对不同素质和能力要求设计不同的指标和权重，然后录用高得分应聘者；其次，还需要遵循因岗定人的原则，即选择合适的而非优秀的，一般不聘用任职资格条件过高的应聘者；最后，要注重考察并判断应聘者的核心技能和潜在工作能力。

2. 避免受到招聘规模的压力影响　在录用决策中，需要考虑招聘规模，但又不可因受其压力而影响理性判断。首先，不能由于招聘规模上的严格要求而流失优秀的人才，可以考虑后备人员名额；其次，在候选人综合评价基本相同时，要优先考虑其工作动机；最后，当面对优秀的候选人，但决策者仍对其缺乏足够的信心时，不可将就。

3. 提高录用决策的效率　在录用决策时，首先，录用决策者的选取应少而精，尽量选取直接负责甄选应聘者，以及将与应聘者共事的人员，既要多个决策者判断，又要避免决策者过多而产生较多难以协调的不同意见；其次，当人力资源部门与用人部门在选人意见上出现分歧时，需要尊重用人部门的意见；最后，要在选出科学合理的录用方法以保证决策准确率的基础上，尽量提高决策效率，并将结果及时通知应聘者，从而避免合格的应聘者流失。

第四节　员工招聘评估

招聘评估是员工招聘活动中必不可少的一个环节，是企业对员工招聘的整个过程和全部工作所进行的一种评估。招聘评估的目的在于审视企业的员工招聘工作，分析该工作中所采用的方法、所支付的成本和所聘员工的实际能力等问题，以便为未来的员工招聘工作提供经验和信息，进而改进招聘方法，是一项事后控制工作。

一、员工招聘评估的标准

员工招聘的目的是在合适的时间为合适的岗位寻找合适的人选，也就是说，如果对录用员工的实际能力、工作绩效和工作潜力等进行评估的结果优于企业岗位所要求的标准，则说明此次招聘工作是有效的。因此，评估招聘工作有以下标准：

1. 有效性　人员甄选所选择的方法应与工作性质相吻合，测试应围绕岗位要求拟定题目，内容必须正确、合理。例如，在对医药营销人员的招聘中，所需要进行的测试内容必须与药学、市场营销等知识有关，同时测试应聘人员的团队协作、语言表达、推销技巧等相关能力。

2. 客观性　一方面，招聘者不应受到主观因素的影响，如价值观、个性、态度等；另一方面，招聘者不应受到应聘者的影响，如身份、种族、相貌、籍贯等。招聘工作应该摒除以上两种主观因素的影响，实现招聘的客观性。

3. 一致性　在对应聘者评分的环节中，测试结果应能真实反映应聘者在受试科目方面的才能和学识高低，即分值应与应聘者的实际情况尽量达成一致。

4. 经济性　招聘人员应严格按照招聘成本预算进行合理开支，在完成招聘目标的同时严格控制招聘成本，提高招聘效率。

当员工招聘工作符合以上四个标准时，招聘工作必然是成功的，其所招聘到的人员也肯定是合格的。

此外，员工招聘评估主要包含三个维度：其一，对招聘成本的评估，即成本与效益评估；其二，对录用人员的评估，即数量与质量评估；其三，对测试方法的评估，即信度与效度评估。

二、成本与效益评估

招聘成本与效益评估是指对招聘中的费用支出进行调查、核实，并对照成本预算进行评估的过程。通过成本与效益评估能够使招聘人员了解招聘的成本与开支，不仅有利于招聘效率的提高，同时也是检验招聘效率的一个重要指标。

1. 招聘成本　招聘成本分为招聘总成本与招聘单位成本。招聘总成本即是人力资源的获取成本，它由直接成本、内部成本、外部成本和机会成本等四个部分组成。直接成本包括招募费用、选拔费用等；内部成本包括企业内招聘人员的差旅费、工资、福利等管理费用；外部成本指录用员工的家庭安置费、探亲费、交通补贴等；机会成本则指如果招聘到一名合适于招聘岗位的员工能够给企业所创造的效益；如果所聘员工不适合企业的要求，有可能带来的经济损失，即管理费、办公费、员工试用期薪酬、培训费及另找一名员工所需要的招聘费等。

2. 成本效用评估　成本效用评估是对招聘成本所产生的效果进行的分析，主要包括招聘总成本效用、招募成本效用、选拔成本效用和人员录用效率等指标分析。计算方法是：

总成本效用 = 录用人数/招聘总成本

招募成本效用 = 应聘人数/招募期间的费用

选拔成本效用 = 被选中人数/选拔期间的费用

人员录用效用 = 正式录用的人数/录用期间的费用

3. 招聘收益成本比　招聘收益成本比既是一项经济评价指标，同时也是对招聘工作的有效性进行考核的一项指标，招聘收益成本比与招聘工作效率成正比，比值越高，表明招聘工作越有效。

招聘收益成本比 = 所有新员工为企业创造的总价值/招聘总成本

三、数量与质量评估

招聘数量与质量评估是指所录用人员在数量和质量上是否与招聘计划相一致的评估过程。在大型招聘活动中，录用人员的数量与质量评估显得十分重要。如果录用人员不合格，意味着招聘过程中所花费时间、精力和金钱的浪费，也只有全部招聘到合格人员才说明全面完成了招聘任务。

1. 数量评估　录用人员数量的评估是对招聘工作有效性检验的一个重要方面，通常具有两大作用。其一，分析应聘者数量上是否满足招聘计划的原因，有利于找出招聘环节设计的不足之处，以待改进；其二，分析录用者数量上是否满足招聘计划的原因，从而为人力资源规划的修订提供依据。录用人员数量的评估主要包括录用比、招聘完成比、应聘比和招聘到位率等指标分析。其计算公式为：

录用比 = 录用人数/应聘人数 × 100%

招聘完成比 = 录用人数/计划招聘人数 × 100%

应聘比 = 应聘人数/计划招聘人数 × 100%

招聘到位率 = 到位人数/录用人数 × 100%

当招聘完成比大于或等于 1 时，说明此次招聘工作在数量上完成或超额完成了招聘任务；应聘比大于或等于 1 时，说明此次招聘信息吸引了超于计划招聘对的应聘者，该比例越大，意味着招聘信息发布的效果越好。

2. 质量评估　录用员工质量的评估是对员工的工作绩效行为、实际能力、工作潜力的评价，是对录用人员各种测试与考核的延续，也可根据招聘要求或岗位分析中得出的结论对录用人员进行等级排列来确定其质量。通常，初期录用员工质量可以通过新进员工转正合格率来评估。

新进员工转正合格率 = 转正员工之和/所有使用到期员工之和 × 100%

合格率越高说明录用员工较符合公司需要，也说明招聘成功率越高。

录用员工质量的评估是对招聘工作成效检验的另一个重要方面，其方法与绩效考核方法相似，通常也可通过录用比和应聘比这两个指标反映出来。质量评估不仅有利于招聘方法的改进，同时也可以作为员工培训和绩效考核的依据。

三、信度与效度评估

招聘信度与效度评估是对招聘过程中所采用的各种测试方法的正确性和有效性进行检验的过程，其目的是为了在一定程度上提高招聘工作的质量。在招聘工作中，所选择的测试方法必须满足信度和效度的基本要求，在此基础上所得出的测试结果才能作为录用决策的科学依据。测试方法的信度和效度有着密切的关系，一般来说，只有信度较高的测试才能有较高的效度，但效度较高不能保证信度也一定较高。

1. 测试信度评估　测试信度是指测试结果的可靠性程度，也就是说测试方法能有效测试应聘者的可信程度。可靠性是指所采用的同一套测试方法总是得出同样结论，它或者不产生错误，或者产生同样的错误。例如，如果同一套测试方法在对同一应聘者进行数次测试中，应聘者的分数忽高忽低的话，则说明该测试方法缺乏信度。测试方法的信度主要涉及两个方面：试题本身的可靠性和评分的可靠性，前者取决于试题的范围、数量和区分度，后者则取决于评分标准是否准确和客观。

测试信度的方法有很多种，以下介绍三种易于操作的方法：

（1）重测法 用同一套测试方法在两个不同时间内来测试同一组应聘者，这样便获得两组分数，然后计算出两组分数的相关系数，即稳定系数。当然，在两次测试中，由于第二次测试已经积累了初次的经验，其测试分数应高于第一次测试。但如果该套测试方法是可靠的，每位应聘者在两次测试中的排名顺序应该是基本不变的。值得注意的是，该方法不适用于受熟练程度影响较大的测试。

（2）交替形式法 对同一组应聘者使用测试类型完全相同，难易程度相当，但具体题目不同的两套测试方法先后进行两次测试，然后计算出两次得分的相关系数，即等值系数。

（3）对半法 测试只进行一次，但要把同一组应聘者进行的同一测试按照题目分为两组加以计分，算出两组分数的相关系数，即内在一致性系数。

此外，在测试中还需要注意评分者信度，即不同评分者对同一评价对象进行评定时的一致性。比如，多位面试官使用同一种测试工具对同一应聘者给出了相同或相近的分值，则可认为该测试工具具有较高的评分者信度。

2. 测试效度评估 测试效度亦称测试的有效性或精确性，是指同一套测试方法实际测到应聘者的有关特征与预期测试的特征的符合程度。例如，面试中某个题目采用英文提问，可以考察应聘者的英语表达能力，但如果用来考察其沟通能力和逻辑思维能力，其效度就不会很理想。因为应聘者的沟通能力和逻辑思维能力不仅涉及英语对话，而且还与其英文语法知识、语言熟练程度和对英文问题的理解能力等有关。

测试效度通常可以分为以下几类：

（1）表面效度 指测试应达到的表面标准，即一套测试方法从表面看来是否是合适的。例如，若笔试中包括许多应聘者不需要掌握的专业知识，则可认为此次测试缺乏表面效度。表面效度是测试出应聘者正常水平的一种保证因素。

（2）内容效度 指一套测试方法是否测试了应该测试的内容或者说所测试的内容是否反映了测试的要求，即测试的代表性和覆盖面程度。内容效度通常应用于实际操作测试评估，不适用于能力和潜力的测试评估。例如，招聘一线技术工人，测试其手指协调性、工艺规程和相关技术掌握程度等内容效度是较高的，而语言沟通能力、计算机的熟练使用等测试内容效度就很低。

（3）预测效度 指采用一套测试方法的测试结果对未来行为有效性的预测程度，是评价甄选方法有效性的一项常用指标。例如，若对应聘者在甄选测试和面试中得到的分值与录用后的绩效分值进行比较，两者的相关性越大，说明甄选方法越有效；反之，则说明该甄选方法在预测应聘者工作能力与潜力方面的效果不大，需要加以改进。

思考题

1. 简述员工招聘的内涵。
2. 简述员工招聘的类型。
3. 简述员工招聘的渠道和优缺点。
4. 简述员工甄选的方法和特点。
5. 简述员工招聘的流程。
6. 简述员工录用决策的程序和方法。
7. 简述员工招聘的评估方法。

第六章

培训与开发

【学习目标】

本章介绍了培训与开发的概念、意义与发展趋势；员工培训的程序与方法选择；培训效果的评估。通过本章的学习，使读者深入了解员工培训与开发的相关知识，进而掌握在实际工作中应如何开展培训与开发工作的有关技巧。

【学习要求】

1. 了解：企业培训与开发的概念；培训与开发的意义、发展趋势；培训效果评估的重要性；

2. 熟悉：员工培训的类型；培训与开发的程序；培训效果信息收集的渠道；

3. 掌握：培训方法的类型及优缺点；培训效果评估的指标；企业培训取得预期效果的措施。

引导案例

辉瑞的专业化培训体系

辉瑞公司（Pfizer Pharmaceutical Ltd）于 2001 年 6 月以 900 亿美元并购了华纳兰博特（Warner Lambert）公司，继之于 2003 年 4 月再度以 600 亿美元并购法玛西亚公司以后，一跃成为国际最大的研发型制药公司。辉瑞公司在 1985 年于大连制药厂合资成立了大连辉瑞制药有限公司，1990 年开始在全国各地建办事处开展销售业务。

辉瑞中国公司非常注重员工的培训，销售培训部从 1997 年起正式成立，目标是：从 2000 年起在辉瑞中国建立"专业化的销售培训体系"。公司每年投入大约 150 万元人民币用于员工的在职培训。

① 在战略目标基础上构建培训需求分析体系

培训需求是为战略服务的，培训需求分析既要考虑到战术的需求，更需要高瞻远瞩地为战略发展提供必要的保障。辉瑞的培训体系是建立在战略目标基础之上的。

② 从培训需求分析流程、分析内容、分析方法上保障整个需求分析的科学性、系统性

培训部每年底会按照亚太地区统一的培训表格，对全体营销人员做出系统的培训需求分析。培训需求分析是基于员工岗位职责需要的技能"应该如何"与目前岗位员工"实际如何"之间的差距进行统计学分析出来的，通过评出目标岗位员工各项技能的得分，并根据得分排列出需要进行培训的优先次序，制定出相应的培训发展计划，在征得领导同意后即可实施。

③ 实施的阶梯培训系统将员工的职业生涯规划设计全程贯穿在培训活动中

在培训的课程设计方面，辉瑞中国公司引入并实施了阶梯培训系统（Ladder Training Program）的概念，根据员工工作经验的长短及个人发展的需要，安排阶梯式的培训，分别从员工入职，工作0.5年至1年，1年至2年及2年以上，给予上岗培训，培训的内容逐步加深，并与员工的个人发展同步。

④ 及时、动态评估培训效果以保证其灵活性和有效性

培训结束后，培训师会针对每位学员制定区域随访计划，以跟进课堂培训效果，员工的直接主管也会针对每位学员制定现场随访计划，并会把70%的工作时间用以观察、指导及评估员工的实际工作效率和问题处理能力等。

通过系统培训，员工有效提升了专业水平和工作效率，不仅能够更好地为客户提供专业化服务，而且也更有利于自身的职业发展。

问题：

1. 辉瑞公司为什么要进行员工培训？
2. 辉瑞公司应选在何时进行员工培训，又应该如何进行员工培训？

第一节　培训与开发概述

员工培训与开发作为企业人力资源管理的一项重要职能，是促进企业持续发展、提升企业竞争力的重要保障。

一、培训与开发的概念

员工培训与开发是指企业通过向员工提供现在或将来工作中所必需的知识、技能等的学习机会，以提高员工工作绩效，同时帮助其职业发展，并最终实现企业整体绩效提升的一种计划性和连续性的活动。培训与开发是企业进行的一种重要的人力资源投资，也是人力资源管理的一项重要职能。

通常企业的培训计划会将员工培训与开发结合起来，而实际上，培训与开发还是有所区别的，具体表现在三个方面。首先，内涵不同。开发比培训的内涵更为丰富，开发是指企业提供的用以帮助员工成长的学习机会，为未来的工作需要做准备，培训是指企业提供的工作所必需的知识与技能，用以弥补近期工作方面的不足。其

次，时间不同。开发着眼于从长期的角度，培训着眼于短期的角度。最后，特征不同。开发的阶段性相对不明显，培训的阶段性则明显些。

但是，培训与开发的实质是一样的，都是通过对员工开展一系列活动满足企业对人力资源的需要，进而提升企业的生产力和竞争力。因此，在企业中培训与开发是一个不可或缺的整体。

二、培训与开发的意义

目前管理学界和企业界大都认可这样一个事实：市场的竞争归根到底就是人才的竞争。而人才的价值就在于其所拥有的各项工作能力，包括积极的工作态度、良好的工作方法、卓越的工作技能以及较高的情绪智力等，这些能力的获得，很重要的途径就是员工培训与开发。因而，员工培训与开发被视为企业培育、塑造人才的重要途径，也是企业的一项重要投资。

医药行业是一个多学科先进技术和手段高度融合的高科技产业群体，医药企业需要不断提升自身竞争力，包括引进新技术、采用新设备、汲取新知识、开发新技能，这些都意味着需要不断对员工进行培训与开发，一方面可以增强员工对企业决策的理解力，另一方面可以提升员工对企业决策的执行力。换言之，培训与开发是企业和员工的一种双赢选择，员工能够掌握先进的管理理念、方法和技术，提高自身的专业技能和知识水平，企业则能够改进经营绩效，提升自身的市场竞争力。

培训与开发作为一项重要的人力资源投资，同时也是一种有效的员工激励方式。尽管员工在知识、能力上存在着各种差异，但都希望能够得到锻炼和完善的机会以便更好地胜任工作。除了金钱，大多数员工更看重的是通过工作得到更好的发展和提高，实现自我价值。

三、员工培训的类型

一般来说，员工培训根据企业的不同需求而有所差别，培训目的、客观需求、培训内容和培训对象等都影响到培训类型的选择。

员工培训的类型多种多样，可以按不同的标准来分类。

1. 按培训目　岗前培训、岗位培训和转岗培训。

（1）岗前培训。主要是为了使员工更快地适应新岗位工作而进行的培训活动，包括企业文化的解读、岗位技能的训练、团队精神的塑造等，这里的员工一般是指新入职的员工。

（2）岗位培训。主要是为了使在岗员工能够更好地履行岗位职责而进行的培训活动，包括技术等级培训、专业知识教育、工作技能训练等，通常作为生产管理的重要组成部分。

（3）转岗培训。主要是为了使在岗员工能够更好地适应另一岗位任职资格要求而进行的训练活动，包括平级调动培训、晋升培训等。

2. 按客观需求 发展型培训、补差型培训和个性化培训。

（1）发展型培训。是企业立足于发展需要针对全体员工开展的战略培训，包括为实现企业发展战略而必须掌握的知识、技能和方法、需要树立的理念、意识等。例如，药品不良反应监测培训就是为了适应医药企业发展需要而开展的培训内容。

（2）补差型培训。是企业根据岗位任职资格要求与在岗员工能力现状之间的差距而开展的能力提升培训，通常根据绩效评价结果来制定相关培训内容。

（3）个性化培训。是企业根据员工个性化需求而开展的差异化培训，如鼓励员工参加继续教育、帮助员工设计个人职业生涯规划等。

以上三种类型的培训之间相互补充、相互联系、各有侧重，全面支持员工成长和企业的可持续发展。其中发展型培训主要针对企业发展需求、补差型培训主要针对岗位任职需要，都属于强制性培训，是提高员工素质和能力的主渠道；个性化培训主要针对个人发展需求，属于非强制性培训，是对以上两种培训方式的有益补充。

3. 按培训内容 知识培训、技能培训和态度培训。

（1）知识培训。也称知识学习或认知能力学习，要求员工学习各种有用知识并运用知识进行脑力活动，促进工作改善。

（2）技能培训。包括对员工的运动技能和智力技能的培训。主要任务是对员工所具有的能力加以补充提升，对员工处理和解决实际问题的技巧与能力进行培训与开发。

（3）态度培训。又称态度学习或情感学习，主要涉及对员工的价值观、职业道德、认知、行为规范、人际关系、工作满意度、工作参与、组织承诺、不同主体的利益关系处理，以及个人行为活动方式选择等内容和项目的教育与培训。

4. 按培训对象 决策层培训、中层管理者培训、基层管理者培训和操作层培训。

（1）决策层培训。决策层是为企业的整体发展战略、指导方针服务的一个层面，需要通过培训其概念技能、管理方法等，从而提升其系统思考和科学决策能力。

（2）中层管理者培训。中层管理者作为连接决策层和基层的桥梁纽带，常常成为工作事务的集合点、工作关系的集中点和工作成效的关键点，需要通过培训其人际技能、工作方式和管理方法等，从而提升其管理技巧和人际能力。

（3）基层管理者培训。基层管理者既是企业一线管理者，又是企业一线生产者，需要通过培训其操作技能、管理方法等，从而提升其精通本职工作、协调内部关系的能力。

（4）操作层培训。操作层作为企业一线生产者和劳动者，需要通过培训其具体的操作技能和专业知识等，从而提升其解决现场问题和改善工作绩效的能力。

总而言之，要使用动态、权变的观点看待员工的培训需求，因人、因时、因需制订培训计划，并具有针对性的设计培训课程，不断提高培训的科学性、及时性和实效性，从而为企业发展提供不竭动力。

四、培训与开发的发展趋势

1. 培训目的日益明确　企业进行培训的目的非常关键，许多企业将培训作为一种类似于员工福利的成本投入，或者一种迫于如社会舆论、员工需求等外部压力的责任，又或者是一种企业形象宣传行为，而实际上，培训的目的在于提升员工绩效进而提高企业整体绩效，从而达到企业、员工双赢的效果。

2. 培训制度日益完善　培训制度是企业员工培训健康发展的根本保证，为培训活动提供了制度性的框架和依据。为了更好地提高培训效率、实现培训目标，必须建立一套系统完善的培训制度，明确企业和员工双方的权利和义务，调动员工参与培训的积极性，确保培训活动实施的有效性。

3. 培训责任日益清晰　做好员工培训工作，除了人力资源部门承担统筹管理责任以外，各级管理者也应当承担相应责任。具体来说，要将员工培训纳入各级领导的目标管理责任制，做到层层有人抓培训，分工明确，责任落实。这样才能使各级、各部门重视培训工作，提高责任心，加强领导，保证员工培训工作有效开展。

4. 培训方式日益多样化　在以往的培训中，课堂学习是企业员工培训的重要形式。随着现代科学技术的发展，大量信息技术被应用于培训领域，如网络培训、虚拟培训等新兴培训方式日益受到企业青睐。培训方式的多样化，使得企业可以根据培训目标、对象和内容差异，有针对性地选用适宜的培训方法，发挥培训的良好效果。

5. 培训效果日益受到重视　培训作为企业高层管理者的一种投资，只有获知支持培训获得收益后，才会给予有力的行政支持和资金保证。在现代培训实践中，培训效果日益受到重视，许多企业将效果评估作为培训评估的重点，不仅评估受训员工的知识掌握和工作改进程度，而且评估企业经营绩效是否得以提高，进而制定改进措施，以提高培训质量。

第二节　培训与开发的程序

为确保企业培训与开发能够有效实施，应建立系统化的培训与开发流程，主要具有以下几个步骤：①培训需求分析，包括确定培训对象和目标等；②培训规划制定，包括培训内容和培训方法的确定、评估方法的选择、培训资源的筹备以及培训成本的预算等；③培训的组织与实施，包括培训师的选择、培训课程的管理和外部培训的实施等；④培训效果的评估，包括受训者的学习效果和工作改进、企业经营业绩的变化等。具体参见下图 6 – 1。

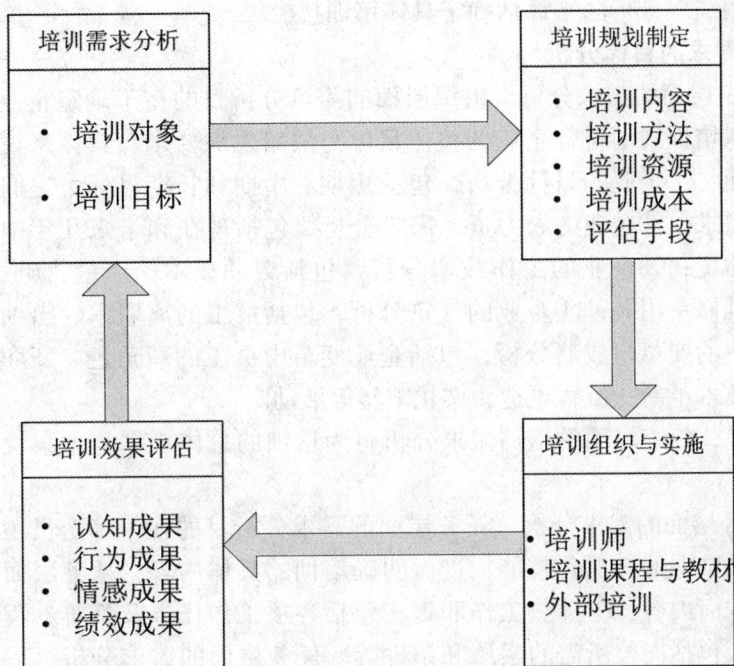

图 6-1　培训与开发流程图

一、培训需求分析

培训需求分析是培训活动实施的前提，具有很强的指导性。然而，许多企业由于缺乏培训管理经验与能力，或者受到成本、时间等因素的限制，往往忽略或放弃了培训需求分析工作，这无疑会对培训活动造成不利影响。美国培训与发展协会（ASTD）研究表明，美国企业中进行培训需求分析的比例不足50%，而缺少培训需求分析的国内企业显然更多。这种情况将直接导致培训目的不明、培训资源浪费及效果不佳等结果。

培训工作应准确掌握企业中不同的培训需求，确保培训的针对性、及时性与实效性。一般来说，培训需求分析具有以下几点内容：

1. 培训需求的对象分析

（1）新员工培训需求分析　新员工入职通常面临两大问题，一是对企业文化和企业制度不太了解，二是对即将就职的工作岗位不太熟悉。因此，为了使新员工能够更快地融入企业，并且能够更好地胜任工作，就要对其进行培训需求分析。在新员工培训需求分析中，尤其是针对即将从事基层工作的员工，通常采用任务分析法来确定具体培训技能。

（2）在岗员工培训需求分析　在岗员工培训需求来源主要有三个方面：一是原有岗位新技术和新知识的引进需要；二是在岗员工所表现出的无法胜任岗位工作的

需要；三是内部岗位调换中新岗位所需知识和技术的需要。在岗员工培训需求分析中，往往采用绩效分析法来评估确定具体培训技能。

2. 培训需求的目标分析

（1）组织层面的需求分析　组织层面的需求分析目的在于确定企业范围内的培训需求，确保培训规划符合企业的整体目标与战略发展要求。具体来说，通常包含以下五个方面：①企业的目标分析，包括短期、中期和长期目标，它们共同决定了总体的培训需求；②企业的人力资源需求分析，包括现在和未来几年中所需人力资源的数量和质量；③企业的工作效率分析，包括劳动成本、产量、质量、报废率、设备使用和维修费用等；④企业的气氛分析，包括员工的离职率、出勤率和工作态度等；⑤企业的变革与战略分析，包括企业变革中员工的新角色、新职责，以及变革战略中的技术革新、流程再造、文化重塑等活动。

总体来说，组织层面的培训需求分析将为培训的总体规划与方案设计提供宏观的战略依据。

（2）任务层面的需求分析　任务层面的需求分析目的在于确定员工达到理想工作绩效所必须掌握的知识和技能，进而明确培训的具体内容。任务层面的需求分析主要包括两方面内容：①岗位工作职责，包括各项工作任务及其难易程度等；②岗位任职资格，包括岗位所需的素质和条件等。任务层面的需求分析可以通过查阅工作说明书或利用工作分析文件，找出有效完成某一工作所需具备的条件（知识、技能、能力等），然后与实际情况比较找出差距以确定培训需求。

（3）人员层面的需求分析　人员层面的需求分析目的在于确定培训对象的现状以及其对培训的需求程度，进而有针对性的因材施教。人员层面的需求分析主要包含三方面内容：①确定目前员工绩效水平较低的原因，包括任职能力、工作动机及工作设计本身等问题；②明确具体的培训对象；③通知员工做好接受培训的各项准备。通常，个人层面需求分析的信息来源包括绩效考核记录、技能测试成绩以及员工个人填写的培训需求问卷等。为了培训评估的需要，对培训需求的人员分析应该形成一种定期进行的人力资源管理制度。

二、培训规划制定

在培训需求分析的基础上，需要制定系统的培训规划。在企业培训中，培训效果的好坏往往取决于培训规划的设计和安排，因此，在培训需求分析的基础上，需要制定系统的培训规划。具体包括以下几项内容：

1. 培训内容的开发　培训内容的开发要坚持"立足当前、规划长远；满足需求、重在实用"的原则，常见的企业培训内容主要有以下两大类：

（1）企业文化的培训　企业文化包括企业制度文化、企业精神文化、企业行为文化和企业物质文化等。其中企业制度文化包括企业的规章制度和道德规范等；企业精神文化包括企业优秀传统、企业形象、价值观、企业伦理等；企业行为文化包括日常行为准则、工作行为规范等；企业物质文化包括企业的组织结构、技术和效益水平等。企业文化的培训通常适合全员培训。

（2）专业技能的培训　对员工进行专业技能的培训，是员工培训的重点。专业技能的培训包括目前岗位知识、技能的提高，本行业最新的技术进展，以及社会发展的最新知识等。具体内容要根据不同的培训对象的需要进行选择，同时也可根据岗位工作需要来选择合适的培训对象。

2. 培训方法的确定　培训方法的选择要和培训内容紧密相关，不同的培训内容需要采用不同的培训方法。基本的培训方法包括：讲授法、程序教学法、学术交流研讨法、工作轮换法、个别指导法、案例研究法、头脑风暴法、情景模拟法、角色扮演法、拓展训练、网上培训和虚拟培训等。考虑到培训方法的多样性，实际工作中应严格依照培训目的、对象、内容和时间要求等灵活选择适当方法。

3. 培训资源的分析　培训资源包括人、财、物、时间、空间和信息等，培训资源的分析实际上也是培训的可行性分析，以此确定培训能否开展，是采取企业内部培训还是外部委托的方式培训，又或者是与外部机构进行合作培训。

4. 培训成本的预算　高层管理者除了关心培训规划是否完善可行外，更关注培训的成本效益分析。通常，培训成本预算主要包括两个方面：整体规划的执行成本预算和具体培训项目的执行或实施预算。这些都是培训实施过程中的各项支出的重要参考依据，需要得到高层管理者的批准。

5. 评估手段的选择　为了取得较好的培训效果，在培训规划中要做好评估的准备，包括宏观层面、中观层面和微观层面的培训评估手段设计。其中宏观层面的，包括如何考核培训活动的成败、如何考察培训内容在工作中的运用情况等；中观层面的，包括如何评估中期培训效果；微观层面的，包括如何衡量受训员工学习效果以及满意度等。

三、培训组织与实施

在培训需求分析的基础上，需要制定系统的培训规划。在企业培训中，培训效果的好坏往往取决于培训规划的设计和安排，因此，在培训需求分析的基础上，需要制定系统的培训规划。具体包括以下几项内容：

1. 培训师的选择　培训师在很大程度上影响着培训效果，因此企业需要根据培训课程和自身特点决定是选择内部讲师还是外部讲师。通常，外部培训师具有良好的培训技能，但由于不同企业的管理体制、文化等方面迥然相异，因此在培训内容的针对性、适用性等方面存在着明显不足，而内部培训师则恰好相反。以往许多企业都倾向于培训外包，虽然可以借助社会资源实现培训计划，但往往忽视了内部培训资源的开发和利用。通过组建内部培训师队伍开展培训，将日益成为很多高绩效企业的普遍做法。

2. 培训课程与教材的设计　为了有效完成企业培训目标，首先要完成培训课程的设计与培训教材的编写。培训课程设计的主要目的是根据培训目标确定课程大纲，范围不宜太大，也不宜太窄，同时为培训教材的编写提供依据。培训教材是培训内容的书面呈现，可以选择公开出版的教材，也可以使自编教材、讲义、讲稿或其他内部资料。但值得注意的是，培训教材的选取应更注重操作性，方便员工学习。有条件的企业可选择自编教材，尽可能多地使用本企业实际案例，不仅易引起受训员工的共鸣，而且能提高其学以致用的能力。

3. 外部培训的实施　除了内部培训外，员工还应具有参加企业外部培训的机会，企业可根据培训需求和培训计划，允许、鼓励员工外出参加培训。当企业培训项目含有专业理论方面的问题或前沿的技术问题，或者企业内部不具备符合培训项目要求的培训师时，都可以采用外部培训的方式。相较于内部培训，外部培训可以带来许多创新理念，并且对受训员工有较大的吸引力，但也会存在培训费用较高、培训风险难以控制的局限性，这些因素需要综合考虑。

四、培训效果评估

培训效果评估是一个完整的培训体系的最后环节，是整个培训与开发流程不可或缺的一部分。培训效果评估为企业提供了培训的反馈信息，将这些信息与培训实施前确定的评估标准进行对比分析，可以找出培训计划的不足，进而帮助培训人员对培训计划进行适当的调整，提高培训效果。

值得注意的是，培训效果评估并不意味着整个培训工作的结束，还需要根据评估结果来审视整个培训与开发流程，判断培训目标是否已经达成，从而有针对性的调整培训计划。

总体来说，培训与开发是一个系统的过程，培训需求分析、培训规划制定、培训的组织与实施、培训效果评估等四个步骤环环相扣，缺一不可。当然，培训成功的关键还在于员工的积极参与，因此，企业在制订培训计划时应充分考虑员工需求，建立多样化的培训开发体系，从而有效达到企业培训目标。

第三节　培训方法的选择

培训方法的选择也是决定培训效果的一项重要因素，常见的培训方法主要有：

一、知识传授型培训法

知识传授型培训法是一种以知识传授为目的的培训方法，主要在于提升员工的相关专业知识水平，包括讲授法、学术交流研讨法等。

1. 讲授法　讲授法也称课堂教学法，是员工培训中最为普遍的方法。它是培训师按照准备好的讲稿用语言向受训者传授知识的一种方法，因此培训师的素质和能力是决定讲授法成败的关键因素。

讲授法的优点有：有效利用时间、空间、人力、物力和财力资源，利于大面积培养人才，且平均培训成本较低；传授内容较为丰富、系统性强；培训师易于掌握和控制培训进度等。

讲授法的缺点有：单向传授不利于教学双方互动；易使受训者产生"假知"而导致理论与实践相脱节；传授方式较为枯燥单一；传授内容不利于满足受训者的个性需求。

2. 学术交流研讨法　学术交流研讨法可以研讨会、讨论会、专题会等方式表现，是通过培训师的引导，与会者围绕某一个或几个主题共同讨论，搞清问题的发展变化规律及关键环节，找到问题的答案或解决方法，使受训者在相互启发中掌握有关知识与技能的培训方法。目前该方法广泛应用于管理培训领域。

学术交流研讨法的优点有：采用多向式信息交流模式，利于受训者取长补短、开拓思路；易于加深受训者对知识的掌握，提高其运用能力；提供每位受训者参与讨论的机会，利于激发其学习动力。

学术交流研讨法的局限性有：对研讨题目、内容的准备要求较高；对培训师的要求较高；研讨中的知识相对集中，内容可能不具备较好的系统性。

二、技能训练型培训法

技能训练型培训法是一种以技能训练为目的的培训方法，主要在于提升员工的实际操作技能，因具有较强的实用性而得到广泛使用。常用的方式包括工作轮换法、个别指导法等。

1. 工作轮换法　工作轮换法是指让受训者在预定时期内变换工作岗位，以使其获得不同岗位工作经验的培训方法。通常，工作轮换在相同职级间进行，用以填补他人休假、生病或辞职所造成的暂时性职务空缺。

工作轮换法的优点有：对企业来说，它使企业在出现职务空缺时，能够弹性地使用现有人力资源，降低企业成本；对员工来说，能丰富受训者工作经验，学习多种不同的工作技能，找到适合自己的位置。此外，采用轮换方式培养的管理者，有利于全面掌握企业的情况。

工作轮换法的缺点有：员工在不同岗位上停留时间太短，难以深入学习，可能影响整个工作团队的效率。

2. 个别指导法　个别指导法类似于我国以前的"学徒制"或"师傅带徒弟"，是一种最为传统的在职培训方式，目前我国很多企业依然在实行这种"传帮带"的培训方式，其主要形式是由一名经验丰富的员工指导，使新员工能够迅速掌握岗位技能。该培训方法普遍应用于冶金、建筑与自动维修等需要手工艺的领域中。

个别指导法的优点有：对企业来说，新员工可以尽快融入团队，提高工作绩效，并且秉承企业优良工作作风；对员工来说，可以消除初入职场的紧张感，尽快获取工作经验，避免盲目摸索。

个别指导法的缺点有：传统技能和经验培训，不利于新员工的工作创新；指导者自身的工作水平和工作习惯会影响培训效果。

三、能力培养型培训法

能力培养型培训法主要以提升受训者能力为目的，通过培训师与受训者双方的互动学习，调动受训者的积极性，在其亲身参与中获得知识、技能及掌握正确的行为方式等，常见的方法包括案例研究法、头脑风暴法、情景模拟法、拓展训练等。

1. 案例研究法 案例研究法是一种信息双向性交流的培训方式，它将知识传授和能力提升两者融合到一起，是一种非常有特色的培训方法。该方法的设计思路通常包括根据特定的培训目的选取适当的案例，采用独立研究或相互讨论的方式，寻找该案例所存在的问题，并设法查找原因以提出各种备选解决方案，最后制定出决策等，是一个系统的思维分析过程，可以此提高受训者的逻辑思维和解决问题能力。

案例的选取必须满足三个条件：案例内容必须源于现实问题；案例中必须存在待解决的管理或实践问题；案例分析必须达到培训目的要求。

案例研究法的优点有：受训者参与性强，变被动接受为主动参与；受训者可以在相互讨论中锻炼表达、交流能力，利于培养员工间良好的人际关系；可以将受训者解决问题能力的提高融入知识传授中，提高理论联系实际的能力。

案例研究法的局限性有：案例准备的时间较长；对案例内容的要求较高，无效案例会浪费受训者的时间和精力；对培训师和受训者的能力要求较高。

2. 头脑风暴法 头脑风暴法又称智力激励法、自由思考法，其特点在于通过培训中受训者间思想的相互启迪，激发创造性思维，进而最大限度地发挥每个受训者的创造能力。在头脑风暴法的操作过程中，首先要明确一个主题，即待解决的问题，然后将受训者组织在一起自由的提出建议或方案，而在此期间，任何人都不得评议他人的建议或方案。接下来，需要收集所有建议或方案，在排除重复的、明显不合理的、表达含糊的建议或方案之后，将各可行方案展示于所有受训者。最后，组织受训者对各可行方案逐一评估，选出最优方案。

值得注意的是，为了鼓励畅所欲言、激发受训者的创造性思维，培训过程中需制订一些规则，包括避免私下交谈以免分散注意力、不得评议他人观点以免影响判断，此外，还应包括发言时要简单明了，每次发言只谈一种见解等。

头脑风暴法的优点有：易于在知识传授的基础上，发挥受训者的主观能动性；易于集思广益、相互启发；易于受训者对问题的深入理解、学以致用。

头脑风暴法的局限性有：对培训师能力要求较高，若不能有效引导，则讨论易漫无边际；培训师主要扮演引导者角色，知识传授内容较为有限；讨论主题的选择难度较大，并非所有主题都适合讨论。

3. 情景模拟法 情景模拟法是根据受训者可能担任的职务，将实际工作中可利用的资源、约束条件和工作过程模拟化，将受训者安排在假定的工作情景中参与活动，处理可能出现的各种问题，学习从事特定工作的行为和技能，提高其处理问题的能力。情景模拟可以包括许多内容，但其主要内容有公文处理、与人谈话、无领导小组讨论、角色扮演和即兴发言等。

情景模拟法的优点有：受训者的工作技能将会获得提高；培训中的学习氛围较为浓厚；有利于加强受训者的工作竞争意识。

情景模拟法的局限性有：模拟情景设计工作繁琐，质量要求较高，不易与培训要求达成一致；对培训师要求较高，需要熟悉培训中的各项技能，否则易流于形式。

4. 拓展训练法 拓展训练法是通过将受训者置于各种艰难的情境中，在面对挑战、克服困难和解决问题的过程里，培养受训者的团队意识，并改善其心理素质的一种培训方法。该方法主要是针对受训者协作能力和心理素质的训练，通常有场地拓展训练和野外拓展训练两种形式。

拓展训练法的优点有：有利于培养受训者团队意识和协作精神；促进企业内部和谐，提高沟通效率；有利于受训者对企业文化的认同，并促进企业文化的快速建设。

拓展训练法的局限性有：需要借助于拓展训练专业机构，费用较高；训练成果需要巩固和加强，否则易流于形式。

四、科技新型培训法

随着科技信息时代的来临，大量网络技术也被引入培训领域。在这种情况下，各种新型培训方法应运而生，常见的科技新型培训法主要有网络培训法、虚拟培训法等。

1. 网络培训法 网络培训法是指通过互联网进行培训，经由企业内部网或因特网使受训者可以在世界各地浏览网上开设的课程，并进行课程学习的一种培训方法。网络培训法是将现代网络技术应用于人力资源开发领域而创造出来的培训方法产物，越来越多的企业开设自己的网络培训课程，要求员工进行在线培训与学习，并使其了解企业在技术上的最新动态。

网络培训法的优点有：课程进度安排较为灵活，受训者可利用业余时间学习，而不中断工作；培训内容可及时修改、更新，无须安排培训场地，节省培训费用。

网络培训法的缺点有：费用较高；培训过程难以实时监控；培训内容具有局限性，如该方法不适用于人际沟通技能培训。

2. 虚拟培训法 虚拟培训法是随着网络技术发展出现的新兴的培训方法，是运用虚拟现实技术生成实时的、具有三维信息的人工虚拟环境，受训者通过运用某些设备和相应环境的各种感官刺激而进入其中，并可根据需要通过多种交互设备来驾驭环境、操作工具和操作对象，从而达到提高受训者各种技能和知识的目的，具有自主性、仿真性、超时空性和安全性等特点。

虚拟培训法的优点有：受训者能够自主选择或组合虚拟培训场地和设施，易于提高受训者的学习积极性；受训者在反复模拟中增强了训练效果，并脱离了现实培训中的风险，易于提高学习效率。

虚拟培训法的缺点有：实施培训所需要的环境条件要求高，操作困难，普遍使用性较低。

尽管高科技培训已渐渐成为目前企业人力资源培训与开发的趋势，但这一类的方法并不能满足于所有的培训要求，企业应结合自身特点和培训情景进行有针对性地选择。

除上述方法以外，继续教育、读书讨论会、交流访问等都适用于企业培训，只是这些方法一般依赖于受训者自身的努力和约束力完成，企业只起鼓励、支持和引导作用。

案 例

相较于国内大多数医药连锁企业，2001年成立的HL区域性医药连锁公司并不算起步太晚。经过五年的发展，虽然HL公司在当地区域市场中处于领先地位，但企业规模和盈利能力等始终无法与老百姓、海王星辰、成大方圆等国内医药连锁巨头相提并论。为扩大市场份额，公司总经理决定于2006年至2008年开始进行外部区域的扩张，同时为配合公司拓展，开展了近百场内外部培训。但随着公司的发展，面临的各种问题接踵而至。由于公司在当地市场的深度挖掘，业务趋于饱和，而新兴市场业务量却无法提升，利润也不足以补偿公司拓展而产生的成本。为此，公司陷入深思，为何开展多场培训却不能取得预期的效果。

随后，管理咨询公司在对HL提供基于集团管控、组织模式、薪酬及绩效管理等方面的咨询时，专家组对公司培训现状进行了调研。人力资源部经理认为培训工作做得相当规范，整个过程包括培训需求调查、培训计划制定、培训实施、培训现场管理与培训效果评估等方面。专家组也参与了多场培训，观察到培训师与员工有大量的互动，现场氛围热烈。于是，专家组百思不得其解，问题究竟出在哪里？就在此时，专家组调阅了公司培训需求调查的相关资料，顿时豁然开朗，发现问题就出乎于此。

公司每年在做年度培训规划之前，人力资源部就会发一个通知，让总公司各部门与各事业部把本年度培训需求上报，由人力资源部简单汇总后，制定本年度培训计划，上报总经办审议通过后执行。

【问题讨论】

1. 从材料中可以发现该连锁药店企业在员工培训中存在哪些问题？
2. 针对所存在的问题，请你尝试结合本章所学提出解决对策？

第四节　培训效果的评估

培训效果评估是一个完整的培训体系的最后环节，是整个培训与开发流程不可或缺的一部分，是指运用一系列科学的理论、方法，从培训项目中收集相关数据，考察其与企业或组织绩效的联系，以确定该培训项目是否达到预期目的及达到预期目的程度的过程。培训效果评估是企业员工培训过程不可或缺的步骤，其实施效果可以指导下一阶段的培训工作。

西方发达国家非常重视对培训效果的评估，其原因主要与其健全的劳动保障制度和行政规章制度相关。中国大多数企业对培训效果的评价尚处于摸索阶段，有些企业甚至根本不对培训效果进行评价，这样企业员工培训活动只能流于形式，很难达到预期培训目的，因此企业应充分认识培训效果评估的重要性。

一、培训效果信息种类

全面、系统的进行培训效果信息的种类识别是科学制定培训效果评估指标的前提。

（一）培训效果信息的种类

1. 培训需求方面的信息　企业中不同部门的培训需求具有一定的差异性，由于部门和岗位的专业化分工，员工在培训时间、培训技能等方面都存在着显著差异，而这些培训信息需要及时收集。

（1）培训的及时性信息　培训的及时性信息是指培训实施与培训需求在时间上是否相对应。一般来说，岗前培训和转岗培训的实施必须满足前瞻性需求，在岗位工作前就需要开展培训。但同时要避免过于提前，以防相关培训知识的时间遗忘而降低了培训效果。

（2）培训对象选择正确与否的信息　培训对象的选择是指根据培训需要选取合适的受训人员，这些人员在素质、知识水平和经验上都能满足培训需要。

（3）培训目标制定合理与否的信息　培训目标的制定来源于培训需求分析，而培训目标制定合理与否也就意味着是否能真正满足培训需求。这包括有形的需求和无形的需求、长期需求和短期需求等。

2. 培训规划方面的信息

（1）培训内容设置的信息　培训内容的设置合理与否，直接关系着培训效果的好坏，也关系着培训目标能否达成。

（2）培训方法选择的信息　培训方法选择的信息，是指所选择的培训方法是否有助于受训人员接受培训的内容、取得较好的培训效果，是否还有更优的培训方法。

（3）培训资源配置的信息　培训资源配置的信息包括培训场地的选取、培训时间的选定等。一般来说，培训场所应具备交通便利、舒适、安静，独立不受干扰等特征。培训场地的选定要依据培训内容，如知识型培训可选择在教室进行，技能型培训则最好选择在操作现场或可实施操作的场所进行。一个舒适的培训场所能够充分调动学员的热情，积极参与到培训活动中去，提高培训效率。培训时间的选定要满足两点原则，其一是及时性原则，其二是无冲突原则。关于无冲突原则，就是指培训时间的选定要满足受训人员工作和培训学习无冲突，因此要做好来自不用部门和不同岗位员工的协调工作。这些影响着受训人员及教师的情绪，也影响着部门工作效率和培训效果。

（4）培训成本控制的信息　培训成本控制的信息包括培训直接成本控制和培训间接成本控制信息。其中培训直接成本控制信息包括培训资料费、培训管理费、培训机构收取的培训费、培训教师或专家费等费用控制的信息；培训间接成本控制信息包括培训者和受训人员离岗损失费、受训者因不熟悉工作造成的损失费等费用控制的信息。

（5）评估手段选择的信息　评估手段选择的信息是指选择合适的评估手段对评估效果进行评价的信息。通常在培训规划中要做好评估的准备，包括宏观层面、中观层面和微观层面的培训评估手段设计。在培训过程和结束后，可以根据培训评估需要对前期所准备的评估手段进行调整和完善。

3. 培训组织与实施方面的信息

（1）培训师选定的信息　培训师选定的信息是指所选定的培训师是否有能力做好培训目标所要求的培训，其中包括是否了解受训人员，是否具有良好的教学水平，是否具备受训人员所适用的教学方法和手段，是否能让受训人员全面或部分的掌握教学内容等信息。

（2）培训教材选用与编辑的信息　培训教材选用与编辑的信息是指所选用和编写的教材是否符合培训目标的要求，也就是运用该教材是否能达到培训目的。培训教材可以选择公开出版的教材，也可以是自编教材、讲义、讲稿或其他内部资料，但是，要考虑其难易程度是否为受训人员所接受。包括是否过难而导致受训人员缺乏学习兴趣、难有收获，是否过易而导致受训人员精神涣散、收获不大。

（3）培训管理的信息　培训管理的信息是指培训的后勤保证和培训的现场组织等协调方面的事宜。其中培训的后勤保证包括培训基本信息的公布、培训教室的开放、培训设备的及时保障等；培训的现场组织包括培训师的准时授课、受训人员的签到记录、培训过程中突发事件的应急处理等。

二、培训效果信息的收集渠道

1. 受训人员　受训人员是收集培训效果信息最重要的渠道之一，作为切身感受者，对教学方法、授课水平和授课效果最有发言权。此外，由于受训人员不仅了解所从事岗位对知识、技能等的要求，而且了解自身存在的不足，因此在培训内容的确定方面可以提供准确的信息。

2. 受训人员的直管领导　受训人员的直管领导是了解受训人员受训效果的最直接、最公正的信息渠道。受训人员在工作中所反映出的工作效率和工作质量的变化等，他们最为了解，也最有发言权，对培训的效果能提供最直观的信息。

3. 培训师　培训师是了解受训人员培训效果的关键，无论在受训前、受训期间，还是受训结束后，培训师都可以根据与受训人员的交流，培训过程中受训人员的反应等判断出此次培训活动的成功与否，并且可以提供相关的培训信息。

4. 培训需求部门　培训需求部门对培训组织实施的时机选择、培训目的确定等是否得当具有优先发言权。由于这些部门准确了解培训需求，因此对培训内容以及难易程度的控制可以提供充分信息。此外，考虑到员工培训需要占用工时，这些部门还可以提供对培训时间选取方面的信息。

5. 人力资源部门　人力资源部门作为培训活动的组织者和主要管理人员，了解培训的整个组织与实施过程，并能够及时发现其中存在的问题并做出相应调整。因此，对于受训者是否感兴趣、培训目的是否达到，培训师选取是否合理等信息都应该清楚掌握。甚至，还可以通过培训结束后组织相关的技能测试、员工离职率变化来检验培训效果。

三、培训效果评估指标

在进行培训效果评估时需要收集相关资料，包括员工在培训中的收获以及对培训的满意度等。通常可以从以下四个方面进行评估：

1. 认知成果评估　认知成果评估主要用来衡量受训员工对培训项目中强调的原理、事实、技术、程序或过程的掌握程度，用来衡量受训员工从培训中学到了什么，通常采用笔试法和绩效考核法来评估学习的效果。

2. 行为成果评估　行为成果评估主要用来衡量受训员工在培训结束后的工作行为改进程度，也就是培训技能在工作中的应用（技能转换），可通过观察员工在工作抽样中的绩效来评估受训员工掌握技能的水平，通常采用行为观察法和绩效考核法来判断。

3. 情感成果评估　情感成果评估主要用来衡量受训员工对培训项目的反应，包括受训员工的培训满意度、培训学习动机、培训的改进建议等，通常采用调查问卷法来进行评估。

4. 绩效成果评估　绩效成果包括由于受训员工的行为改进或态度转变而导致的企业经营绩效的提高，包括生产成本下降、生产力提高、员工离职率降低、产品质量或顾客服务水平提升等。绩效成果通常是企业关注的焦点，用来决策企业为培训活动所支付的费用。通常采用成本报告、销售业绩、客户调查或其他衡量企业绩效的方法来衡量。

思考题

1. 简述企业培训与开发的概念。
2. 简述员工培训的类型。
3. 简述培训与开发的程序。
4. 简述培训方法的选择。
5. 简述培训效果信息种类及收集的渠道。
6. 简述培训效果评估的指标。
7. 简述如何可以使企业培训取得预期的效果。

第七章

绩效管理

【学习目的】

通过本章的学习，理解绩效管理的意义和作用，以及在人力资源管理中的地位，对于绩效管理的方法和流程以及相关内容有一个清楚的认识和把握，特别是不同的绩效管理目标需要不同的方法去应对，不同的绩效评价方法有着不同的优点和不足，需要正确选择适合企业实际的方法。

【学习要求】

1. 了解：绩效管理在人力资源管理系统中的地位和作用；

2. 熟悉：绩效管理体系的设计步骤，熟悉绩效管理的方法；

3. 掌握：绩效管理流程和各阶段主要内容，掌握绩效、绩效管理等基本概念。

引导案例

四川某大学医院绩效管理

四川某大学医院在 2001 年前没有人事调配权，更没有进行绩效管理，由学校人事主管部门管理。

在薪酬福利方面：

1994 年以前基本上是吃大锅饭；1995 年以后，医院实行了部分科室对医院的承包制，医院为激励部分科室创收，与部分科室签订创收额责任书。在科室达到医院确定的创收额的基础上，允许科室对超出创收额的收入进行有比例的自主分配。所谓的承包科室主要是能够为医院创造直接收入的临床科室，而没有实行承包的科室主要是医院的行政后勤科室和科研机构等不能为医院直接创造效益的部门。它在当时的优势是在分配方式上体现了当时提倡的社会主义"多劳多得"，对鼓励医院职工多创收起到了激励的作用。

2001 年医院新的领导班子换届后，将原医院人事科改为人力资源部，开始构建医院的绩效管理，引入绩效评估的概念。在分配上将按劳分配和生产要素参与分配相结合，结合卫生工作知识密集、脑力与体力结合、高风险等特点，在逐步推进管理体制改革的条件下，进一步搞活内部分配，逐步改变1995年以来实行的承包制分配原则，实行全成本核算和绩效考核，逐步推行按岗定酬、按任务定酬、按业绩定酬，开始建立重实绩、重贡献、向优秀人才和关键岗位倾斜、自主灵活的分配激励机制，将以前的工资＋超劳务提成和超劳务奖金的"二元收入"模式变为现在的工资＋岗位津贴＋绩效奖金的"三元收入模式"。

第一节　绩效管理的概述

正确理解和定义绩效的概念，是绩效管理的关键。通常，绩效分为组织绩效和个人绩效。绩效管理就是通过建立组织绩效目标与个人绩效的内在关联，对个人行为过程和个人绩效实现情况进行有效管理和提升，最终实现企业整体绩效的过程。

一、绩效的概念和特点

1. 绩效的定义　绩效分为组织绩效和个人绩效。组织绩效是指企业组织在某一时期内组织任务完成的质量、数量、效率及赢利情况。组织绩效是在所有个人绩效实现的基础上实现的。因此，组织绩效与个人绩效之间必须建立内在关联，将组织绩效合理分解成个人绩效。否则，个人绩效与组织绩效没有科学的内在联系，即使实现了个人绩效，也无法实现企业的组织绩效。这种内在关联的建立是比较复杂的，一般情况下，企业的管理者要按一定的逻辑关系，将组织的绩效目标逐层分解到各部门、各工作岗位，最后成为每一个人的绩效目标，建立组织绩效与个人绩效的内在关联后，个人绩效的实现及汇总，最终就能实现组织绩效。

个人绩效是指员工在企业工作过程中所表现出来的，并且与组织目标相关的、能够被评价的工作业绩、工作能力和工作态度。这就是说在理解个人绩效概念时，要注意把握三点：基于工作而产生的，与组织绩效目标有着内在的关联，可以被企业评价。员工在企业内、外的工作有很多，但是有些与企业绩效没有太大的关联，企业不愿意评价，还有一些公认为有关联，但是评价太复杂在技术上达不到而无法评价，还有一些就是能够评价但是评价会让企业花费很大的成本，致使企业放弃评价。这就是"可以被企业评价"的现实意义。

2. 绩效的特性　正如 Bates 和 Holton 指出的那样，"绩效是一个多维建构，观察和测量的角度不同，其结果也会不同"。这说明了绩效的复杂性和固有的一些特性。现在人们普遍认为绩效具有 3 个显著的性质：多维性、多因性、时效性。

（1）绩效的多维性。绩效的多维性通常是指我们应当从多个方面、多个角度去分析与考核绩效，例如从工作业绩、工作能力、工作态度、团结精神等。另外企业对绩效评价的目的不同，所选择的评价维度和指标也会有所不同，各维度的侧重点也有差异。

（2）绩效的多因性。绩效的多因性就是指最终绩效的好坏并非取决于单一因素，而是受到多种因素的综合影响。因此在进行员工绩效分析评价时，人力资源管理部门应从各种可能的主观、客观因素进行分析。影响绩效考核的主观因素有：员工的认识、技能和激励，影响绩效考核的客观因素则包括工作环境与机会。企业绩效与上述影响因素的关系可用函数式　表达：

$$P = F(M, S, E, O)$$

其中，P 指 Performance，绩效；M 指 Motivations，激励；S 指 Skills，技能；E 指 Environment，环境；O 指 Opportunities，机会。

（3）绩效的时效性。绩效的时效性指绩效是特定时期内的各种条件综合下员工所达到的结果。随着外部条件和个人努力的改变，绩效就会改变，这种随着时间而变化的特性就是绩效的时效性。这说明员工的绩效是不断发展变化的，不能以僵化的眼光来看待员工的绩效。时效性要求要用发展的眼光看待员工绩效，绩效好坏不是绝对的，而是相对于特定时期内的条件而产生的。对于过去绩效不好的员工分析其内外部的原因并进行有效改进，变得非常有意义。

二、绩效管理及其作用

1. 绩效管理　绩效管理（Performance Management）是指制定员工的绩效目标、收集与绩效有关的信息，定期对员工的绩效目标完成情况做出评价和反馈，以改善员工工作绩效，并最终提高企业组织整体绩效的制度化过程。绩效管理是一个完整的管理过程，包括绩效计划、绩效沟通、绩效考核和绩效反馈。所谓绩效计划就是确立组织绩效目标并把它分解为个人（或部门）可执行的绩效目标。绩效沟通是指绩效期内组织与个人、上级管理人员与下级人员之间的持续沟通，以便个人能够理解和接受组织绩效目标的分解，以及个人工作的意义和目标。绩效考核是指组织对个人行为及其绩效进行选择性评价。绩效反馈是指绩效评价的结果及时反馈给个人，并分析绩效好坏的原因，总结经验，制定相应的改进方案，为提高下一周期的绩效创造条件。

在理解绩效管理时要注意，绩效管理目的在于提高企业的绩效，实现的是企业的目标，但是在操作上我们又必须从个人入手，推动个体努力为实现企业目标而努力和奉献。所以实现企业目标是绩效管理的首要目标。绩效管理将组织内的所有活动与组织战略目标联系在一起，将员工个人目标与组织目标联系在一起，以强化有利于组织目标实现的行为，以提高个人绩效来提高组织整体绩效，从而实现组织的战略目标。实施绩效管理在一定程度上为企业管理员工提供各项依据，如企业在进行薪资调整、晋升、绩效加薪、留用或解雇员工等多项管理决策中都要使用到绩效管理提供的信息。通过绩效反馈，管理者可以识别员工的优势和劣势，以及导致员工绩效不佳的原因，然后采取有效措施改善原来的绩效缺陷或给员工提供指导以不断改进员工绩效。同时，员工也可以通过获得自己的绩效信息，明白自己需要改进和加强的领域，以提高个人素质，促进个人发展，也有利于员工规划自己未来的职业发展。

2. 绩效管理的作用　企业通过实施绩效管理可以不断改善和提升员工的个人绩效，最终提高企业组织的整体绩效。通过绩效管理还能发现员工工作过程中的不足，并帮助员工分析原因、找到解决方案，以便提高绩效。如今绩效管理已经成为企业人力资源管理的核心，绩效管理得到的结果还可以运用在其他各项人力资源管理工作中。

具体表现在以下四个方面：

（1）绩效管理可以提升企业绩效。早年美国 Hewitt 公司对一些企业实施绩效管理前后的情况进行调查，结果显示全面股东收益、投资现金流收益、销售实际增长和人均销售业绩有显著差异，有绩效管理的企业比没有绩效管理的企业要高30%，一些指标甚至高出好几倍。以至于后来有许多企业主动关注绩效管理，并积极推动本企业的绩效管理的实施。

（2）绩效管理可以保证员工行为与组织目标一致。通过绩效目标的分解，以及评价指标的选择，实际上对员工的行为态度和努力方向进行了引导和管理。通过多个周期的绩效管理之后，人们会惊奇的发现员工变得越来越像企业所期待的员工了，员工也明显的带有某种企业的"特质"。这就是绩效管理对员工行为的引导结果。

（3）绩效管理可以提高员工的满意度。通过良好的绩效计划、沟通和反馈，不仅让员工参与其中，而且受到尊重，最终帮助员工提高了个人绩效和回报，从而使员工获得了满足感和成就感，提高了满意度。

（4）绩效管理可以为其他决策提供可靠信息。对企业来说，绩效管理可以将组织战略目标转化成为实际的定量目标与定性目标，为组织贯彻落实战略目标提供了途径。为企业制定人力资源规划、培训计划、薪酬体系设计和合理准确地任用员工提供依据，有助于提高学习理念和加强组织文化，提高企业的劳动生产率和竞争力。

3. 绩效管理的特点　绩效管理在实践中有很多的差异性，但是也有一些共同的特点，如：

（1）讲究结果导向。企业的绩效管理中应当采用科学的管理制度和方法，调动员工的工作积极性，最终实现企业整体目标和发展战略。企业实施绩效管理是以实现企业的组织目标和战略为最终目的，以组织目标、部门绩效实现具体考核依据，因此，企业的绩效管理带有明确的结果导向作用。

（2）注重组织绩效。企业绩效管理是通过提高员工的个人绩效为起点，进而提高企业各部门绩效，最终提高组织绩效。因此，企业绩效管理重点要关注员工个人绩效的提高，同时也要重视部门绩效的提高，确保企业最终组织目标得以实现。

（3）重视动态管理。绩效管理由许多环节构成，企业管理者或实施绩效管理的人力资源部门要从战略的高度来看待绩效管理，根据企业所处不同阶段的实际情况强化绩效管理的过程和环节。

（4）关注系统管理。企业绩效管理注重各部门管理人员的人力资源管理责任，他们是人力资源管理的具体执行者。

三、绩效管理在人力资源管理中的地位

企业人力资源管理的目标首先是提高员工的个人绩效，而通过绩效管理得出的个人绩效的评价结果正是对这一核心目标最直接的体现。企业成功实施绩效管理，不但可以提升每个员工的个人绩效，帮助管理者提升管理水平，帮助企业提高管理效率，而且还能通过有效的组织绩效目标分解和落实，最终实现组织的战略目标。

企业绩效管理是人力资源管理工作的核心，它与其他人力资源管理子系统之间存在着非常密切的关系，互相作用、影响，共同构成人力资源管理系统。

工作分析和职务设计是绩效管理的基本依据和必要条件，职位特点决定了绩效考核所采用的方式。职位分析为绩效管理提供的信息包括：工作职责和任务、各项任务所占的比重等。招聘与选拔是实现企业目标的重要手段，通过绩效管理获得的信息可以帮助企业人力资源部门筛选到适宜的人选。由于企业绩效管理的主要目的是了解各部门员工工作状况，进而改进和提高个人绩效。因此，培训开发是企业在绩效考核后的一项重要工作。绩效管理中的评价结果可以帮助人力资源部门确定培训对象及培训内容。企业绩效管理的评价结果还可以提供薪酬管理中所需要的员工的工作绩效、工作能力等各种信息，为员工绩效工资的核发和未来职位晋升、调动等提供决策依据。

第二节　绩效管理的实施

随着时间推移，越来越多的企业管理者发现：绩效管理对于企业目标的实现具有重要价值。于是实施绩效管理的企业也就越来越多，由于一些企业及其管理者对绩效管理的误解也导致了一些新问题。因此，对于如何科学实施绩效管理有必要进行深入讨论。企业的绩效管理首先是通过提高员工的个人绩效，进而促进部门绩效的提高，最终实现企业的组织绩效目标。因此，企业绩效管理不仅是为了提高员工绩效，也是为了促进各级管理人员提升管理水平。企业绩效管理的实施是一个动态的循环系统，具体包括：绩效计划、绩效沟通、绩效考核和绩效反馈以及个人绩效考核结果的应用等。

一、绩效计划

企业实施绩效管理时首先应当做好绩效计划，绩效计划制定的是否科学、合理，直接影响到企业绩效管理的成败。

1. 绩效计划的制定　企业在绩效计划的制定过程中通常可以分为绩效计划的准备、绩效计划的沟通和绩效计划的确定三个步骤。要制定合理有效的绩效计划，需

要先将企业战略目标分解成具体的任务或者部门目标，然后再对各部门的每个岗位进行相应的职位分析、工作分析、任职资格分析等。在完成绩效计划的准备后，部门管理者应该与各员工交流各岗位的工作目标与职责，并根据具体的工作情况来确定个人的绩效标准。绩效计划的成功制定，取决于员工的积极参与和沟通。通过参与制定绩效计划，可以提高员工对绩效计划的认同感，并增加绩效计划的可执行性。

2. 绩效计划的特征

绩效计划具有三个特点：①绩效计划是管理者与员工双向沟通的过程。在双向沟通的过程中，管理者需要向员工阐明组织的整体目标、部门目标、组织对员工的期望、工作标准和工作完成期限等问题。同时员工也应向管理者说明自己对工作目标的认识和计划、在工作中可能遇到的困难等问题。②绩效计划是关于工作目标和标准的契约。绩效计划实际上包含两方面的内容：做什么和如何做，即制定什么样的绩效目标和通过何种手段实现目标。③绩效计划是全员参与的过程。绩效计划需要在人力资源管理专业人员指导下，由员工的直接上级以及员工本人共同参与制定。而不是由组织的最高管理层制定目标再逐级分解到各个管理层和执行层，这种单向的绩效计划指定方式实际上是上级给下级分派任务。

3. 绩效计划的内容 在绩效周期开始时，管理者和员工必须对员工工作目标达成一致。在绩效计划中，至少应包括以下内容：

（1）员工在本次绩效考核周期内所要达到的工作目标。

（2）完成目标的结果可以从哪些方面来考核。

（3）工作完成时限。

（4）员工各项工作目标的权重。

（5）绩效周期内管理人员与员工沟通的方式方法。

二、绩效沟通

绩效目标是否合理关系到员工是否支持、能否通过努力来实现，因此通过绩效沟通可以进一步收集信息，调整企业和个人的绩效目标。因此，绩效沟通主要包括两方面内容：一是持续的绩效沟通；二是绩效信息的收集。

1. 持续的绩效沟通 当绩效计划制定完后，员工就可以开始按照绩效计划开展工作。但这并不意味着绩效计划的执行会完全顺利无误。在整个过程中，管理者能够及时发现问题并及时进行解决，对保证绩效计划的顺利实施是非常重要的。这时，管理者和员工之间的双向沟通就是个非常有效和重要的手段。

（1）持续沟通的目的。持续沟通最重要的目的是及时发现绩效计划实施中存在的问题，并及时采取措施纠正。进行持续的绩效沟通能使管理者了解员工执行绩效计划的情况，如工作开展的进度，员工是否遇到困难等等。也能使员工了解自己绩效执行的信息，如工作进度是否需要调整，工作方法是否符合要求等等。在不断沟通的基础上，管理者可以针对员工的问题进行针对性的指导，帮助员工不断改进与提高，这也是绩效管理的最终目的。

（2）持续沟通的方式。沟通的方式可以分为正式和非正式两种。正式沟通的方式有书面报告、管理者与员工的定期面谈、小组会议等等。非正式沟通没有固定方式，任何非正式的交谈都可以随时传递关于工作和组织的消息，实现沟通的目的。

2. 绩效信息的收集　企业绩效有关信息的收集是一个系统汇集全体员工与工作有关的各种信息和组织绩效管理有关信息的过程。

（1）绩效信息收集的目的。所有的企业决策都需要足够的信息，没有充足的、可靠的信息，企业管理者就无法确定员工的绩效目标和具体绩效评价。因此，绩效信息的收集和分析是实施有效绩效管理的前提。因此可以说，绩效信息收集的目的：提供绩效管理和改善绩效的事实依据，掌握员工与工作有关的知识、行为和技能的客观信息，发现个人绩效实现中的问题及其原因，为实施针对性的培训提供决策依据，也保护争议仲裁中的利益。

（2）绩效信息收集的方法与内容。绩效管理信息收集的方法主要有工作记录法、观察法和他人反馈法。工作记录法是指将员工各种工作表现和结果记录下来的方法。观察法是指各部门的主管人员直接通过观察（并记录）员工在工作中的表现的方法。他人反馈法是通过其他员工的汇报、反映来了解某些员工的工作绩效的方法。在信息收集过程中，为了信息的全面、客观和准确，应当综合应用各种信息收集方法。

绩效信息的内容主要包括：①工作目标或任务完成情况的信息；②来自客户的反馈；③绩效突出和绩效不佳的行为表现；④能帮助管理者和员工找到问题的其他信息。

收集绩效信息应当注意的是，一定要首先收集与关键绩效指标密切相关的信息，同时还要注意收集事实依据，避免主观推断。

三、绩效考核

绩效考核是企业绩效管理中技术性最强的一个核心环节。绩效考核是指考评人员参照员工的个人目标或绩效标准，采用确定的考评方法，对员工的工作任务完成情况、工作职责履行程度等进行评价的过程。

1. 绩效考核的周期和内容　绩效考核的周期和内容的设计一定要与特定的管理目的相互联系。

（1）绩效考核的周期没有统一的规定。可以以某项任务完成的时间为考核周期，也可以按照每月、每季、半年或一年来考核。要注意保持考核的连续性，以及反馈的及时性。

（2）绩效考核的内容应当包括可评价的员工业绩、能力、潜力和工作态度。业绩就是员工职务行为的直接结果。通常我们可以从数量、质量和效率三个方面对员工的工作业绩进行考核。能力一般包括常识、专业知识、技能技术和工作经验等。对能力的考核可以激励员工充分发挥个人特长和能力，并可选拔出有能力的优秀员工。潜力就是一个人潜在的能力。对潜力进行考核就是要通过各种手段了解员工的潜力，找出阻碍员工发挥潜力的原因。不同的工作态度会产生不同的工作结果。对工作态度进行考核就是要引导员工改善自己的工作态度，鼓励那些拥有积极工作态度的员工，如充满干劲、工作热情、忠于职守的员工。

2. 绩效考核的实施原则　为了保证绩效考核的顺利有效进行，应遵守四个原则：

（1）沟通原则。绩效考核是由企业各部门管理者和全体员工共同参与的，应当遵循相互沟通与公开的原则，才能取得大家的认同，才能促进企业各级管理人员与员工的良好沟通与合作。

（2）反馈与提升原则。考核后的结果需要及时反馈，将有利于组织目标实现和提高绩效的行为坚持下来，及时改正问题和纠正不足之处。周期性地对员工进行绩效考核与反馈，可以真正了解员工的潜能，发现绩效计划中的问题，提升组织的整体绩效。

（3）科学性原则。绩效管理中考核指标的确立要遵守科学性的原则。指标必须是通过客观的技术或成熟的评价得到的。不同考核者对同一个员工或部门的考核应该是一致的，所收集到的人员能力、工作结果、工作行为与态度等信息也应该是一致和稳定的。绩效考核的准确性是指考核所获得的信息反映真正的工作业绩的准确程度。

（4）经济性原则。绩效考核的可行性是指任何一次考核所需的时间、人力、物力都是使用者的实际环境所允许的。实用性是指考核的工具和方法应根据不同的考核要求来设计，要反映不同行业、不同部门和不同岗位的特点和要求。

3. 绩效考核的步骤　在进行绩效考核时通常要经过五个步骤。

（1）确定考核目标。绩效考核的对象不同，绩效考核的目的也不同。考核结果对不同的对象产生的影响也不同。因此我们首先要确定考核目标，才能确定如何设计考核方式方法、考核指标等。

（2）建立考核系统。考核系统中要包括合理的考核指标、考核标准，同时也要确定适当的考核主体。

（3）整理数据。在绩效实施与管理阶段收集的数据一般是零散的，在考核过程中要把记录收集的数据归入相应的考核标准和评价级别中，把这些信息变为准确的数据和事实依据。

（4）分析判断。分析判断就是根据组织和被考核对象的特点应用适当的考核方法来确定被考核对象的考核结果的过程。

（5）输出结果。考核完毕后，应得出一个具体的考核结果，并指出绩效优劣的具体原因，运用绩效考核的结果为进一步改善绩效提供依据。

四、绩效反馈

绩效反馈就是根据绩效考核的结果，通过考核者与被考核者之间的沟通，使被考核者了解自身绩效情况。企业与个人共同分析绩效的特点及其原因，找出可以提高下一周期绩效的具体改进方案，推动绩效管理的良性循环。

1. 绩效反馈的目的　绩效反馈最终目的在于进一步提升个人绩效和组织绩效，就具体操作而言还可以实现以下几个特定的目的。

（1）嘉奖被考核者值得肯定的方面。让被考核的员工认识到自己的成就和优点，认可员工的成就和贡献，从而对员工起到积极的激励作用。

（2）指出被考核者有待改进的地方。在没有反馈的情况下，人们无从对自己的行为进行修正，从而无法进一步提高。在反馈中指出被考核的员工存在的不足和需要改进的方面，可以使员工对未来的工作进行修正，不断提高绩效，并确保员工行为朝组织的预设目标前进。

（3）让员工了解自己在本绩效考核周期内的表现。员工通过绩效反馈可以了解自己的业绩是否达到了要求，认清自己的优缺点。同时经过面谈，有利于员工和管理者就考核结果达成一致看法。

（4）协商下一个绩效管理周期的目标与绩效标准。一个绩效考核周期的结束，也是下一个绩效考核周期的开始。在制定新的绩效目标的时候可参照上一个绩效考核周期中存在的问题，这样可以保证员工的绩效有针对性的和持续的改进。

2. 绩效反馈的原则　为了达到绩效管理的良好目标和愿望，反馈是极其重要的，一些不经意的、错误的做法会使绩效管理产生巨大的阻力和反作用，因此，在绩效反馈中应当遵守企业已经成功总结出来的一些经验或原则。

（1）内容具体。在进行绩效反馈时，要提供具体的信息给员工，最好是具体的事件和例子，可以明确指出员工"好在何处"，或者"错在何处"。

（2）确保理解。反馈的内容一定要清楚完整，使用简单易懂、没有歧义的语言，才能够保证反馈内容被接受者全面准确地接收和理解。也只有当被考核者能理解反馈内容时，才能实现绩效反馈的目的。

（3）对事不对人。反馈，尤其是消极反馈，应当是描述性的而不是主观判断性的。反馈针对的是工作本身，而不是个人。

（4）及时。这是指主管人员在意识到员工的绩效执行中出现问题时，就有责任立即去纠正。有效的反馈应当及时迅速，如果能针对员工不当的行为和失误提出及时有效的反馈意见，将会对他改进工作绩效有较大的意义。虽然一般意义上的反馈总是在定期的考核结束后进行，但实践证实最有效的反馈是由一系列持续的非正式的反馈和定期的正式反馈组成。

3. 绩效反馈的方式　绩效反馈主要有两种方式，一是书面报告，二是绩效反馈面谈。反馈面谈是多数组织采用的反馈方式。

为充分实现绩效反馈的目的，管理者在进行反馈面谈前应做充分准备，包括选择合适的面谈时间、地点和环境，收集整理面谈所需要的信息资料等。另外，根据不同的员工类型要选择不同的反馈面谈重点。

4. 绩效考核结果的应用　绩效考核结果能否被有效应用，不仅影响到整个绩效管理系统的运行，也会影响到人力资源管理的其他环节。绩效考核结果主要应用于两个方面：一是通过分析绩效考核结果，识别员工存在的绩效问题，找到产生问题的原因，制定绩效改进计划，以提高员工的工作绩效。二是为人力资源其他的子系统提供依据，如招聘、晋升、培训与开发、薪酬等。

第三节　绩效管理的方法

随着越来越多的企业开始采用绩效管理，人们发现用相同的方式进行绩效管理得到的结果却不尽相同，有的并没有取得预期的结果。其关键在于绩效管理是一个系统工程，尤其是要选择适当的绩效管理方法，才能发挥绩效管理的作用和效益。人们在实践中提炼出来的每一种绩效管理的方法都有其适用性和缺点。要想使评价的结果达到满意的效果，企业必须选择一种适合自己需要的评价方法。这里介绍几种广泛使用的绩效管理方法，包括：目标管理法、关键绩效指标法、平衡计分卡和360 度考核法。

一、目标管理法

目标管理（Management By Objective，MBO）是由彼特·德鲁克（Peter Drucker）1954 年在《管理的实践》一书中提出的。主张企业及其员工实行"目标管理和自我控制"，认为"企业的目的和任务必须转化为目标。企业如果无总目标及与总目标相一致的分目标来指导职工的生产和管理活动，则企业规模越大，人员越多，发生内耗和浪费的可能性越大。"

1. 目标管理法的概念理解　所谓目标管理法，是一种程序或过程，它使组织中的上、下级一起协商，根据组织的使命确定一定时间内组织的总目标，由此决定上、下级的责任和目标，并把这些目标作为组织经营 、考核和奖励的标准。让企业员工在工作中实行"自我控制"，并努力完成工作目标的一种管理制度和方法。

目标管理法属于结果导向型的考评方法之一，以实际产出为基础，考评的重点是员工工作的成效和劳动的结果。

2. 目标管理法的主要特点　目标管理最大的特点就是重视人的因素，强调"目标管理和自我控制"。目标管理是基于 Y 理论，即认为人们能在工作中实行自我控制，满足自我实现的需要。目标管理注重参与管理。目标的实现者同时也是目标的制定者，即由上级与下级在一起共同确定目标。通过让员工参与目标制定，能够激发员工的工作兴趣。

3. 目标管理法的实施步骤　目标管理法的实施会因为企业条件不同而有所区别，但是目标管理法的基本工作流程是一样的，都包括以下五个步骤：

（1）确定组织目标。制定组织一年的工作计划，并确定相应的组织目标。

（2）分解目标。根据组织目标，由各部门上下级共同制定本部门的目标和每一位员工的目标。

（3）实施目标。完成目标主要靠执行者的自我控制，但是管理者要监控目标的执行情况和完成情况，及时采取适当的矫正措施。

（4）考核结果。是将实际达到的目标与预先设定的目标相比较，对各级目标的完成情况进行检查。根据考核结果进行奖罚，并找出未能达标或超过目标的原因。

（5）反馈信息。就是管理者与员工一起回顾整个目标管理执行过程，根据上一次考核的结果讨论制定新的目标以及为达到新目标而可能采取的新战略。

4. 目标确定的原则　目标管理法中最重要的是"目标"的确定，因此，在实施目标管理法时应当注意遵守这样一些原则，以确保目标的准确和实行：①目标要清楚、明确。设置目标时要用管理者和执行者都能理解的语言来表述。②目标要可评估。设置的目标要简单易于考核，最好能用可以量化的指标。③目标要有相容性。个人目标要与流程目标相容，流程目标要与组织目标相容。另外，流程目标之间要相互衔接。④目标要有挑战性。富有挑战性的目标才能激发员工的工作热情和潜能。⑤目标要分主次与先后。对设置的多个目标，要按其重要性分出主次先后，便于员工在工作中抓住重点。

5. 目标管理法的优缺点

目标管理法的运用给企业带来了巨大的效益，也激励了员工。人们认识到目标管理法有这样一些优点：①目标管理明确了工作目标，使员工把主要时间和精力投入到实现这些目标的行为中。②对责任清晰、目标明确的工作，目标管理可以起到立竿见影的效果。③目标管理有助于改进组织结构和职责分工。在层层分解目标的过程中，容易发现组织中存在的授权不足与职责不清等缺陷。④目标管理促进了管理者与执行者之间的意见交流和相互了解，改善了组织内部的人际关系。

当然目标管理法在实践中也出现了一些争议，主要在于一些企业操作中，目标管理使员工在制定目标时，倾向于选择短期目标，而牺牲长期目标。过分强调量化目标和产出，而现实中组织内部许多指标是难以量化的。对人性的假设过于乐观，忽视了组织中部分员工的惰性，会使目标管理的效果大打折扣。这些并不一定是目标管理法的缺点，但在实施中确实存在这样一些问题，也许随着其他手段的配合，人们能够将目标管理法运用的更好。

二、关键绩效指标法

关键绩效指标（Key Performance Indicator，KPI）是指衡量企业战略实施效果的关键指标。

1. 关键绩效指标法概念理解　关键绩效指标法（KPI）就是企业对内部流程中的关键参数进行设置、取样分析，衡量流程绩效的一种目标式量化管理指标，是把企业的战略目标分解为可操作的工作目标的工具，是企业绩效管理的基础。其基本含义包括：①关键绩效指标是衡量组织战略实施效果的关键指标。②关键绩效指标是体现对组织战略目标有增值作用的绩效指标。③关键绩效指标是用于考核和管理员工绩效的可量化的或可行为化的标准体系。④关键绩效指标是进行绩效沟通的基石。

通过在关键绩效指标上达成承诺，管理人员与员工就可以进行工作期望、工作表现和未来发展等方面的沟通。KPI 可以使部门主管明确部门的主要责任，并以此为基础，明确部门人员的业绩衡量指标。建立明确的切实可行的 KPI 体系，是做好绩效管理的关键。关键绩效指标是用于衡量工作人员工作绩效表现的量化指标，是绩效计划的重要组成部分。KPI法符合一个重要的管理原理——"八二原理"。在一个企业的价值创造过程中，存在着"80/20"的规律，即20%的骨干人员创造企业80%的价值；而且在每一位员工身上"八二原理"同样适用，即80%的工作任务是由20%的关键行为完成的。因此，必须抓住20%的关键行为，对之进行分析和衡量，这样就能抓住业绩评价的重心。

2. 关键绩效指标法操作步骤 关键绩效指标法操作步骤有以下四个：

（1）确定工作产出。由于关键绩效指标体现了绩效对组织目标增值的部分，是针对组织目标起到增值作用的工作产出来设定的，因此确定工作产出是关键绩效指标设计的第一步。企业都有明确的组织绩效目标，在保证职位工作产出与组织目标一致的前提下，将组织绩效目标逐级细分，尤其是关键环节的自上而下逐步确认增值产品，然后通过绘制客户关系图确定工作产出，并按照重要程度为各项工作产出设置权重。

（2）初步建立关键绩效指标。关键绩效指标通常有四种类型：数量（如产量、销售额等）、质量（如合格率、破损率等）、成本（如单位产品的成本、投资回报率等）和时限（如及时性、供货周期等）。在确定关键绩效指标时要遵循 SMART 原则，即 S，specific，明确具体的；M，measurable，可度量的；A，attainable，可实现对；T，time – bound，有时限的。

（3）审核关键绩效指标。目的是为了确认建立的关键绩效指标是否能全面、客观地反映被考核者的工作绩效，以及是否适用于考核操作。

（4）公布实施。对于经过一系列严格评价论证、并且被批准的关键绩效评价指标体系，给予公布实施，形成企业管理者和员工的目标准则。

3. 关键绩效指标法的优缺点 关键绩效指标法是人们实践中提炼出来的一种较好的绩效管理方法，也得到了广泛的应用，其最大的优点在于：①目标明确，有利于公司战略目标的实现。KPI 是企业战略目标的层层分解，通过 KPI 指标的整合和控制，使员工绩效行为与企业目标要求的行为相吻合，不至于出现偏差，有力地保证了公司战略目标的实现。②提出了客户价值理念。提倡的是为实现企业内外部客户价值的思想，对于企业形成以市场为导向的经营思想是有一定的提升的。③有利于组织利益与个人利益达成一致。系统性地指标分解，使公司战略目标成了个人绩效目标，员工在实现个人绩效目标的同时，也是在实现组织总体的战略目标，达到组织与员工共赢的结局。

关键绩效指标法在应用中的困难或缺点在于KPI指标比较难界定。KPI 更多是倾向于定量化的指标，这些定量化的指标很难界定。而且 KPI 会使考核者误入机械的考核方式过分地依赖考核指标，而没有考虑人为因素和弹性因素，会产生一些考核上的争端和异议。因此，KPI 并不是所有岗位都适用。

三、平衡计分卡

平衡计分卡（Balanced Score Card，BSC），是由哈佛商学院的罗伯特·卡普兰

（Robert S. Kaplan）教授和复兴全球战略集团创始人兼总裁大卫·诺顿（David P. Norton）创建的一套新的绩效评价体系，它能帮助企业有效地解决绩效考核和战略实施两大问题。

平衡计分卡通过在组织的财务目标和战略目标之间建立联系来支持业务目标的实现。它将组织战略置于被关注的中心，通过建立平衡计分卡，上层管理的远景目标被分解成一些考核目标，员工通过对照这些考核指标来规范自身行为，这样就使得上层的远景目标与员工的具体工作结合起来，实现个体与组织目标的统一。

1. 平衡计分卡的概念理解　平衡计分卡是从财务、客户、内部运营、学习与成长四个角度，将组织的战略落实为可操作的衡量指标和目标值的一种新型绩效管理体系。设计平衡计分卡的目的就是要建立"实现战略指导"的绩效管理系统，从而保证企业战略得到有效的执行。因此，人们通常称平衡计分卡是加强企业战略执行力的最有效的战略管理工具。

平衡计分卡在传统的财务考核指标的基础上，兼顾了其他 3 个重要的方面：客户层面、内部流程层面和学习与成长层面。

（1）财务层面。作为市场主体，企业生存和发展的基础是盈利。因此，平衡计分卡的财务层面的最终目标就是利润最大化。企业的财务绩效可以通过增长收入和改进生产率来得到改善。

（2）客户层面。企业为获得长远的财务绩效，就必须创造出让客户满意的产品和服务。客户层面的指标包括客户满意度、客户保持率、市场份额等等。

（3）内部流程层面。平衡计分卡从满足投资者和客户需要的角度出发，从价值链上针对内部的业务流程进行分析，考虑组织要在那些流程上表现优异才能实现组织战略和关键的财务及客户目标。

（4）学习与成长层面。平衡计分卡强调的是未来投资的重要性，更关注员工系统和业务流程的投资，注重分析满足需求的能力和现有能力的差距，将注意力集中在内部技能和能力上。

2. 平衡计分卡的特点和作用　平衡计分卡使企业能够把产出（Outcome）和绩效驱动因素（Performance Driver）串联起来，以衡量指标与其量度作为语言，把组织的使命和策略转变为一套前后连贯的系统绩效评核量度，把复杂而笼统的概念转化为精确的目标，藉以寻求财务与非财务的衡量之间、短期与长期的目标之间、落后的与领先的指标之间以及外部与内部绩效之间的平衡。

平衡计分卡的特点有：

（1）平衡计分卡是一种绩效考核体系。平衡计分卡是根据组织的战略而设计的系统的评价指标体系，是一套完整的组织绩效考核系统。

（2）平衡计分卡是一种战略管理系统。平衡计分卡使组织对战略达成共识并将其转化为四个层次的目标、指标和目标值。通过建立各个层次的平衡计分卡，使员工在一套考核指标的引导下努力工作从而实现战略目标。

（3）平衡计分卡是一种沟通的工具。平衡计分卡是用来阐明组织战略，使个人、部门和组织为实现一个共同的目标而努力。因此平衡计分卡被视为一个传播、宣讲和学习组织战略和愿景的系统。

（4）平衡计分卡强调"平衡"的重要性。与其他绩效管理方法不同，平衡计分卡强调平衡，即财务指标和非财务指标的平衡、组织内外的平衡、领先指标和滞后指标的平衡以及长期目标和短期目标的平衡。

（5）平衡计分卡强调因果关系的重要性。平衡计分卡不是指标的简单混合，更不是主观臆断的结果，而是根据组织战略和愿景，由一系列因果链条贯穿起来的一个有机整体。

平衡计分卡的主要作用有三个方面：①平衡计分卡使得传统的绩效管理从人员考核和评估的工具转变成为战略实施的工具。②平衡计分卡使得领导者拥有了全面的统筹战略、人员、流程和执行四个关键因素的管理工具。③平衡计分卡使得领导者拥有了可以平衡长期和短期、内部和外部，确保持续发展的管理工具。平衡计分卡被誉为近75年来世界上最重要的管理工具和方法。

3. 平衡计分卡实施的四个步骤　平衡计分卡法的核心思想是通过财务、客户、内部流程和学习与成长四个方面之间相互驱动的因果关系，实现从绩效考核到绩效改进以及从战略实施到战略修正的目标。它的实施分为以下四个步骤：

（1）说明愿景。向组织各层级部门和员工说明组织的使命和战略，以达成共识。

（2）沟通与联络。组织上下均因交流各自的目标，保证各个层级均能理解组织长期战略的方法，并能使部门和个人的目标与战略一致。

（3）规划与设定目标。按照平衡计分卡设定的计划作为分配资源和设定有限次序的基础，整合各部门的经营计划和财务计划，推动管理人员向他们的长期战略目标前进。

（4）策略的回馈与学习。组织将从财务、客户、内部流程和学习与发展四个层面来考核绩效，及时修改和调整战略。

4. 平衡计分卡的优缺点　平衡计分卡以公司的竞争战略为出发点，可以使公司的领导层重新审视并明确公司的发展战略，将战略目标与部门和个人目标紧密相联；平衡计分卡不仅强调短期目标与长期目标间的平衡、内部因素与外部因素之间的平衡，也强调结果的驱动因素，因此平衡计分卡是一个十分复杂的系统；平衡计分卡从财务、客户、内部流程和学习与成长四个方面进行全面动态的评估，克服了传统绩效评估方法只关注财务指标的弊端。但是与关键绩效指标相比，指标的创建和量化是比较困难的。例如客户忠诚和满意程度、员工满意程度等指标的定量评价问题。而且平衡计分卡主要还是应用在公司业绩的评价方面，如何与员工绩效联系，还需要借助关键绩效指标来搭建桥梁。

四、360度绩效考核法

360度考核是由被誉为"美国力量象征"的英特尔公司（Intel）首先提出并加以实施的。

1. 360度绩效考核法的概念理解　360度绩效考核法，也叫全方位绩效考核法。

是由被考评人的上级、同事、下属、本人和客户等，分别匿名对被考评者从各个角度进行全方位评价的一种绩效考核方法。考评的内容涉及到被考评人的管理绩效、专业绩效、业务绩效、工作态度和能力等方面。它强调从与被考核者发生工作关系的多方主体那里获得被考核者的信息，强调服务对象的评价权重最大。考评结束后，人力资源部门通过预先制定的反馈程序，将整理出的考评结果反馈给本人，从而达到改变行为，提高被考评人工作绩效的目的。

2. 360 度考核法的基本内容　360 度绩效考核法的基本内容包括以下四个方面：

（1）员工自我评价。所谓员工自我评价是指员工通过自己在工作期间的绩效表现来评估自己的能力并根据评估结果设定未来的目标。由于是员工自己寻找自身不足，所以更愿意加强和改进。

（2）同事的评价。所谓同事评价指的是同事之间互相评价绩效。由于在许多情况下，上下级之间的相处时间与沟通机会没有下级之间多，所以同事之间更加了解，他们的互评有时候会比上级对下级的评价更加客观。同事评价中也包括下属的评价。下属评价其上司的过程也称为向上反馈（upward feedback）。通过下属的评价和反馈，上级主管可以清楚地知道自己管理能力有待改进和加强的地方，同时，如果管理者的自评和下属对其的评价之间落差较大，管理者还可以找出其深层原因并加以改进。因此，人力资源管理专家认为，下属对上级主管评价的绩效评估方式在对于开发管理者发展潜能上是非常有价值的。

（3）客户的评价。客户的评价对于服务业、销售业的从业人员尤为重要，因为客户最了解员工营销绩效和客户服务等方面的态度和表现，所以相关部门或相关员工的绩效考评应列入客户对其的评价。

（4）多主管的评价。包括直接主管评价和其他主管评价。主管的评价是绩效考评中最常用的方式，一般情况下，员工的绩效评估都是由主管执行的。因此主管必须熟悉绩效考核流程和考评方法，并善用针对绩效评估的结果与下属做绩效沟通并对其进行指导，开发下属的工作潜能。多主管的评价适用于员工可能会同时与多个主管工作的情况，所以在绩效考核的时候需要运用多主管的绩效评估方式，即每个主管在合作方案结束之后对员工的绩效做出评估。又如很多企业在各地都设有分部或办事处，所以相关员工经常在两地或多地工作。这时也需要多个主管对该员工的绩效进行评估。此外，多主管多角度的评估，使得员工的绩效评估结果更加客观真实。

3. 360 度考核法的优缺点　360 度绩效反馈虽然具有全员参与管理、信息收集全面、能分散管理者日常管理压力等优点，但在实践中，360 度考核法往往造成公司的人际关系紧张。另外，该考核方法还经常出现评估结果的可信度低、员工可能会相互串通起来集体作弊；来自不同方面的意见可能会发生冲突；在综合处理来自各方面的反馈信息时比较棘手；评估过程复杂、统计工作繁杂等问题。但也有实践证明它在对高层管理者的评估上效果不错。

绩效管理的方法随着实践的不断发展也在变化，除了上面四种影响比较大、应用比较广泛、效果得到公认之外，还有一些绩效管理的方法也有出现，并且在一定范围内也取得了较好的效果如标杆管理、关键事件法、量表法等。这里也作一简单介绍。

（1）标杆管理。标杆管理（Benchmarking）又称基准管理，起源于20世纪70年代末80年代初。首先开辟标杆管理先河的是施乐公司。施乐公司将标杆管理定义为"一个将产品、服务和实践与最强大的竞争对手或是行业领导者相比较的持续流程"。标杆管理的核心是向业内或业外最优秀的企业学习，通过学习企业重新思考并改进经营实践，创造自己的最佳实践。

（2）关键事件法。1954年美国学者弗拉赖根（Flanagan）和伯恩斯（Baras）共同创立了关键事件法（Critical Incident Method），通过从直线管理者或员工那里收集到的有关工作表现的特别范例进行评价。因此，关键事件法是由考核者通过观察、记录被考核者的关键事件，而对被考核者的绩效进行考核的一种方法。关键事件是指那些会对组织或部门的整体绩效产生积极或消极影响的重大事件，强调的是代表最好或者最差表现的关键事例所代表的活动，一般或平常的工作表现不在考虑范围之内。

（3）量表法。量表法需要将绩效考核的指标和标准制作成量表，并将一定的分数或比重分配到各个绩效考核指标上，然后由考核者根据被考核者在各个考核指标上的表现情况，对照标度的标准对被考核者做出判断并打分，然后汇总计算出总分，得到最终的绩效考核结果。绩效考核指标有四个构成要素：指标的名称、定义、标志和标度。实际上，量表法就是将考核的这四个要素设计成表格进行考核的一种方法。

第四节　绩效管理体系设计

绩效管理体系是组织管理的中心环节，是推动组织成长的"引擎"，没有建立绩效管理体系或没有完善的绩效管理体系，就无法激发组织员工的工作热情与创造性，最终将使组织走向衰落，或失去成长机会。绩效管理是现代组织管理工作的中心，组织必须将建立绩效管理体系作为最重要最根本的任务。

案例分析：辉瑞并购惠氏后绩效整合的成功

全球范围内医药企业之间的并购数量不断增加，但研究结果表明，医药企业并购取得成功的概率很小。调查结果显示，在中国企业的并购中，70%左右是以失败告终的。根据麦肯锡和科尼尔两家知名管理咨询公司的分析，企业并购失败问题主要出自管理整合阶段，其中六七成是由于绩效整合出现问题。就算是并购重组成功的企业，也只有57%的收购企业员工认为并购之后的绩效管理既公平又有激励作用，39%被并购企业员工有相同的回应。

2009年10月16日，辉瑞公司宣布，包括中国商务部在内，澳大利亚、加拿大和美国的有关部门均已批准了辉瑞公司对惠氏并购申请，惠氏正式成为辉瑞的全资子公司，而辉瑞也将成为中国大陆最大的外资医药企业。

并购后的企业在很长一段时间内将处于整合期，包括财务整合、项目整合、企业文化整合、人力资源整合等。处在这样一个敏感时期，公司的整体绩效、部门绩效、团队绩效、个体员工绩效的考核还需要正常进行。那么如何在并购后顺利开展绩效管理呢？

在并购惠氏之后，辉瑞公司委任原惠氏中国区总裁吴晓斌担任新辉瑞中国区总经理一职，并在整合之初的第一次员工大会上就制定了新企业的短期和长期规划，确定组织结构，人员定岗定编，更为重要的是确立了明确的绩效管理的战略定位。让员工能够清楚地知道该做什么，该怎么做。

到现在，事实证明辉瑞并购惠氏是成功的。

分析问题：

1. 辉瑞公司并购惠氏后，为什么首先确立了绩效管理的战略地位？
2. 建立一个有效的绩效管理体系，首先应做什么？

一、绩效管理体系设计的目标和内容

1. 绩效管理体系设计的目标　绩效管理体系是推动和保障绩效管理良好实施的重要管理机制。绩效管理体系设计的目的体现在：

（1）通过全面绩效管理系统的实施，依据考核结果和反馈信息，为员工提供激励，并帮助每个员工提高工作绩效与工作胜任力，建立适应企业发展战略的人力资源队伍，以保证组织整体目标的实现，提高企业在市场竞争中的核心竞争力。

（2）通过绩效管理系统的实施，促进管理者与员工之间的沟通与交流，建立开放、积极参与、主动沟通的企业绩效文化，形成具有激励作用的工作气氛，增强企业凝聚力。

（3）完善人力资源管理体系，提升员工绩效管理水平，改善组织的管理过程，促进组织管理的科学化和规范化。

2. 绩效管理体系设计内容

在进行绩效管理体系设计时，首先要了解绩效管理体系的组成部分有哪些。一个完整的绩效管理体系必须包括以下几部分：

（1）合适的绩效管理方法。绩效管理的方法多种多样，不同的方法有不同的特点和适用性。科学地选择适合组织发展需要的绩效管理方法，可以保证绩效管理的可操作性，也可保证实现绩效管理的目标。

（2）绩效管理流程。绩效管理体系是按照绩效管理的流程来运行的。作为绩效管理体系的重要组成部分，绩效管理的流程通常包括：绩效计划、绩效实施与管理、绩效考核、绩效反馈以及绩效考核结果的应用。

（3）绩效管理制度。制度是保证绩效管理体系有效运行的前提。有效的制度能促使绩效管理实施的制度化、规范化和科学化。绩效管理是制度文化的一部分，而制度文化又是企业文化的一个重要层面。制度文化包括领导体制、企业的组织结构及企业的管理制度。其核心是企业的管理制度，而绩效管理制度又是企业众多管理制度中十分重要的一项。在绩效管理制度中要明确员工绩效管理的程序、指标体系的设计、考核工具和方法的选择等。

（4）申诉机制绩效。管理实施过程中，必然存在员工不满考核结果且绩效反馈不顺畅的情况，从而影响绩效管理的进程和效果。因此有必要导入申诉机制，以确保绩效考核的公正、合理。

二、绩效管理体系设计的要求和职责划分

1. 绩效管理体系设计要求 绩效管理体系设计是一件复杂的事情，设计时必须遵守或达到以下要求：

（1）绩效管理体系设计必须从组织战略目标出发，围绕提升组织的核心能力进行。

（2）组织的战略目标需要各种能力和知识的综合作用才能实现，因此，绩效管理体系必须反映这种要求，体现在考核指标上，就不仅要设计定量指标、还需要定性指标，力求全面反映组织战略目标的要求。

（3）组织战略目标的实现需要组织持续不断地努力。绩效管理体系要实现组织目标，就要注意两个环节：一是绩效管理指标的确定。在绩效管理指标确定的过程中要对组织的竞争力和战略目标进行分析讨论，是组织管理人员统一认识的过程。二是沟通反馈。沟通反馈应贯穿于绩效管理的各个环节，确保整个绩效管理系统顺利运行。

（4）随着外部环境的不断变化，绩效管理体系也应配合组织战略目标和发展需求的改变而改变，不能僵化。

2. 绩效管理体系设计中的职责划分

（1）高层管理者的职责。绩效管理体系建立与实施的过程中，高层管理者往往是绩效管理体系的主要倡导者和推动者，从组织层面决定绩效管理的目标和方向。高层管理者在绩效管理体系中的主要职责有五个方面：传达并解释组织的战略目标、经营重点和绩效衡量的标准；推进绩效管理体系的实施；确定组织的发展战略和绩效管理结合的方式；确定绩效管理的总体原则；协调各方面在绩效管理过程中的努力程度。

（2）人力资源部的职责。人力资源部是绩效管理体系的设计者和实施者，其扮演的是政策的制定者和参谋的角色，并被授权以协助和建议的方式支持部门主管去实现组织的基本目标。人力资源部在绩效管理系统中的主要职责也有五个方面：组织和统筹安排绩效管理体系的设计开发；选择绩效管理工具；提供系统实施的技术培训；监督和评估绩效管理体系的实施情况并不断改进体系；将绩效管理系统与其他人力资源管理的子系统联系起来。

（3）部门主管的职责。部门主管在绩效管理体系中起着承上启下、沟通与衔接

的作用。在整个绩效管理过程中负责沟通、指导以及督促任务的完成。其在绩效管理体系中的主要职责有四个方面：向员工说明组织目标，并与员工共同制定具体可衡量、通过努力可实现的目标；经常与员工进行沟通，了解员工的想法与困难，并及时给予帮助和指导；考核员工绩效并及时反馈信息，给出改善的建议；引导员工主动提高个人能力，为组织创造更大的价值。

（4）员工的职责。在绩效管理实施过程中，员工是目标任务的具体执行者，让员工参与绩效标准与目标的制定，了解组织的发展目标是十分必要的。员工在绩效管理体系中的主要职责有四个方面：理解当期的组织目标，清楚自己的绩效目标；了解直接主管对自己的期望与对自己的工作绩效评价；制定与组织目标一致的工作目标和工作计划；主动发展和提高自己的能力以满足组织的期望并适应未来的发展要求。

三、绩效管理体系的设计步骤

绩效管理体系的设计一般有五个重要的步骤：

1. 确定组织战略目标　战略目标是企业发展的指明灯，确定组织的战略目标通常需要明确组织的使命，愿景及核心价值观，并对组织所处的外部竞争环境、内部资源及能力进行分析，针对组织进行 SWOT 分析、财务目标与业务组合分析、行业关键成功因素及核心竞争力分析，只有在认真完成相关战略分析的基础上，才能够确定适合组织发展的战略目标。

明确组织的战略发展目标的主要目的是：在树立企业使命、愿景与核心价值观的基础上，对公司整体发展战略、业务战略、职能战略以及战略环境进行细致描述及深刻讨论，使得企业的各类战略目标能够被组织成员充分理解、拥护且为之奋斗，进而履行组织使命，达成组织愿景并且践行核心价值观。确定组织战略目标，是构建高效的绩效管理系统的基础，只有在明确了方向之后，才能设计出能够有效支撑战略执行的绩效管理体系，从而引导组织各项活动有序且系统地围绕着战略而展开，增强企业战略的辐射能力。

2. 分析组织绩效管理现状　对组织所实行的绩效管理现状进行系统分析是设计高效绩效管理体系的关键环节。经过客观的综合检测及全面扫描，组织绩效管理体系中的漏洞与弊端将浮出水面，能够帮助组织的领导与管理者认知现有的绩效管理体系的不足，进而改进绩效管理体系以更有效地支撑组织战略目标的实现。

3. 制定绩效管理体系制度　绩效管理是一个系统工程，它不是任何单一部门的责任，它需要组织中各个部门的协同努力与真挚沟通。绩效管理体系制度能够将组织的战略发展目标细化成各类可评估的子目标，能够促使组织内所有部门参与绩效管理，并可将绩效管理系统化、规范化及科学化。绩效管理体系制度是将各种绩效管理手段与工具付诸实施的重要途径，通过制定制度参与各方的深入沟通及讨论，形成了具有约束性及公示性的组织行为准则，使得绩效管理与监督惩罚措施、员工激励及价值导向相结合，是绩效管理在组织实际运营过程中的集中体现。

4. 建立绩效管理流程　绩效管理流程通常包括绩效计划的设立、绩效计划的实施与管理、绩效考核、绩效反馈四个方面。它们相互联系，共同推动组织实现组织战略发展目标。首先，绩效计划的设立应与组织战略规划的方向、节奏及周期相联系，应在战略规划的基础上制定绩效计划，做到有的放矢。其次，绩效计划的实施与管理应渗透到组织的每一个角落，将组织中的各个组成部分都纳入到绩效管理之中并为组织的战略目标而服务。再次，绩效考核，作为绩效管理流程中的关键环节，它对绩效计划中各类关键指标的完成程度加以评估，是促进组织完成各类指标的重要手段，它不仅是合理使用人才的基础和岗位结构调整的重要依据，也是激励员工奋进的动力和实施人才培训的可靠依据。最后，绩效反馈，绩效反馈是绩效管理过程中的一个重要环节。它主要通过考核者与被考核者之间的沟通，就被考核者在考核周期内的绩效情况进行沟通，在肯定成绩的同时，找出工作中的不足并加以改进。绩效反馈的目的是为了让组织成员了解自己在本绩效周期内的业绩是否达到所定的目标、行为态度是否合格，让管理者和成员双方达成对评估结果一致的看法。双方共同探讨绩效未合格的原因所在并制定绩效改进计划，同时，管理者要向成员传达组织的期望，双方对绩效周期的目标进行探讨，最终形成一个绩效契约。

5. 评价绩效管理体系　绩效管理体系评价是对组织的绩效管理进行再审视，表现在执行绩效管理的同时不断评估绩效管理的效益与效率，通过绩效改进与绩效提升的方式使得组织的绩效管理形成闭环系统，表现为一个不断强化的正反馈上升过程。绩效改进包括绩效诊断与绩效辅导，实质上是绩效管理下一发展的方向盘，通过对整个绩效体系的系统性评估，与目标标准及历史成绩进行对比，找出症结所在，为进一步的绩效管理的发展指明方向。绩效提升包括绩效管理总结及重起绩效管理流程循环，这是在绩效改进的基础上，进行新的绩效管理尝试，是一个不断学习、追求卓越过程的周期触发点。

绩效管理体系的设计步骤环环相扣，在绩效管理的实践中应将各个步骤作为一个统一的整体进行系统性思考，以达到设计的预期效果。

思考题

1. 名词解释

绩效、绩效管理、目标管理、关键绩效指标

2. 问答题

（1）企业为什么要实施绩效管理？

（2）绩效管理有哪些流程？

（3）绩效管理的方法有哪些？主要优缺点是什么？

（4）绩效管理和绩效考核的区别与联系在哪里？

第八章

薪酬管理与福利

【学习目标】

本章介绍了薪酬及薪酬管理的相关概念，薪酬管理的具体流程，岗位评价与岗位评价体系，薪酬管理体系的三大类型，员工福利计划与社会保险的具体内容。通过本章的学习，使读者全面地了解薪酬管理与员工福利的相关理论知识，及其对于企业员工乃至医药企业发展的重要性。

【学习要求】

1. 了解：薪酬管理的理论基础，评价指标，评价标准，数据整理，福利重要性，社会保险内容，社会保险与商业保险的区别；

2. 熟悉：薪酬调查，岗位评价作用，福利定义、内容，弹性福利计划，社会保险定义；

3. 掌握：薪酬定义、分类，薪酬调整，薪酬管理定义，岗位评价定义、特点，薪酬管理体系定义、类型；

4. 重点掌握：薪酬作用，薪酬影响因素，薪酬管理的流程，薪酬体系设计原则。

案例导入

A公司是集药品研发、生产于一体的国有制药企业，产品主要集中在心脑血管疾病的防治领域，盈利水平稳步上升。A公司出于应对市场竞争的考虑，进行了业务重组和组织结构调整，并且实行了扁平化管理，将原来的26个处室合并整合成9个部门，使得原来的管理层级从11个降为了8个。

A公司长期采用岗位技能等级工资制：在总体上呈现典型倒"Y"模式的工资结构，覆盖管理、研发、生产、销售四大系统岗位。在此模式下，员工薪酬水平的增长并非以业绩考核为依据，而必须以管理层级的上升为前提；另外技能工资的比重也偏高，由于技能工资主要与职称相挂钩，从而使同一岗位相同绩效的员工薪酬水平因职称、资历不同而差距较大。实行扁平化结构改革，可以减少公司中高层管理岗位，进一步加大靠晋升管理级别而提高薪酬水平的操作难度。很多毕业生在工作一两年、掌握核心技术后就离开公司，对公司造成研发、销售人员梯队的断裂、核心技术的流失以及市场占有份额的逐步下降等影响。2005年至今，A公司所招聘的应届毕业生中，已经有47%离开。其中：管理岗位占5%、研发岗位占51%、生产岗位占8%、销售岗位占36%。为此，A公司付费进行了制药行业薪酬调查，调查结果却显示该公司销售类岗位、核心技术、研发类的员工薪酬水平普遍处于市场较高水平。

A公司如何通过薪酬管理改革解决人才稳定和激励问题？假如您作为A公司人力资源部管理者，会对公司的薪酬管理改革提出怎样的建议？

第一节　薪酬管理理论概述

薪酬管理是指企业在经营战略和发展规划的指导下，综合考虑内外部各种因素的影响，确定自身的薪酬水平、薪酬结构和薪酬形式，并进行薪酬调整和薪酬控制的整个过程。薪酬管理对于企业人力资源管理极其重要，它反映了企业人力资源管理的竞争力，影响着员工的积极性和满意度。薪酬管理理论认识经历了一个漫长的过程，积累了解决各种环境条件下企业人力资源问题的丰富经验和智慧，为今天企业的薪酬管理奠定了基础，提供了良好的指导。

一、薪酬

薪酬管理的一项重要内容是确定自身的薪酬水平、薪酬结构和薪酬形式，并进行薪酬调整和薪酬控制。因此，有必要先了解和定义什么是薪酬，以及它对于人力资源起着何种作用等。

1. 薪酬的定义　薪酬是指用人单位以现金或者现金等值品的任何方式付出的报酬，其实质是一种公平交易或交换关系，是员工在向用人单位让渡其劳动或者劳务使用权后获得的报偿。包括员工从事劳动所得的工资、奖金、津贴、提成以及以其他形式表现的各项利益回报的总和。

2. 薪酬的类型　薪酬一般可以分为经济性薪酬、非经济性薪酬。

（1）经济性薪酬。经济性薪酬通常由固定薪酬、变动薪酬以及员工福利三部分构成。

固定薪酬是指企业以员工所在的岗位或者具备的技能或能力为根据，向员工支付的相对稳定的报酬。固定薪酬相对固定不变，但也会根据具体情况变化作出相应的调整。其变动的主要依据包括：市场基准薪酬水平的变动、消费价格指数的变动、确定薪酬的基础发生变化。

变动薪酬则是指员工的薪酬随着员工绩效的变动而发生变动的部分，也可称为绩效奖金。变动薪酬的目的是尊重个人劳动，承认员工的贡献，鼓励先进以及鞭策落后。绩效奖金可以设计针对个人绩效和群体绩效的奖励，同时也可以设计长期绩效奖励和短期绩效奖金。

员工福利是企业薪酬体系中的一个重要的组成部分，它是企业为满足员工的某种需要，从而向员工个人及其家属提供的除直接货币薪酬以外的实物与服务等一切待遇。它一般包括非工作时间付薪、向员工个人及其家庭提供的服务、人寿保险、健康及医疗保健以及法定和企业补充养老金等。福利是指企业为改善以及提高员工的生活水平、增加员工的生活便利度、对员工给付的经济待遇。

（2）非经济性薪酬指无法用货币等手段来衡量，但会给员工带来心理满足效用的一种报酬方式。此类薪酬越来越得到管理者和员工的重视，如工作成就感、社会地位、实现个人价值、舒适的工作环境等。

上述概念之间的内在关系可以用下图 8 - 1 表示：

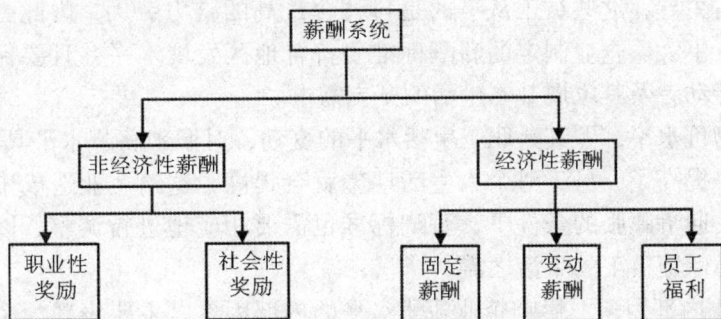

图 8 - 1　薪酬分类结构图

3. 薪酬作用　薪酬在人力资源管理中具有重要的影响，对于人力资源起着多方面的作用。

（1）保障作用。员工付出一定量的有效劳动后，企业根据其提供的劳动数量与质量，通过薪酬形式对其劳动消耗给予必要补偿，从而保证劳动力再生产的需要。

（2）调节作用。通过调节薪酬关系的方式，加强企业内部人员的合理交流，实现引导劳动者加强学习、创造劳动价值、提升技能、调节企业内部人事关系平衡、优化员工整体素质结构、增加企业核心竞争力的作用。

（3）激励作用。员工完成工作情况的表现，最终获得绩效的结果，绩效管理与薪酬管理相结合，使得绩效好的员工会得到奖励。这种奖励使员工获得经济性满足的同时，充分发挥了激励的功能，进一步激发其工作积极性，提高其工作效率和个人绩效，促进企业目标的实现，为企业进一步发展提供持久的动力。

4. 影响薪酬的因素　影响企业薪酬水平的因素有很多，也很复杂。一方面因为薪酬在人力资源管理中的巨大作用，希望提高薪酬；另一方面提高薪酬也意味着增加了企业的人力资源成本，在决策上存在着冲突和博弈。最终影响企业决策的因素可以分为两大类：企业的外部因素和内部因素。

（1）企业外部因素　影响企业薪酬水平的外部因素，主要有市场劳动力供求状况，国家的法规政策以及地区及行业特点等。

首先，市场人力资源供求情况。当外部市场人力资源供给远远大于市场需求，则单个企业的薪酬水平也可以降低；反之则必须提高薪酬才能得到足够的人力资源。

其次，国家政策法律的要求。政府将通过立法来规范企业的分配行为，进而直接影响企业的薪酬水平，例如最低工资制度及其标准。政府对企业薪酬水平的干预，还表现为以培育、发展以及完善劳动力市场为中心，用宏观经济政策调节劳动力供求关系，引导市场，进而间接影响企业薪酬水平。此外，政府的税收补贴政策也会间接影响企业的薪酬水平。

第三，地区和行业差异的影响。沿海与内陆发展的地区差异，基础行业与高科技新兴行业之间的差异，必然会反映到薪酬水平上来。在劳动密集型的企业中，员工主要从事简单的体力劳动，劳动成本在总成本中占很大比例；在高科技企业中，高技术员工占主导，这些员工从事的是科技含量高的脑力劳动，因此劳动力成本在总成本中比重不大。企业制定的薪酬标准要符合地区发展水平并且要保证支付的薪酬能够维持劳动者及其家属基本生活的开支需求。

第四，物价水平，尤其是职工生活水平的变动，对职工薪酬水平具有重大影响。当地生活水平提高了，员工对个人生活期望就会提高，这给企业造成了较高的薪酬压力。在存在通货膨胀的条件下，薪酬标准也需要相应地进行调整，以维持员工的生活购买力，保证员工的生活之需。

（2）企业内部因素　影响企业薪酬水平的内部因素，主要表现为企业整体因素和员工因素两方面。企业整体因素包括企业的经营战略、财务状况和员工因素。

企业在不同的发展阶段会根据自身的发展远景和市场竞争力而采用不同的经营策略和发展战略，从而直接决定了企业薪酬管理方面的操作空间。

企业支付薪酬时，需要根据员工的价值贡献、岗位作用、知识技能和绩效情况等方面的因素进行综合考虑，需要以贡献价值、作用大小为依据发放薪酬，不能搞平均分配主义。但是一些财务状况好的企业，其薪酬水平远比财务状况差的企业要高，而且带有企业内的更高水平上的"平均主义"特点。当然财务状况是一个动态的因素。从动态性上看，能够影响企业经济效益的各因素，同时也是决定薪酬水平高低的重要因素。下列因素将会对企业的薪酬水平产生影响：企业拥有人才的数量和质量，企业劳动生产率的变动，原材料价格的变化，产品的销售状况，新产品的开发和试制以及企业劳动管理水平等，这些都是对薪酬水平的重要影响因素。另外，薪酬的分配形式应该与企业总体劳动特点和企业内各类人员的劳动特点相适应。员工福利及各种优惠待遇水平，如企业向员工提供免费午餐、住宿、带薪休假旅游等，将会对薪酬支付结构及水平产生影响。

员工因素是指员工的资历、经验、潜力、技能也会影响薪酬的设定。尤其是当企业希望员工能够进行某种行为，那么它就必须在员工一出现这种行为时，就给予该员工以奖励。因此，员工的个人业绩水平也是薪酬设定的重要影响因素。

```
                    ┌ 劳动力市场供求状况
            外部因素 ┤ 国家政策与法规
   薪        │       │ 地区与行业差异
   酬        │       └ 物价水平
   影  ┤
   响        │       ┌ 企业经营战略
   因        └ 内部因素 ┤ 财务状况
   素                  └ 员工因素
```

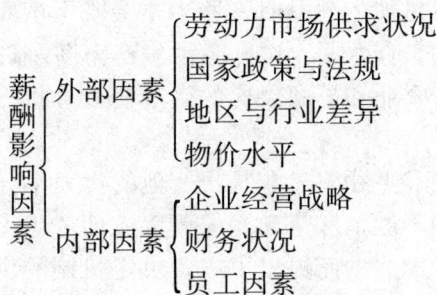

图 8 - 2　薪酬影响因素

二、薪酬管理的理论发展

薪酬管理是企业管理者对企业员工的薪酬分配原则、报酬发放水平、支付标准以及薪酬结构进行确定、分配和调整的管理过程。主要内容包括薪酬体系、薪酬水平、薪酬结构、薪酬形式、特殊群体薪酬以及薪酬分配实施系统的构建与操作管理等方面的决策、建设、执行和控制活动。它是一项重要的人力资源管理活动。对薪酬管理的认识经历了一个漫长的过程。一些理论得到了逐步发展和完善。重温这些理论有助于我们认识今天的薪酬管理理论。

1. 古典薪酬理论

（1）最低工资理论　最低工资理论又称为维持生存薪酬理论，威廉·配第首先提出了这一理论，他认为工资是维持工人生活所必需的生活资料的价值。法国经济学家魁奈和杜尔格进一步发展了这项理论，他们提出：产业工人的工资应该等同或略高于维持生存所需；工人必须获得维持自己和家人必要的生活用品，以便为未来的扩大再生产提供必要的劳动力；工人工资会始终保持在维持生存的水平。

（2）工资差别理论　亚当·斯密认为，雇员间产生工资差别的主要原因有：一是由于不同的职业性质；二是由于不同的工资政策。亚当·斯密把影响工资大小的因素分类为：工作的难易程度、学费的高低、劳动者承担的责任大小、取得资格的难易、业务的安定与否等五种。这五种因素的分析主要是就社会不同的行业而论，但该理论也同样适用行业企业内部，可以用来确定不同种类劳动所获报酬的大小。亚当·斯密所指的职业性质和工资收入差别之间的关系，实际上是现代岗位与职务工资制的基础。

2. 近代薪酬理论

（1）边际生产力工资理论　19 世纪 70 年代，边际学派的起源代表人物美国经济学家约翰·贝茨·克拉克提出了边际生产力工资理论。根据边际生产率的概念，劳动边际生产率决定薪酬。换言之，雇主雇用的最后的那个工人所增加的产量的价值即该工人的薪酬。如果工人所增加的产量小于给付他的薪酬，雇主就不会雇用他；

第八章
薪酬管理与福利

相反，如果工人所增加的产量大于给付他的薪酬，雇主就会增加雇用工人。只有当工人所增加的产量等于给付他的薪酬时，雇主才会既不增雇也不减少工人，根据这个规律来确定雇佣劳动的最佳水平。边际劳动生产率薪酬理论开创了薪酬问题研究的新时代，因为它致力于企业和厂商层次的微观研究分析，从而建立起薪酬和生产率之间的本质联系。

（2）均衡价格工资理论 由马歇尔提出，他的代表作《经济学原理》中指出了边际学派存在的不足，即不能单从劳动需求要素方面考虑工资水平，而应该从供给以及需求这两方面加以考虑，进而提出了工资决定机制的供求均衡工资理论。虽然马歇尔的均衡工资论的假设条件在现实经济环境中不能满足，但该理论至今仍然是企业进行薪酬决策的重要依据。

（3）集体谈判工资理论 庇古是英国著名的经济学家，1920 年，其代表作《福利经济学》的问世标志了福利经济学的诞生。19 世纪末，由庇古、莫里斯·多布等经济学家创立了集体谈判工资理论。这一理论认为：工资是劳动力市场中雇主与雇员间进行讨价还价的产物，使得工人的工资更加合理。工会会推动企业实施有保障的工资计划，将资历作为决定工资、职位晋升及解雇的一个重要依据，以及强化福利在总薪酬中的地位。集体谈判工资理论被认为是一种应用广泛的有效理论。

3. 现代薪酬理论

（1）人力资本理论 西奥多·舒尔茨把实证分析方法运用于人力资本投资研究，逐渐发展成为一支具有一定影响力的理论流派——现代西方人力资本理论。人力资本理论的核心思想是人力资源的提高对经济增长的作用远比物质资本的增加要重要得多。人力资本理论还对经济发展动力做了新的解释和贡献，认为一个人的人力资本（知识和技能）含量的高低决定了其获得的薪酬水平的高低。

（2）分享工资理论 马丁·威茨曼针对发达国家存在的经济长期滞胀的局面，提出了一种劳资双方共同分享企业经营利益的原则。在分享工资制度中，雇主不再按每小时工资率向员工给付薪酬，而是按照事先确定好的企业收入分享比率支付。员工工资与企业利润直接相关联：若企业利润高，则员工工资高；反之，若企业利润低，则员工工资低。这样，企业不仅可以避免由于利润下降而解雇员工，从而使得企业人员相对稳定，同时也增强了员工的主人翁意识，增强了员工的凝聚力。

（3）效率工资理论 索洛等人提出效率工资理论。该理论的基本观点是：由于员工获得的薪酬水平与其努力程度是正向相关的，所以，企业通过支付给员工高于市场出清水平的工资，能提高员工的努力程度，使企业利润最大化。高工资一方面能激励员工认真努力工作，另一方面也加大了员工的偷懒成本。在实践中，效率工资被证明可以相对提高的员工努力水平，具有激励和约束这一双重功效。所以，通常对监控存在困难的工作采用效率工资制度。

第二节　薪酬管理的设计

薪酬管理体系的设计是一项难度很大的任务，需要兼顾很多因素。因此，每个企业的每一次薪酬设计都会有不同的情况，无法完全仿效，我们只能从最基本的方面进行一些探讨和定义。但是可以肯定的是每一次的薪酬管理体系的设计都必须遵守一定的原则，选择适当的薪酬类型组合，并按照一定的步骤实施薪酬管理。

一、薪酬管理的设计原则

一个合理的薪酬体系不但可以充分体现岗位及员工的价值，还可以起到良好的激励和督促作用，促进企业更有效地实现战略目标。企业设计薪酬体系时需要考虑组织内部和外部的各种环境因素的影响，在设计过程中也必须遵循一定的原则，具体表现为以下几个方面。

1. 战略导向原则　薪酬体系的设计必须与企业的自身发展战略有机结合，使得企业的薪酬体系成为实现企业战略发展的重要杠杆之一。从引入期、成长期、成熟期至最后的衰退期，在不同的阶段，因为外部市场环境变化的差别、竞争程度的不同和企业自身优劣势的转变，企业都会被迫制定不同的发展战略，而企业战略的调整必然会导致薪酬体系的重建或者调整。根据薪酬设计的战略导向原则，企业可以为核心人力资源设计比较高的薪酬水平，也可以单独把这一类员工纳入一个专门的薪酬体系，实行和其他系列不同的薪酬政策。

制定薪酬策略，应从企业总体发展战略出发，根据企业文化、发展战略、市场地位和企业发展阶段，选择不同的薪酬策略，达到有力地支持企业总体发展战略的目的。

2. 公平原则　公平是薪酬体系设计的基础，只有在员工认为薪酬体系是公平的前提下，才可能产生认同感和满意度，才可能产生薪酬的激励作用。企业制定的薪酬标准要与员工的个人需求、工资体系构成、企业的工资结构等级、组织程序以及本地区内同行业的劳动力市场薪酬水平等方面的公平相统一。同时，高薪收入能够吸引优秀人才并且发挥其优势，只有企业的薪酬水平具有一定竞争优势，才能保留、吸引人才，发挥优秀人才的优势。但是，如果员工认为自己所获的报酬受到了不公平待遇，会严重挫伤员工工作的积极性，重者甚至会采取对组织发展不利的行为。因此，薪酬体系设计应当尽可能体现公平性。

3. 激励原则　激励原则强调企业在设计薪酬时必须充分考虑薪酬的激励作用，也就是薪酬的激励效果。在企业内部，不同职务、不同级别和不同业绩的员工之间的薪酬水平应该有一定的差距，从而不断地激励员工提高工作绩效，因为当他们业绩突出时将获得更高的薪酬水平。除此之外，适当拉开不同业绩的员工之间的薪酬差距，还可以吸引竞争企业中的优秀人才到本企业来工作，提升本企业的竞争力。

具有激励性的薪酬可以增强员工的责任感，并充分调动他们的积极性和工作热情，创造一种奋发向上、积极进取的企业氛围。

4. 经济性原则 经济性原则强调在企业薪酬体系中，必须注重工资费用的收益率，即通过合理使用人工成本，使得企业经营的整体效益提高，通过把"蛋糕"做大的方式，使企业与员工共同受益。在劳动密集型企业中，人工成本占企业总成本比例较高，经济性原则对企业薪酬标准的制约力量比较强，从而控制企业产品的成本处于一个较低水平；而在资金密集型、技术密集型企业中，人工成本占企业总成本比例较低，适当提高员工的薪酬水平对企业总体经营压力并没有太大影响，而且这些企业的生存与发展通常比劳动密集型企业更加依赖核心人力资源的工作积极性与创造性。

科学管理认为，员工薪酬最大化能促进员工生产效率最大化，员工生产效率最大化能促进企业利润最大化。

5. 合法性原则 合法性是企业薪酬体系设计中必不可少的一部分，薪酬设计必须符合相关的法律规定。虽然不同的国家其法律条款不同，但是许多法律都规定了员工必须享受的最低工资、加班工资以及福利。比如美国 1936 年的《沃尔什—希利公共合同法案》，该法案包括最低工资、最长工时以及安全健康等条款。我国也先后颁布与实施了包括劳动法、劳动合同法、最低工资法在内的有关员工薪酬的法律制度与规定，还规定了有关员工福利的法律制度、劳动保护的法律制度以及休假的法律制度等。这些法规制度要求我们在进行薪酬设计时进行遵守，才能有效。

二、薪酬管理类型的设计

薪酬管理在设计时通常会以某些基础因素为主线来设计，会比较容易，实施时也比较容易被大家理解和接受。这就是薪酬类型设计的重要意义。通常依据企业的基本薪酬以什么为基础来确定薪酬管理的类型。具体包括岗位薪酬管理体系、技能薪酬管理体系以及能力薪酬管理体系，即企业在确定员工的基本薪酬水平时所依据的分别是员工所从事工作的自身价值、员工所掌握的技能水平以及员工所具备的能力或任职资格。

1. 基于职位的薪酬管理体系类型

（1）基于职位的薪酬管理体系类型。基于职位的薪酬体系就是首先对职位本身的价值进行客观评价，然后根据评价结果支付承担工作的任职者一定薪酬的制度。基于职位的薪酬模式在国内外企业中被广泛应用，是比较成熟和稳定的一种传统的薪酬模式，其付酬依据是员工所处岗位的重要性，即岗位在企业中的相对价值。

（2）基于职位的薪酬管理体系的优点在于：实现了同工同酬，在一定程度上是按劳分配的具体体现；减轻了组织在固定成本开支方面的一些压力；晋升和基本薪酬增加之间的连带性加大了员工提高自身技能和能力的动力；比较直观，确定岗位薪酬结构和薪酬水平的逻辑性强，简便易行，而且在薪酬水平调整、岗位设置发生变化等情况发生时，很容易对已有的薪酬体系进行修改。

（3）基于职位的薪酬管理设计的缺点。主要是由于薪资与职位直接挂钩，因此当员工晋升无望时，相应的也就没有机会获得较大幅度的加薪，其工作的积极性必然会受挫，甚至可能会出现消极怠工或者离职的现象。由于职位的相对稳定性，与职位相联的员工薪资也就相对稳定，这样不利于企业对外部的多变经营环境做出迅速的反应，同时也不利于及时地激励员工。员工对于这种薪酬模式的质疑还体现在岗位价值的评估方面。因为岗位价值直接决定了该岗位上的员工可以获得的薪酬水平，而岗位评估的要素选择以及权重分配具有一定的主观成分，因此并不能完全做到客观、公正、合理。

2. 基于技能的薪酬管理体系类型

（1）基于技能的薪酬管理体系类型。组织根据一个人所掌握的与工作相关的技能、能力、知识的深度和广度支付基本薪酬的一种报酬制度。这种薪资制度往往适用于所从事的工作比较具体而且能够被界定出来的操作人员、技术人员以及办公室工作人员。

（2）基于技能的薪酬管理体系的优点体现在：一是向员工传递的是关注自身发展和不断提高技能的信息，有助于达到较高技能水平的员工实现对组织更为全面的理解。二是由于有自身过硬的技能作为保障，有利于鼓励优秀专业人才安心本职工作。三是在员工配置方面为组织提供了更大的灵活性，有助于高度参与型管理风格的形成。

（3）基于技能的薪酬管理体系也存在一些不足：由于企业往往要在培训以及工作重组方面进行投资，结果很有可能会出现薪酬在短期内上涨的状况；要求企业更多的投资在培训方面，如果企业不能将管理这种人力资本的投资转化为实际的生产力，则企业可能会因此而无法获得必要的利润；比职位薪资的设计和管理更为复杂，要求企业有一个更为复杂的管理结构；对于处于中间状态的员工的技能水平，在评定时有可能会出现一些争议。

3. 基于能力的薪酬管理体系类型

（1）基于能力的薪酬管理体系类型。企业以员工所具备的能力或者是任职资格为依据来确定其基本的薪酬水平，其中基于能力的薪酬占总额的绝大部分。其设计的假设前提是能力高的一定取得高的绩效，薪酬随着能力提高而提高，而管理者关注的是员工能力价值的增值。

这里的能力不是一般意义上的能力，而是能够预测的优秀绩效的特定能力组合。而能力薪酬体系也是建立在比技能薪酬体系更为广泛的知识、技能、自我认知、人格特征、动机等综合因素基础上的薪酬体系。相对于传统的以职位为基础的薪酬体系而言，以任职者的胜任力为基础的薪酬体系是新兴的、尚未成熟的薪酬体系，它是在适应企业新的生存环境和帮助企业解决成长和发展的一系列问题的过程中兴起的。

（2）基于能力的薪酬管理体系的优点体现在：一是有利于鼓励和牵引员工提升知识、技能或能力，从而帮助企业提升人力资源的素质，培养员工的核心专长与技能。二是打破了传统职位等级的官本位思想，提供给员工更加多样化、更加宽广的职业生涯通道。员工只需提高自己的知识或技能就能获得报酬的增长，因此它也是适应扁平化组织的重要薪酬模式之一。三是基于能力的薪酬体系在员工配置方面提供给组织更大的灵活性。员工可以根据组织所需要的角色进行工作定位，而不仅仅局限于职位。四是基于能力的薪酬体系有助于那些达到较高技能水平的员工更加全面的理解组织。员工能力越高，越能胜任本岗位的工作，也就越能成为一种弹性资源，不仅能在组织中扮演多种角色，而且能够有助于全面理解整个工作流程，从而更好地提供客户服务，帮助组织实现战略目标。

（3）基于能力的薪酬管理体系的不足之处在于：首先，能力并不等于现实的业绩，因此，它往往会在鼓励员工通过提高技能增加报酬的同时，带来组织成本的大幅度增加，而组织整体却没有获得相应的经济价值。其次，对能力的评价本身就具有软性的特点和较强的主观性，因此很难保持这种薪酬模式的内部一致性，而且员工对这种薪酬体系的认可程度也比较低。第三，基于能力的薪酬体系要比基于职位的薪酬体系更为复杂，因此它要求企业有一个复杂的管理结构，至少需要合理评价每一位员工的能力，对于能力提高的员工进行重新确定。

三、薪酬管理的设计步骤

企业的薪酬管理与许多因素相关，如企业的薪酬原则和策略、地区及行业的薪酬水平、企业的竞争力、支付能力等都将对薪酬制度的设计与管理产生重要的影响。因此，企业薪酬的管理是按照一系列科学化原则，根据一定步骤，分成以下六个基本环节来完成的，这六个环节彼此之间环环相扣，每个环节都将直接影响企业薪酬管理的结果。

1. 企业薪酬政策的确定　对企业的薪酬管理来说，首先要明确企业薪酬政策和目标，制定出企业薪酬策略以及薪资制度的基本原则，应当明确企业是采用高薪资或者低薪资政策，还是根据市场上人力资源的平均价位，控制本企业员工的薪资在一般水平上。企业薪酬政策必须比配企业的总体人力资源策略，保持一致性。

企业的发展阶段可以分为快速扩张阶段、成熟阶段和衰退阶段。在不同的发展阶段，企业的任务特征不一样，与之配合的工资报酬制度也应该有相应的调整，以保持企业各项政策之间的互相配合。

2. 工作岗位分析与评价　工作岗位分析和评价是以制定科学合理的薪酬制度为前提和依据的。通过对工作岗位分析与评价，企业能够明确岗位的工作性质、所承担责任的大小、工作环境的优劣、劳动强度的轻重以及劳动者所应具备的学识、专业技能、工作经验、身体条件等方面的具体要求。同时，根据工作岗位分析所采集到的数据与资料，采用系统科学的方法，客观的评价企业内各个层次和职别的工作岗位的相对价值，并且根据岗位评价的结果，按各个岗位价值的重要性由高向低进行排列，并且以此确定企业基本薪酬制度的依据。

工作岗位评价的核心是划分岗位等级，根据对岗位系统科学的评价，建立合理的工资等级结构，实现组织内部的分配公平。工作岗位评价的方法有排序法、评分法、分类法、因素比较法等多种方法，最常用的方法是因素评分比较法。

3. 薪酬调查　薪酬调查重在解决薪酬的对外竞争力问题，即通过各种正常的手段获得相关企业各职务的薪资水平及相关信息。对薪资调查的结果进行统计和分析，会成为企业薪资管理决策的有效依据。

薪资调查的对象，最好是选择与本企业存在竞争关系的公司或者是同行业的类似公司，重点考虑员工的流失去向与招聘来源。薪资调查的数据，要有上年度的薪资增长状况、不同薪资结构对比、不同职位及不同级别的职位薪酬数据、长期激励措施、奖金福利状况及未来薪酬走势的分析等。薪资调查的渠道通常包括企业之间的相互调查、委托专业机构进行调查、从公开的信息中了解。

只有采用相同的标准进行职位评估，并各自提供真实的薪酬数据，才能保证薪酬调查的准确性，最终确保企业的薪酬制度对外具有一定竞争性，对内具有一定的公平性。

4. 企业薪酬结构和薪酬等级的确定　依据工作岗位分析评价、薪酬调查的结果以及企业的实际情况，就可以确定本企业内各个级别员工的薪酬结构，规划各个职位的薪酬幅度、起薪点以及顶薪点等关键性指标。也就是说，根据工作岗位评价可以得到各岗位之间的相对价值，明确各岗位的相对价值与实付薪酬的对应的数值关系，将其转换成具体的薪酬数额。

将众多类型的岗位工资归并组合为若干等级，就形成了一个薪酬等级系列，用以确定企业内各个岗位的具体薪酬范围。各薪酬等级的薪酬范围，其变化幅度不一定相同，属于不同薪酬等级岗位的实付薪酬可能相同，属于同一薪酬等级岗位的实付薪酬可能不同。

5. 薪酬制度的贯彻实施　薪酬结构和薪酬等级确定以后，就应该得到严格执行，发挥其保障、激励、调节作用。进而再完成以下工作，才能保证其得以贯彻实施。

（1）建立工作标准与薪酬的计算方式。根据工作岗位分析以及过去的原始记录，制定工作标准，明确具体工作流程与程序，以及作业的数量与质量要求。同时，也必须向员工解释说明薪酬具体的计算方法和结算方式。

（2）建立员工绩效管理体系，对全员进行工作业绩的动态考评。员工绩效管理制度是建立激励制度的前提和基础也是贯彻执行企业薪酬制度的基本保证。

（3）通过有效的激励机制和薪酬福利计划，对表现突出的优秀员工进行必要表彰和物质鼓励，以鞭策员工对企业做出更多更大的贡献。员工的福利计划、必要服务以及保障措施是用以最大限度地调动员工的积极性与创造性的方法，这些福利性项目形成了企业薪酬制度的重要补充，能够使薪酬制度的组合更为完美。

6. 薪酬调整　在完成上述各项工作，贯彻落实企业既定的薪酬政策的同时，还应对制定出来的薪酬制度进行修正和调整，完善整个薪酬管理过程。

薪酬制定的时效性很强，因为时间一长，方案中涉及的参考薪酬数据已经发生变化，那么方案中的数据必须进行相应的调整，否则会使员工对薪酬方案的科学性和可行性产生怀疑。

在薪酬制度实施过程中对薪酬结构和薪酬等级的调整是在所难免，要及时做好员工的沟通和必要的宣传。理论上来看，劳动保持是对人工成本与员工需求之间进行平衡的结果。公平是必要的，但绝对的公平是不可能的，因此，实施者要及时做好宣传解释工作，通过沟通向员工阐明薪酬设计的依据，以尽可能地消除误解，让尽可能多的员工满意。

企业的薪酬问题解决可以从薪酬水平调整、薪酬结构调整和薪酬构成调整三个方面来完成。

（1）薪酬水平调整。薪酬水平调整是指在薪酬结构、薪酬构成等不变的情况下，对薪酬水平进行调整的过程。薪酬水平调整包括薪酬整体调整、薪酬部分调整以及薪酬个人调整三个方面。

首先，薪酬整体调整。薪酬整体调整是指公司以国家政策及物价水平等宏观因素的变化、行业及地区竞争状况、公司整体效益情况、企业发展战略变化以及员工工龄和司龄的变化为依据，对公司所有岗位人员进行的调整。

调整方式一般包括等额式调整、等比例调整、综合调整等，在薪酬管理实践当中，薪酬的整体调整是以调整工资或者津贴补贴项目为实现方式的。如果是因为物价上涨等因素而增加薪酬，则应该采用等额式调整，等额式调整是不论员工原有工资的高低，一律采取等幅调整。而一般情况下是采取增加津贴补贴项目数额的方法。如果是因为外部竞争性以及公司效益从而需要进行调整，则应该采用等比例调整法或者综合调整法，等比例调整是指所有员工都在原有工资的基础上增长或降低同一百分比。等比例调整使得工资高的员工调整幅度大于工资低的员工，通过分析激励效果，这种调整方法能够对所有人产生相同的激励效用。一般都是通过调整岗位工资来实现。如果是因为工龄（司龄）因素进行调整，一般采取等额式调整，对工龄（司龄）工资或津贴进行调整。另外，综合调整也考虑了等比例调整和等额调整的优点，同职等岗位调整幅度相同，不同职等岗位调整幅度则不同，而在一般情况下，高职等岗位调整幅度较大，低职等岗位调整幅度较小。

其次，薪酬部分调整。薪酬部分调整是指定期或者不定期根据公司发展战略、公司效益、部门以及个人业绩、年终绩效考核的情况、人力资源市场价格的变化，调整某一类岗位的任职员工，既可以是某一部门员工，也可以是某一岗位序列员工。

人力资源部门在期末以公司效益、物价指数、个人绩效考核的情况为根据，提出岗位工资调整方案，经过公司讨论后实施。一般来说，个人绩效考核结果是员工岗位工资调整的主要影响因素。企业可以对年终绩效考核结果优秀的员工进行岗位工资晋级激励，而对年终绩效考核结果不合格的员工，企业则可以进行岗位工资降

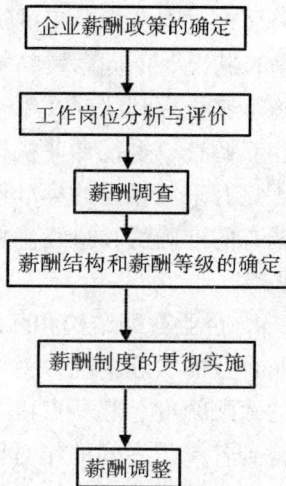

企业薪酬政策的确定

↓

工作岗位分析与评价

↓

薪酬调查

↓

薪酬结构和薪酬等级的确定

↓

薪酬制度的贯彻实施

↓

薪酬调整

图 8-3　薪酬调整图

医药组织人力资源管理

级处理。

根据公司发展战略和公司效益情况，可以调整某部门的员工薪酬水平。薪酬调整一般并非通过调整岗位工资实现，因为那样容易造成其他部门的内部不公平感，一般情况下是以增加奖金以及津贴补贴项目等形式加以实现。

第三，薪酬个人调整。薪酬个人调整是指由于个人岗位变动、绩效考核或者为公司做出突出贡献，而做出岗位工资等级的调整。

员工岗位变动或者是试用期满正式任用后，要根据新岗位进行工资等级的确定。根据绩效管理制度，可以对绩效考核优秀者晋升工资等级，可以对绩效考核不合格者降低工资等级，可以对公司做出突出贡献者给予晋级奖励。

（2）薪酬结构调整。在薪酬体系运行过程中，随着公司发展战略发生变化，组织结构应该随着战略变化做出相应的调整，尤其是在组织结构扁平化的趋势下，公司会大大减少职务等级数量；另一方面，由于劳动力市场供求变化所带来的影响，公司不同层级、不同岗位薪酬差距可能也会随之发生变化，这些都会对薪酬结构的调整提出相应的要求。

一般情况下，通过调整各岗位工资基准等级的方式，企业就能实现不同岗位、不同层级薪酬差距调整的要求。但是当变化较大，现有的薪酬结构不能适应变化后的发展要求时，就需要重新调整设计公司的薪酬结构。调整设计薪酬结构包括职等薪酬增长率设计、薪级数量设计、薪酬职等数量设计以及薪级级差设计等各个方面。

在设计薪酬体系时，我们需要认真考虑薪酬结构变化的趋势，使得通过调整各岗位工资基准等级，就能实现调整薪酬结构的目的，这样的操作简单方便，因此，企业不要轻易重新设计结构。

（3）薪酬构成调整。薪酬构成调整就是指调整固定工资、绩效工资、奖金和津贴补贴的比例关系。

通常情况下，固定工资和绩效工资是通过占有岗位工资比例进行调整的。在企业刚开始实行绩效考核的时候，通常绩效工资所占比例较小，随着绩效考核工作的落实，可以逐步加大绩效工资的比例。

津贴补贴项目也应该以企业的实际情况为根据进行调整，当那些津贴补贴理由已经不具备时，应当取消相应的津贴补贴项目。奖金应该根据企业效益情况和人力资源市场价格，做出增加或降低的调整。

案例分析

上海某药业有限公司是由中外合资组建的企业，在合资之后的十年时间内，随着销售团队的建设和全国性销售网络的铺设，企业的销售业绩增长了近10倍，员工的收入水平也有了较快提高。但是由于生产团队和销售团队在薪酬上差距较大，即使每年都有较大幅度加薪，生产团队员工仍然有较大的不满情绪。而在销售团队中，每年与各区域负责人就业绩对应的薪酬回报进行讨价还价，也增加了管理难度。

问题分析：

1. 薪酬水平的制定以行政级别为依据，缺乏科学化的价值评定，薪酬平均主义思想相当突出。

2. 薪酬的平均水平较高，但缺乏对生产团队有针对性的薪酬激励方案，导致生产团队员工不关注自我成长，而关注横向比较。

3. 薪酬和业绩的讨价还价使上下级将关注焦点集中在了互相的博弈上，从源头上阻碍了员工工作的主动性。

解决方案：

1. 岗位价值评估：引进科学的岗位价值评估工具，以多个维度综合评价岗位价值，确定岗位等级以及相应的薪酬水平，打破了过去按行政级别付薪的传统方式，体现了岗位对企业的不同价值，建立了公正的岗位价值评价系统。

2. 差异化薪酬包：针对管理、生产、研发、质量、销售等不同类型的员工设计了由不同激励内容构成的薪酬包，将员工的关注重点引导到如何通过提升业绩提高薪酬水平，变横向比较为自我努力，强化了薪酬的激励作用。

3. 经营性薪酬套餐：适合某一个独立业务单元的负责人，以及其领导的团队。由上级和下级商讨确定期望实现的业绩目标，然后选定对应的薪酬套餐，确定负责人不同的薪酬水平，以及其所属团队的薪酬总额。这样不但使团队负责人努力设定可实现的高目标，而且还能有效地将薪酬资源分配到业绩较好的团队中，激发高效团队的士气。

4. 薪酬分析：借助信息系统，对薪酬支付和业绩完成情况进行分析，通过及时调整薪酬激励点，实现更高的薪酬投入回报。同时对团队中的员工薪酬进行分析，从而更好地调动员工的积极性。

第三节　员工福利与保险

在进行薪酬管理体系设计的时候，自然也要把与薪酬和个人收益相关的福利和保险进行必要的设计和规定，这样才是一个企业全面的薪酬管理体系。在社会法律强制规定前，很多企业把参加社会保险作为员工的额外福利，随着市场经济相应的法律制度越来越规范，社会保险已经不是额外的员工福利，而是企业应尽的责任。

一、员工福利设计

1. 员工福利定义　福利就是企业支付给员工的外在间接薪酬。一般来说福利的享用与员工个人的工作绩效不直接挂钩或根本无关，员工是作为企业的某种组织成员身份而间接享受有关福利待遇的，具有差异小、刚性大的特点。许多福利项目往往是免税或税收递延的，可以通过发放福利达到合理避税又不降低员工实际薪酬水平的目标。

我国的福利包括社会福利和员工福利两个部分，对企业来讲主要是指员工福利。中国国有企业的福利主要包括住房、医疗和养老三大方面，带有工资补偿性质。现在企业的福利依然起着工资补偿的作用，但是内容上更多样化，通常没有住房，有的有住房公积金。随着企业发展和社会规制的完善，福利内容的范围还会变化和拓展。

2. 法定福利 法定福利是根据国家的政策、法律和法规，企业必须为员工提供的各种福利，在中国法定福利主要是企业必须为员工缴纳的各种社会保险。其特点是只要企业建立并存在，就有义务、有责任且必须按照国家统一规定的福利项目和支付标准支付，不受企业所有制性质、经济效益和支付能力的影响。法定福利一般包括社会养老保险、社会失业保险、社会医疗保险、工伤保险、生育保险和住房公积金，俗称"五险一金"。

3. 非法定福利的设计 非法定福利是企业根据自身的管理特色和员工的内在需求，向员工提供的各种补充保障计划以及向员工提供的各种服务、实物、带薪休假等。它由企业决定，在实施前可以进行设计和选择。

（1）津贴福利。主要包括交通补贴、差旅补贴、通讯补贴、夏季高温补贴、员工生日津贴等。

（2）实物福利。为职工生活提供方便而建立的集体福利设施，如职工食堂、托儿所、理发室、浴室等；为活跃职工文化生活而建立的各种文化、体育设施，如图书馆、阅览室、体育活动场所等；兴建职工宿舍等。

（3）服务福利。公司每年安排员工到专业体检机构进行全面体检并提供健康咨询；聘请专业人员为公司员工提供全方位的法律、财务及心理等方面的咨询服务。

（4）机会福利。定期为员工提供免费进修机会；员工在职脱产培训；带薪休假；集体旅游等。

4. 员工福利的设计和管理的意义 员工福利设计和实施无疑可以增进员工的福利，提高凝聚力和满意度，对于提升个人绩效，促进企业发展具有积极作用。具体体现在：

（1）员工福利计划是挽留人才的手段。员工福利多样化体现了企业的人情化关怀，有利于凝聚人心，增加员工的归属感，激发员工自觉为组织目标而奋斗的动力。尽管提供各种各样的福利是货币的转化形式，同样需要花费企业的部分利润，但给员工的感觉完全不一样，让人感受到企业最贴心的关怀和帮助。在共同利益和共同目标的感召和驱动下，可以使员工的主动性、积极性和创造性得到极大发挥，员工的向心力显著增强。因此，福利多样化是企业留住优秀人才的重要手段之一。

（2）员工福利计划是减少企业风险的保障。企业为员工提供社会保险或商业保险，解除了员工的后顾之忧，使员工有与组织共荣辱之感，为企业的发展扫除了障碍。员工过高的辞职率必然会使组织的工作受到一定损失，而良好的福利会使很多可能流动的员工打消辞职的念头。良好的福利不仅可以使员工得到更多的实惠，而且用在员工身上的投资会产生更多的回报，提高企业的经济效益。因此，良好的员工福利计划减少了企业成长过程中的风险，树立了企业良好的社会形象，提高企业的美誉度。

5. 员工福利设计的要求　员工福利需要企业的财务支持，在促进员工福利的同时，也会在某种程度上影响薪酬收益和分配，因此，并不是越高越好，或越多越好。员工福利设计需要遵守如下要求：

（1）员工福利计划与企业战略的一致性。在制定员工福利计划时，有必要从战略层面进行分析和思考，使设计出的福利计划适合企业的发展，既要考虑企业的长期和短期发展目标，又要考虑企业不同的发展阶段。当企业处在成长期应采取高绩效、低福利的政策，以便使企业成长与员工的收益相结合，降低企业风险。对于成熟期的企业，则应加大福利的比例，提高管理效率。

（2）员工福利计划的成本控制。员工福利计划制定的同时，应充分考虑其成本控制在一个合理的范围之内，做好福利总额的预算和控制。例如医疗保险是员工普遍关注的福利之一，但是由于医药费用常年居高不下，给企业造成了巨大的财政压力。为了控制其成本，企业采取了一系列措施，要求员工每年进行健康体检，降低疾病的发生。有些规模大的公司开始实行以差别费率购买医疗保险，员工必须根据不同的健康状况和风险因素来缴纳不同的费用，而不再是所有员工按同一标准交费。

（3）员工福利计划的灵活性和针对性。员工的性别、年龄、婚姻状况等差异对福利项目的偏好与要求有着非常重要的影响。年龄偏大的员工可能对养老金、医疗保险等福利更感兴趣，已婚员工对家庭福利和休假的兴趣偏多，而年轻员工可能希望有更多的培训和免费进修机会。所以要进行福利需求调查，与员工进行有关福利的有效沟通，收集到各种反馈意见，给予不同员工多样化的福利项目选择。

（4）员工福利计划的系统性。越来越多的企业将把零散的福利项目整合成更富于建构特性的福利信息系统，将之与薪酬系统连接。一些企业将非核心的福利事务外包，委托其他机构或企业处理这些事务，以节省人力，提高企业营运效率。

（5）福利管理的创新。要使员工福利计划发挥最好的效益，需要进行适当的创新设计。如弹性福利计划，它在美国于 20 世纪 80 年代发展起来，背景主要是当时劳动人口结构改变、劳工的自我意识抬头及企业界和管理学界重视人性化管理的趋势的形成。弹性福利常被称为"自助餐福利"，是因为该制度与传统的固定式员工福利制度有所不同，它允许员工从企业提供的列有各种福利项目的"菜单"中，自主自由的选择需要的福利。另外，弹性福利也非常强调员工参与的过程，希望从他人角度来了解他人需要。

既然让员工自主选择福利组合，那么应该每一个员工都有自己"专属的"福利组合。事实上，出于成本控制以及福利管理的需要，实施弹性福利制的企业并不会让员工毫无限制地随意挑选福利项目。大多数企业通常会根据员工的薪水、年资或家眷等因素设定每一个员工所拥有的福利限额。而在企业提供给员工的福利清单上，在每一个列出的福利项目后面都会附一个金额，员工只能在自己应该享受的福利金额限额内选择喜欢的福利项目。

弹性福利计划具有传统福利没有的显著优点：

（1）弹性福利能够满足企业员工在不同人生阶段的需求。如：已婚和有子的员工，希望有医疗保险和托儿服务；年纪较大的员工，需要定期的全面健康检查等。

（2）弹性福利使企业的福利成本控制更加容易。企业在预算福利时，可根据员工层级和人数，在一定的预算金额内让员工自由选择福利；而在传统福利制度中，福利项目分别预算，而享受每个项目的员工数量又难以准确估算，因而给企业福利预算带来困难。

（3）提升雇主形象。弹性福利制更多地体现了管理人性化的要求，在提高员工满意度的同时，也提升了企业的社会形象。

二、员工的社会保险

社会保险就是指国家通过立法、筹集资金，对劳动者在因失业、生育、年老、患病、工伤等减少劳动收入时，所给予的经济补偿，使他们得到基本生活费用的一项社会保障制度。社会保险保障的主要对象是全社会的劳动者，保障的目的是实现基本生活保障，具有补偿收入减少的性质。社会保障体系最核心的内容就是社会保险，它与社会保障的主要区别在于：社会保险不含社会优抚和社会救济，而社会保障则带有福利和救济的性质。

1. 社会保险与商业保险的区别

（1）实施目的不同。社会保险为社会成员提供必要的基本保障，且不以赢利为目的；而商业保险则是保险公司的商业化运作，并且以利润为目的。

（2）实施方式不同。社会保险根据国家立法进行强制实施；而商业保险遵循"契约自由"原则，由企业和个人自愿投保。

（3）实施主体和对象不同。社会保险由国家成立的专门性机构筹集、管理和发放资金，其对象是在法定范围内的社会成员；商业保险是由保险公司经营管理的，被保险人可以是符合承保条件的任何人。

（4）保障水平不同。社会保险为被保险人提供最为基本的保障，其水平高于社会贫困线，低于社会平均工资的50%，保障程度相对较低；而商业保险提供的保障水平则完全取决于保险双方当事人的约定以及投保人所缴保费的多少，只要符合投保条件并且具有一定的缴费能力，被保险人就可以获得较高水平的保障。

2. 社会保险内容 目前我国的社会保险主要包括以下项目。

（1）养老保险。养老保险是指国家和社会根据法律和法规，为了保障劳动者在达到国家规定的解除劳动义务的劳动年龄界限，或者因为年老丧失劳动能力而退出劳动岗位后的基本生活而建立的一种社会保险制度。

1984年，我国开始着手对原有的退休金制度改革进行探索，1997年构建了社会统筹与个人账户相结合的基本养老保险制度框架。该制度的目标仅仅只是为被保险人提供基本的生活保障，而退休金的工资替代率将会逐步调低，从改革前的近100%

下降至60%左右。在所有制方面，该制度实行社会统筹与个人账户相结合，以此体现公平与效率相结合。基本养老保险金的给付是由基础养老金和个人账户养老金组成，给付条件是个人缴费年限累计满15年。2007年我国城乡低保已经全部覆盖，2009年确立了机关公务员公费医疗、企业职工医疗保险、农村新农合、城市居民养老保险四项制度，基本达到全覆盖的目标。2013年，养老覆盖面已经达到了80%。中共十八大报告提出："统筹推进城乡社会保障体系建设。社会保障是保障人民生活、调节社会分配的一项基本制度。要坚持全覆盖、保基本、多层次、可持续方针，以增强公平性、适应流动性、保证可持续性为重点，全面建成覆盖城乡居民的社会保障体系。"这里突出了覆盖城乡居民、可持续、适应流动性、增强公平性等目标。

（2）医疗保险。医疗保险就是当人们生病或受伤后，由国家或社会给予医疗服务或经济补偿，把个体由于疾病风险所致的经济损失分摊给所有受同样风险威胁的成员，用集中起来的医疗保险基金来补偿由疾病所带来的经济损失。

医疗保险是指国家通过立法建立的基金制度，并且强制实施，基金费用由企业和个人共同缴纳，当企业员工因患病或受伤时，由医疗保险机构支付医疗保险费用。由于经济发展水平不同，地方财政能力不同，导致医疗保险的政策执行上存在着地区差异。

如宁波市2013年进行调整后：第一，提高统筹基金最高支付限额。统筹基金支付住院医疗和特殊病种治疗的最高支付限额均由20万元提高到25万元。

第二，调整部分人员住院医疗待遇。将老年居民、非从业人员住院的基金支付比例分别上调3个百分点，即：老年居民和非从业人员住院治疗发生的医疗费，按年度累计计算，医疗费在起付标准以上至2万元（含）以下的，基金支付68%，个人承担32%；2万元以上4万元（含）以下的，基金支付73%，个人承担27%；4万元以上25万元（含）以下的，基金支付78%，个人承担22%。其中在社区卫生服务机构发生的，基金支付比例在上述基础上分别再上调5个百分点。

第三，提高部分人员特殊病种治疗项目医疗费的统筹基金支付比例。将老年居民和非从业人员特殊病种治疗项目医疗费的统筹基金支付比例分别提高3个百分点，调整后老年居民与非从业人员特殊病种治疗项目医疗费的统筹基金支付比例为73%。

第四，宁波市区取消门诊起付标准。市区取消原门诊起付标准100元，即：参保人员门诊治疗发生的医疗费，按年度累计计算，累计在3000元（含）以下部分，按就医的医疗机构级别，基金支付比例分别为三级医疗机构30%，社区卫生服务机构60%，其他医疗机构45%，其余由个人承担。累计超过3000元的，超过部分基金不再支付。

（3）失业保险。失业保险是指通过国家立法，由社会集中建立基金，对因非本人主观意愿失业而暂时中断工资收入有能力和愿意接受再就业的劳动者提供的一种保障措施。失业保险除了养老保险所具有的特点外，还具有预防性、补偿性、公正性。

我国的失业保险制度是在1986年正式建立的。1986年，国务院颁布了《国营企业职工待业保险暂行规定》，1988 年 12 月 26 日国务院第 11 次常务会议通过《失业保险条例》，1993 年 4 月，国务院发布了《国有企业职工待业保险规定》。这些法规不断推动我国失业保险制度的建设和完善。近几年来，一些地方根据本地情况，扩大了失业保险的覆盖范围，同时为了增强失业保险基金承受能力，部分省市实行了个人缴费。随着市场的扩大和人才的流动，失业保险出现了一些新的需要解决的问题，一些地方也做了很好的探索。

如广东省十二届人大常委会第五次会议于 2013 年 11 月 19 日下午审议通过了《广东省失业保险条例（修订草案）》。有一些新的突破：规定外来工可一次性领取失业补贴。规定失业保险基金应当列入预算管理，还对失业保险范围进行了扩充，加入了"求职补贴"、"生育保障"、"就业创业鼓励"等条款。

（4）生育保险。生育保险是国家通过立法，对怀孕、分娩女职工给予生活保障和物质帮助的一项社会政策。其宗旨在于通过向职业妇女提供生育津贴、医疗服务和产假，帮助她们恢复劳动能力，重返工作岗位。

自 1995 年 1 月 1 日起施行的《企业职工生育保险试行办法》，规定生育保险需要根据"以支定收，收支基本平衡"的原则筹集资金。生育保险费的提取比例应当由当地人民政府根据计划内生育人数、生育津贴及生育医疗费等费用进行确定，并按照费用支出情况进行适时调整，但最高不得超过工资总额的 1%。随着经济社会发展，全国各地不断根据国家法律进行着调整。

如 2013 年武汉把"生育津贴产假时间"延长。女职工生育，不仅产假从以前的 90 天延长至 98 天，享受生育津贴的产假时间相应的也应明确为 98 天。护理假津贴不再需《独生证》。用人单位连续为男职工缴纳生育保险费满 6 个月以上，其配偶生育符合计划生育晚育政策的，可享受 10 日的护理假津贴，《独生子女父母光荣证》不再作为申领的必要条件。

首次产检必须到定点机构。怀孕职工办理就医登记手续后，应到武汉市卫生行政部门指定的机构进行首次产检。需要产前检查、住院分娩和实施计划生育手术的，应在生育保险定点医疗机构范围内进行就医。

津贴申报规定时限：用人单位应在职工产假、护理假结束后三个月内，凭相关证明材料到辖区社会保险经办机构办理津贴申领手续。

（5）工伤保险。工伤保险是指国家和社会为在生产、工作中遭受事故伤害和患职业性疾病的劳动及其亲属提供医疗救治、经济补偿、生活保障、医疗与职业康复等物质帮助的一项社会保障制度。《企业职工工伤保险试行办法》规定，工伤保险费由企业根据职工工资总额的一定比例缴纳，职工个人无需缴纳。工伤保险费需依据国家规定的渠道列支，开户银行按照规定代为扣缴。工伤保险是社会保险制度中一个重要的组成部分。

工伤即职业伤害对职工生命健康构成伤害的直接后果，并因此造成职工及其家庭成员的精神痛苦及经济损失，换言之，劳动者的生命健康权、生存权以及劳动权力受到影响、损害甚至被剥夺了。劳动者在其单位工作与劳动，必然会形成劳动者与用人单位之间相互的劳动关系，在劳动过程中，用人单位除了需要支付劳动者工资待遇外，如果不幸发生了事故，造成劳动者的伤残、死亡或者是患职业病，此时，劳动者就自然具备了享受工伤保险的权利，而由国家宪法和劳动法对劳动者的这项权利给予根本保障。

（6）住房公积金。住房公积金是指国家机关、国有企业、城镇集体企业、外商投资企业、城镇私营企业及其他城镇企业、事业单位、民办非企业单位、社会团体及其在职职工缴存的长期住房储金。

根据《国务院关于修改〈住房公积金管理条例〉的决定》，单位应当按时、足额缴存住房公积金。月缴存额为职工上一年度月平均工资乘以缴存比例。职工和单位住房公积金的缴存比例均不得低于职工上一年度月平均工资的5%，职工个人和所在单位为职工缴存的住房公积金，属于职工个人所有。

在我国大部分省市中，公积金的交纳已经属于政府和事业单位的强制性职工福利，但在企业中仍根据自身情况酌情执行。

思考题

1. **名词解释**

薪酬、薪酬管理、薪酬水平调整、薪酬构成调整、社会保险

2. **问答题**

（1）举例说明各种薪酬的形式及作用，并说明它们之间的差别。

（2）结合我国医药行业的现状，试分析影响企业薪酬管理的内部与外部因素。

（3）简述薪酬管理的过程，分析过程中应注意的问题及相应的解决对策。

（4）试比较岗位评价的四种评价方法，并就某个医药企业的例子说明因评分法的具体操作过程。

（5）合理地制定薪酬管理体系所应遵循的具体原则及其在设计过程中的具体体现。

（6）试分析某个医药企业的员工福利的具体内容及作用。

第九章

员工激励机制设计

【学习目标】

熟悉传统的激励理论以及激励理论在现代社会的应用；通过建立人才模型的方式来将人才进行分类，从而对不同人才采取不同激励形式；通过学习要求能够掌握企业常用的人才激励方法，掌握激励机制设计的要点，并能够将其应用到企业激励机制中。

【学习要求】

1. 了解：传统的激励理论以及激励理论在现代医药企业中的应用；
2. 熟悉：医药企业常用的人力资源激励方法；
3. 掌握：医药企业人力资源激励机制的设计方法。

案例导入

多年来，A 企业在进行新药推广时都是依靠医药代表。可以说，该企业的发展很大程度依靠着医药代表所做出的贡献。但是，随着医疗体制不断地改革，医药购销领域商业贿赂整顿治理工作的不断深入，以及医药市场竞争的不断加剧，A 企业的医药代表面临着越来越多的工作问题和生存、发展困难。在此情形之下，A 企业被迫于 2006 年 10 月撤除营销部门，解散了销售队伍，转变为完全依靠招商进行新药的销售。但是，这种策略转变使企业的销售业绩每况愈下，企业利润遭受了重大损失。A 企业的领导终于领悟一个道理：一个企业如果没有新药产品，将可能失去可持续的盈利能力；然而如果没有医药代表对新药的销售推广，企业也无法掌控新药的优势。

B 企业为了尽可能降低自身经营风险，受传统的承包经营责任制的启发，采用了大承包的方式来激励销售人员。这种方式的核心就是底价结算，超过底价的部分可由医药代表自己任意处理，由此带来的新问题就是急功近利，进而扰乱了公司的整体市场规划。医药代表为了个人短期利益往往难以顾及企业的长远发展，最终造成企业发展受阻。

在以上案例中，A企业的问题是认为医药代表在企业发展中可有可无，不懂得医药代表在新药推广中的作用；而B企业的问题是不知道怎样才能调动他们的积极性，不懂得如何调节医药代表的利益与企业自身利益的平衡。作为医药企业，应该正确认识医药代表在企业发展过程中所起的作用，同时要重视对医药代表的激励，并采取科学的激励方法。

第一节　员工激励理论

人力资源管理就是对人力资源的获取、开发利用、激励和长期保持等方面进行计划、组织、动态管理，充分发挥人的潜能，调动人的积极性，提高工作效率，实现组织目标的管理活动。它侧重于如何组织、管理已进入劳动过程的人力资源，有效地发挥其功能，完成企业的目标，推动经济和社会的发展。显然激励员工，调动员工的积极性对于实现企业目标至关重要。企业的根本营目标都是为了谋取利润，获得长久发展。企业的竞争力体现在研发设计、产品工艺、生产条件、市场组织、客户关系的设计等很多方面，但最终都需要人力资源去推动和实施，因此，其关键还在于基于企业目标进行人力资源的有效激励。

对于企业来说，商品出售才能实现利润。企业对于销售的重视，也就促进了营销队伍的不断激励。如今很多企业开始了全面营销之路。全面营销包含了四个模块：整合营销、关系营销、内部营销、社会营销。营销理论从20世纪初开始迅猛发展，期间以4P理论为基础的整合营销的理念在企业管理中得到很好的运用，然而后三种营销理念却鲜为人所识。

企业内部营销是将员工作为顾客，将工作作为产品，在满足员工需求时达到组织目标，员工激励是企业内部营销的一个重要组成部分。

员工激励是指通过运用一些特定的手段使员工的需要和愿望得到满足，而提升他们积极性，使其自发地发挥个人潜能，奉献给组织从而确认组织达到既定的目标。由于不同时期人们的要求不同，因此，激励的重点也在不断改变。经过长期的实践，企业的激励措施和认识也呈现出阶段性的跃升和发展。经历了早期激励理论和现代激励理论两个阶段。

一、早期激励理论

早期比较经典的激励理论，尽管在现在看来这些理论在效度方面受到了一些质疑，但仍是激励员工方面流传最广的几种解释。这些早期的激励理论都是关于"需求"的研究，通过挖掘人的各种需求并且满足之的方式来达到激励的作用。这些机制有马斯洛需求层次理论、麦格雷戈XY理论以及赫茨伯格的激励–保健理论。它们作为后期各种理论成长的基础，在实践中具有重要指导意义。

1. 需求层次理论　需求层次理论由美国心理学家亚伯拉罕·马斯洛（Abraham Maslow）提出，这是最广为人知的一个激励理论。他将人的需求分为五个层次：生理、安全、社交、被尊重需求、自我实现需求（图9－1）。

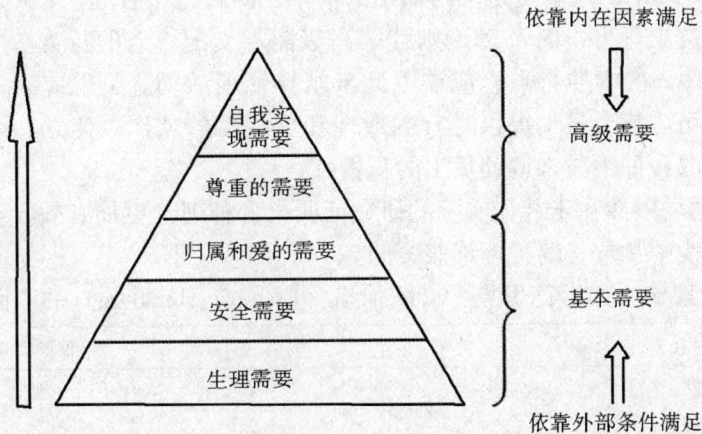

图9－1　马斯洛需求层次

（1）生理需要：包括食物、水等身体需要。

（2）安全需要：保护自己的身体和情感免受伤害，同时保证自己的生理需要得到持续满足的状态。

（3）社交需要：包括爱情、归属、接纳、友情的需要。

（4）尊重需要：内部尊重因素包括自尊、自主和成就感；外部尊重因素包括地位、认可和关注等。

（5）自我实现需要：成长与发展、发挥自己的潜能，实现自己理想、人生价值的需要，这是一种内在的驱动力量。

马斯洛对其金字塔式的需求理论给出的解释为：某个层次的需求得到满足后进入下个层次的需求并且这一需求开始起主导作用。各层次的需求是无法被百分之百满足的，只要达到大体满足则对该层次需求的满足不再发挥效用。运用马斯洛理论激励员工时首先要明确该员工在哪个需求层次上，然后着力满足员工该层次或以上的需求。

另外，马斯洛的需求还可划分为高级和低级。其中生理和安全需求为低级需求，社交、尊重、和自我实现需求为高级需求。低级需求可以通过外部力量得到满足，高级需求是内部使人得到满足。

马斯洛需求层次理论得到了普遍认可，该理论从提出至今一直备受管理者的欢迎，并且是激励机制的经典雏形，为其他机制的发展奠定了坚实基础。但是由于该理论并没有实验依据作支持，所以无法衡量其激励作用的效度。

2. X理论和Y理论　道格拉斯·麦格雷戈（Douglas McGregor）对人性作出两

种假设，即：X 理论和 Y 理论。

X 理论认为人性是消极的，员工不想工作，想逃避责任，企业应当对其进行严厉的监督。Y 理论与 X 理论背道而驰：员工是积极的，能够进行自我引导，主动寻找工作机会承担职责，认为工作是自然而然的活动。

我们对 XY 理论的理解可以同马斯洛的需求层次理论结合起来：X 理论代表着低级需求支配着员工行为，而 Y 理论则代表高级需求支配着人的行为。麦格雷戈相信 Y 理论更能抓住人的本质特点，应该以此来指导管理活动。员工应当参与到公司的决策中来，公司应当为员工提供具有创造性和挑战性的工作，建立一个良好的群体关系，并且采取各种手段来调动员工的积极性。

XY 理论的局限性在于并无实际的研究证明，哪种理论更加有效，很多企业在人力资源管理实践中常常是两种理论兼容的。

3. 双因素理论　弗雷德里克·赫茨伯格（Frederic Herzberg）的双因素

激励因素	保健因素
·成就	·监督
·认可	·公司政策
·工作本身	·与上级关系
·责任	·工作条件
·进步	·薪水
·成长	·与同伴关系
	·个人生活
	·与下属关系
	·地位
	·稳定与保障

极满意	中性	极不满意

图 9-2　赫茨伯格的激励保健理论

理论（又称激励-保健理论）指出激励的内部因素与工作满意有关，外部因素则与工作不满意有关。他认为个人的态度决定了任务的成败。在一项调查中，他让调查者描述自己感到工作中特别好或特别差的方面。结果见图 9-2。调查结果显示，一些因素总是稳定地与工作满意相关，如：成就、认可、价值实现等，而一些因素总是与工作不满意相关，如：工作环境、人际关系、工资福利等。图表左侧的因素可归类为内在因素，右侧的因素归类为外部因素。当人们工作满意时会觉得内在因素得到了满足，而工作不满意时，常常会抱怨外部的因素。

赫茨伯格经调查得出结论：满意的对立面并非不满意，即消除了工作中的不满意因素并不一定让工作令人满意。满意和不满意的因素是相互独立开来的，它们的关系如下图 9-3 所示。

医药组织人力资源管理

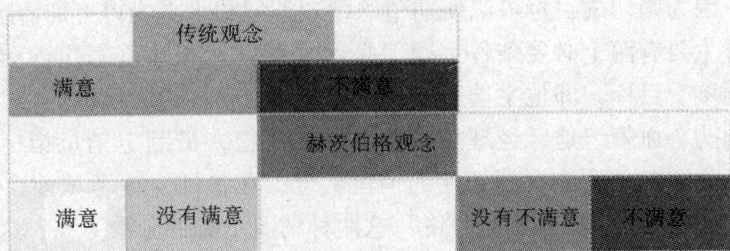

图 9 - 3　满意 - 不满意对比

　　由双因素的独立性可以看出，使员工对工作满意必须经历不满意——没有不满意——没有满意——满意这一过程。在实现这一目标时要兼顾激励和保健两种因素。先改善涉及到保健因素的一些外在因素使员工消除不满意，再从激励因素出发来增加员工的工作满意度。

　　赫茨伯格的双因素理论在 20 世纪 60 年代得到广泛运用，但仍有许多质疑。今天，这一理论的内容虽然过于简单，但它依然有着很大的影响。

二、现代激励理论

　　现代激励理论对员工激励方面有：三种需要理论、目标设置理论、强化理论、具有激励作用的工作设计、公平理论、期望理论等六种较为成熟的理论。它们虽不及早期的理论那样广为人知，但是其有大量的研究证据作支持，并在不同条件下得到了较好的实施和运用，可以说是现代企业激励的指南。

　　1. 目标设置理论　　美国马里兰大学管理学兼心理学教授洛克（E. A. Locke）和休斯在研究中发现，任何外来的刺激（包括奖励、工作反馈、监督的压力）都是通过目标来影响员工动机的。目标能引导活动指向与目标有关的行为，调整努力的程度，并影响行为的持久性。于是，他于 1967 年最先提出"目标设定理论"（Goal Setting Theory），认为目标本身就具有激励作用，目标能把人的需要转变为动机，使人们的行为朝着一定的方向努力，并将自己的行为结果与既定的目标相对照，及时进行调整和修正，从而能实现目标。这种使需要转化为动机，再由动机支配行动以达成目标的过程就是目标激励。

　　目标激励的效果受制于目标本身的性质和周围变量的影响。其他学者也作了进一步的研究，如尤克尔（G1A1Yukl）和莱瑟姆（G1P1Latham）认为，目标设置应与员工参与、个别差异和目标实现难度等因素相结合运用，并提出目标设置的综合模式；班杜拉（A1Bandura）和洛克等人则认识到目标对动机的影响受自我效能感等中介变量的影响；德韦克（C1S1Dweck）及其同事在能力理论基础上，区分了目标的性质，并结合社会认知研究的最新成果，提出了动机的目标取向理论等等。如果他们当前的水平不能达到目标的要求，他们就不会感到满足。但只要他们相信，通过努力是可以实现目标要求的，他们就会努力工作并完成目标。制定目标可以提高自己的绩效水平，因为确切的目标可以使期望的绩效类型和水平变得更加清晰。

目标设置主要有两个必要条件：职工必须觉察目标和知道怎样行动才能达到目标；职工必须接受目标，即他主动采用一些必要的行动去达成目标。

如诺华制药心血管组地区经理按月给下属的销售人员制定销量指标，销售人员只有达到指标的情况下才能拿到相应的销售奖金。在参加一项考试前，老师说"尽力而行"和"必须达到60分才能合格"这两种情况下哪种分数更高？这就是目标设置理论的原理。为员工制定一个可以量化的目标，具有挑战性的目标来激发牵引员工挖掘潜能对工作成绩有重要影响。

在设置目标时一定要对目标进行量化和具体化，更利于执行。但目标不是定的越高越好。

目标激励理论有两个前提条件：

（1）被激励者为普通大众。对于一些自我激励者，有自我实现需要的人则不适用。

（2）该目标必须是被激励者接受的并且承诺能够实现的一个目标，只有在此情况下，才能达到最大工作绩效。这又引来另一个问题，什么样的目标可以利于员工接受的呢？只有员工亲自参与到目标设定或者是自己设定的目标，这样的目标才更可能被实现。

在目标实现过程中，如果员工能获得及时的信息反馈，使其知道自己的工作水平如何，人们会干的更好，因为反馈能让其知道自己想做的与实际做的差异，可以指导其行为。这种反馈可分为外部反馈和自我反馈，自我反馈即员工自己监控自己的行为过程，从而反思改善工作方式，这种内部反馈的激励作用更强。

2. 公平理论 公平理论又称社会比较理论，它是美国行为科学家斯塔西·亚当斯提出来的一种激励理论。该理论侧重于研究薪金报酬分配的公平性、合理性及其对职工生产积极性的影响。

亚当斯认为：职工的积极性取决于他所感受的分配上的公正程度（即公平感），而职工的公平感取决于一种社会比较或历史比较。所谓社会比较，是指职工对他所获得的报酬（包括物质上的金钱、福利和精神上的受重视程度、表彰奖励等）与自己工作的投入（包括自己受教育的程度、经验、用于工作的时间、精力和其他消耗等）的比值与他人的报酬和投入的比值进行比较。所谓历史比较是指职工对自己所获得的报酬与工作的投入的比值同他在历史上某一时期内的这个比值进行对比。

公平理论认为每个职工都会自觉或不自觉地进行社会比较和历史比较。当职工比较自己的报酬后，对结果表明收支比率相等时，则会感到得到了公平待遇，因此进一步感到心理平衡，心情舒畅，更加努力工作。如果通过比较后的结果发现自己收支比率不相等时，便会感受到不公平待遇，产生怨恨的情绪，从而影响工作积极性。另外当职工认为自己的收支比率过低时，会产生报酬不足的不公平感，随着比率差距增大，这种感觉就越强烈。这时职工就会产生挫折感、仇恨心理，甚至产生破坏心理。少数情况下，职工也会因认为自己的收支比率相对过高，产生不安感或感激心理。由此，亚当斯（J. Stacey Adams）建立了下面模型：

（A 所得/A 付出）÷（B 所得/B 付出）= 1

该公式中 A 代表员工自己，B 代表参照对象。只有当该公式的结果为 1 的情形下才是公平的。当结果大于 1 报酬过高，结果小于 1 报酬过低。这两种情况都为不公平。

基于公平理论，当员工感到不公平时，可能会采取以下几种做法：

（1）曲解自己或他人的付出或所得；

（2）采取某种行为使他人的付出或所得发生改变；

（3）采取某种改变自己的付出或所得；

（4）改变参照对象；

（5）离职。

员工的这些反应都是得到研究证据的支持的。

对于不公平的两种情形，管理者需要采取措施来改变这种情况，因为无论什么时候，员工一旦有不公平的感觉，就会采取相应行动调整当前自身状态，其结果是可能提高，或许是可能降低生产率、服务或产品的质量、缺勤率和主动离职率。

公平理论表明，员工动机不仅受绝对报酬的影响还受相对报酬的影响。虽然该理论在变量的量化和参照对象的选取上具有一定的局限性，例如，员工怎样界定自己的付出和所得？他们又是怎样把付出和所得的各个因素进行累加和分配权重的？这些因素是否会随时间变化而变化，个体如何选择参照对象等。不过，尽管存在诸多问题公平理论仍不失为一个颇具影响力并且被众多研究数据所支持的理论，它为我们了解员工的激励问题提供了很多真知灼见。

3. 期望理论 期望理论又称作"效价－手段－期望理论"，是管理心理学与行为科学相结合的一种理论。它是由北美著名心理学家和行为科学家维克托·弗鲁姆（Victor H. Vroom）于 1964 年在《工作与激励》中提出来的激励理论。这个理论用公式表示：

激励力量 = 期望值 × 效价

期望理论是以三个因素反映需要与目标之间的联系的，想要有效激励员工，就必须让员工明确：

（1）工作能为他们提供真正需要的东西；

（2）他们的需要是和绩效联系在一起的；

（3）想要提高绩效必须努力工作。

在这个公式中，激励力量指激发个人积极性，提升个人内在潜力的强度；期望值是指根据个人的经验判断达到目标的确定程度；效价是指达到的目标满足个人需要的价值大小。这个理论公式表明：期望值与效价的乘积决定了人的积极性被调动的大小。换而言之，一个人对目标的确定程度越大，估计达到目标的概率越高，激发起的动力越强烈，积极性也就越大。在领导与管理工作中，将期望理论使用于调动下属的积极性是有一定意义的。

这是因为人们预期工作努力会带来绩效的增加，绩效的提高跟奖金挂钩，也就是说工作努力会增加奖金收入，而奖金的增加有助于该个体个人目标的实现，那么个人的目标与工作努力、绩效、奖赏三者之间产生了联系。

举个例子：葛兰素史克的一位产品经理今年6月招聘了一位应届毕业生作医药销售代表，这位应届毕业生有个心愿就是出国旅游，但是作为学生，受经济限制一直没能实现。该经理给予承诺，如果接下来的半年她能够超额完成指标的10%，就带她去悉尼参加公司年会。这个承诺奖赏让这位毕业生欣喜若狂，但是她必须超额完成给定的销售指标，才有可能实现其愿望。那么她接下来这段时间的工作努力程度就取决于领导给的绩效指标和达到相应绩效获得旅游奖赏的可能性。

预期理论的重点在于能理清个人目标与个人努力、绩效、奖赏之间的联系，即个人努力与绩效的联系、绩效与奖赏的联系、奖赏与个人目标的联系。

在运用预期理论的时候有四点需要注意：

（1）期望理论强调奖赏或报酬，那我们必须确定所提供的奖赏是个体所需要的，对其具有吸引力，从而能够引导其行为的。

（2）期望理论并没有给出一个普遍适用的原理来解释激励问题，作为人力资源管理者必须凭借自己敏锐的洞察力来辨别员工的终极需求。并且个体是具有差异的，各人目标不同，因而采用的奖赏措施也因人而异，所以这一理论适用小团队员工的激励，或者高层管理者对中低层管理者间的激励。

（3）期望理论注重的是被期望的行为，管理者需要引导员工知道自己被期望的行为是什么，如何做能够达到绩效的提高。第四，期望理论关心的是人们的知觉，与客观实际情况无关，个体对工作绩效、奖赏、目标满足的感知（而不是客观情况本身），决定了他们的努力程度。

第二节　人才类别与激励

在自然界，我们无法找到两片相同的叶子，人也是一样。即使相貌穿着一样，性格和行为习惯等个人因素也会有差异。好的激励方法就像链条和齿轮一样能够相互契合，推动人们的行为，而错误的激励方法则会阻碍人们的行为。那么针对不同的人群如何选择激励方式呢？

在对人才进行分类后，依据现代激励理论对不同类型的人才实施不同激励方式，这样的激励效用会比单一激励方式的效果更好。

一、基于职能的人才分类及激励

我们可以基于职能对员工进行分类，然后讨论其应该采取的激励方式。

1. 医药企业人力资源可以按照工作性质分为下列四类。

（1）销售人员。其中包括一线的医药销售代表以及负责各产品或地区的各级管理者。这是医药行业最重要的一支人才队伍，没有他们，药品的信息很难被处方医生获取，产品也无法被患者使用。市场营销人员是产品销售渠道的开拓者也是维护者，他们是整个医药企业获得持续现金流，支撑其发展强大的后备军。但是销售团队的庞大，销售任务的艰巨，使他们成为医药行业激励机制的重点实施对象。

（2）行政管理人员。包含了医药公司正常运营的所有职能部门人员，他们各自处理着职能范围内的业务模块，并且具有流畅的内外部沟通协调能力。他们支撑着研发生产和销售的各个环节，没有行政管理人才，公司无法运营。

（3）技术人才。这包含了研发人员，质量检测人员等涉及到医药行业特定技能要求的人员。医药行业是一个技术密集型行业，医药产品作为一类特殊的商品，它被用来预防、治疗、诊断人类的疾病，与人类的生命健康息息相关。一旦药品的质量出现任何问题，将有可能威胁到人们的健康甚至生命。这就表明，技术人员的使命重大，他们必须以饱满的精神和严谨务实的心态来面对工作。

（4）生产人员。医药行业虽是技术密集型产业，但也是传统产业，需要大量的劳动力来从事各项生产活动。生产不如销售，生产活动相对较枯燥，特别是流水线生产，可能某个工人好几年都坐在同一流水线上从事同一内容的工作。这种情况下，产量的提高跟员工的工作情绪有很大影响，这类员工也是最需要被激励的。

员工从事的工作种类不同，接触的人和知识面会有差异，从而各类别的人才在总体需求也会各有差异。人力资源管理者在制定激励政策时需要深入了解每个岗位上人员的具体工作职责，通过与他们的深入沟通，然后总结归纳出每类人才的需求，从而选定每类人才重视的方面制定相应的激励政策。有些激励政策的受众很多，但是对每一类人群发挥的效应可能是不全的。

2. 基于职能分类的激励方式探讨

（1）对于销售人员，我们可以采取下列方式进行激励。

首先为销售员工制定合理的销售目标。管理者为销售代表制定的目标应该为员工所接受，或者尝试让员工参与到自己的销售目标制定中来。

其次，职业生涯规划，为医药代表开辟一条通畅的晋升之路。让员工看得到自己的未来前进的方向，并为之努力。

第三，保持适当的淘汰率，营造一个恰当的竞争氛围，使销售人员产生忧患意识。讲究奖惩策略。采取"公开表扬，私下批评"的方法。

第四，提高工作的趣味性。如果一个人对自己的工作有浓厚的兴趣，必定会自觉地学习知识，练习技能，克服困难，解决问题。关心销售人员的工作和生活。了解员工的工作进展，生活上遇到什么困难，在可能的情况下给予帮助。

（2）行政管理人员的激励　行政管理人员的工作不同于一般操作工作，管理人员的主观能动性和潜能的发挥与企业的激励机制更密切更微妙。在设计激励机制时应该将管理人员的主观能动性和潜能的发挥方向与企业的目标相结合：

首先，目标量化、细化管理激励方案。从科学管理的角度看，管理上的一些工作还是可以量化的，可以用数字说话的。比如人力资源工作的人才流失率、员工满意度，财务管理工作的费用率、速动比率等赢利指标与偿债指标，生产工作的材料消耗率、安全运转率，设备采购工作的设备性价比等。将公司的整体目标一步步分解，分解到各部门，再细分到各岗位各管理人员，达到或超额完成指标则按一定的计算方式予以奖励。

其次，员工技能和价值与岗位报酬相结合。员工所掌握的技能种类与技能水平不同，所做事的质量和效果与激励机制也很密切。有能力者可同时做几个岗位的工作，本职工作完成后他可能还有时间有能力去做去考虑其他事，而若针对这种情况就应设有效的方式来引导员工把这部分精力用到企业发展现实工作上来，员工既可因此提高自己的收入水平，企业也会因此获得更大的收益。

第三，学习培训机会激励。对于年轻人、上进者、好学者来说，培训也是一种福利和激励。对于企业，培训的作用不仅是激励员工更是一种投资。员工可以通过外部培训来获取先进的管理知识，并在以后的工作中付诸实践。

第四，企业文化激励。企业内部开展一系列的社会活动，如职工运动会、歌唱比赛等。增强各职能部门员工间的交流，培养员工的集体荣誉感和凝聚力。

第五，员工参与方案。让一些优秀员工参与部分企业会议或企业决策当中也是一种激励，可以让员工感觉到自己的重要性和感受企业的发展与自己的相关性，企业也可在员工参与中吸纳一些合理化建议。

（3）技术型人才的激励　技术性人才又称知识型员工。与其他类型的员工相比，知识型员工更重视能够促进他们发展的、有挑战性的工作，他们对知识、对个体和事业的成长有着持续不断的追求；他们要求给予自主权，使之能够以自己认为有效的方式进行工作，并完成企业交给他们的任务；获得一份与自己贡献相称的报酬并使得自己能够分享自己创造的财富。曾经有位知识管理专家的研究证明，激励知识型员工的前四个因素分别是：个体成长（约占总量的34%）、工作自主（约占31%）、业务成就（约占28%）、金钱财富（约占7%）。因此，对知识型员工的激励，不能以金钱刺激为主，而应以其发展、成就和成长为主。

知识型员工的特点是他们的工作成果常常以某种观点、创意、技术发明或管理创新的形式出现，无法对其成果做直接测量和评价。知识型员工与一般员工对比起来，更有思想，更为在意老板的认可和鼓励。知识型员工占据了企业各个部门，甚至企业的高层也都具备知识型员工的特征，因此，如何有效激励知识型员工非常重要。对于知识型员工的激励方式，主要可以从下列三个方面入手：

首先，创造轻松愉悦的工作氛围。知识型员工普遍的特性有：个性突出，厌恶趋炎附势，不惧怕权势。企业领导对他们的认可、尊重、信任和鼓励，是知识型员工保持愉快心情的基础。知识型员工从事的大多为创造性劳动，更偏好于拥有宽松的、高度自主的工作环境。他们重视相互尊重及和谐的工作环境，并希望在工作中得到足够的支持。所以激励知识型员工同时要重视为他们提供和谐的工作坏境，及时发现并消除团队中不和谐的因素。

其次，自我价值实现。知识型员工非常强调自身价值的实现，他们渴望看到显著的工作成果，期待自己的工作能对企业和社会有所贡献。因此，在知识型员工的激励结构中，精神激励和成就激励的比重要远大于金钱等物质激励。由于知识型员工具有独特的知识和学习能力，他们有能力接受新任务的挑战，选择新的职业。一旦目前的工作没有足够的吸引力，或者不具有充分的个人成长发展空间，他们为了保证能获得持续的成就感，会很容易地选择新的公司，寻求新的职业机会。古语"良臣择主而事"，表明知识型员工不但要求自己的世界观、价值观和企业主相近，还需判断企业主是否有能力满足自己的需求。知识型员工出于对自我实现的需求，渴望获得持续性成就，通常具有挑战新环境、挑战自我的强烈欲望。他们具备不断学习、思考的能力，可以随时应对可能到来的新任务。所以企业职务内部的提升承诺，可在一定程度上激励知识型员工。在企业关键时刻，赋予知识型员工重任，"翁格玛利"效应（对人进行积极的心理暗示有利于其挖掘自身潜力，编者按）可以促使受激励者变压力为动力，快速适应岗位需要。

第三，全面薪酬战略。尽管有研究数据表明，对于知识型员工来说，薪酬已不是最重要的激励因素，但是它用于吸引和留住知识型员工仍然有一定的作用，薪酬是知识型员工衡量自我价值的重要尺度。目前发达国家企业普遍推行一种称为"全面薪酬战略"的薪酬支付方式，即公司将支付给雇员的薪酬分为"外在"的和"内在"的两大类，两者的组合即为"全面薪酬"。"外在的薪酬"主要为员工提供的可量化的货币性价值，"内在的薪酬"则是指那些给员工提供的不能以量化的货币形式表现的各种奖励价值。比如，对工作的满意度，为完成工作而提供的各种便利工具，培训的机会，提高个人名望的机会，吸引人的公司文化，良好的人际关系，相互配合的工作环境，以及公司对个人的表彰、谢意等。

（4）生产员工的激励　医药行业属于传统行业，产品的生产多为流水线操作，每个工人负责流水线的某一模块。日积月累，工人会对工作产生倦怠，操作失误也会因此增加，如何对一线工人进行激励：

首先，奖金与工作绩效挂钩。工人的奖金与个人绩效相联系，比如多劳多得的分配制度。

其次，轮岗制度。尝试让工人从事不同的岗位工作，一来给工作增加新鲜感，二来，可以让工人对于药品的整个生产流程有一个全面的概览，而不只是生产线的螺丝钉。

其次，竞争上岗制度。定期对员工进行培训，比如安全知识，工作流程方面的培训，培训后进行考核，只有通过考核的员工才能上岗。这样能够充分调动员工的主观能动性，积极地学习相应的知识，存在一种紧迫感。

3. 基于员工能力的人才分类及激励

（1）基于员工能力的人才分类　人才除了按照工作性质分类还可以按照个人性格特点、工作能力等进行分类，下面介绍一个人才模型：热情度－能力人才模型。

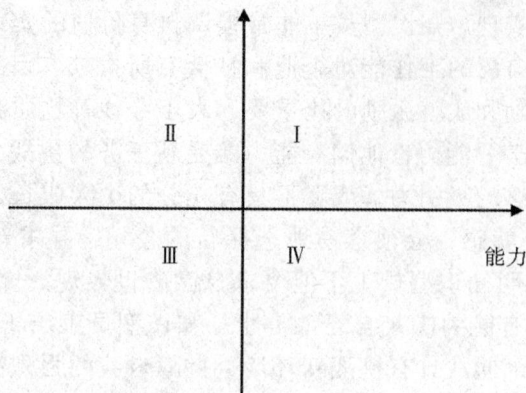

图 9 - 4　热情 - 能力人才模型

在该模型中我们用两个指标来对员工进行评价，一个是热情度，另一个是能力水平。我们可以看出热情度表现了其对工作的态度，是一个感性评价，这个是需要员工自己和其领导或 HR 共同评价的，评价分数从 − 5 到 + 5，共十个级别。如果工作不热情则得分为负。然后将二者评价分数按公司实际情况赋予一定权重得出最终分数。能力则根据事实来评估，依据某一因素或综合因素来评价，比如该销售人员的销售完成率。假设能力的评估因素仅为销售完成率，那么用销售完成率减 1 便得到能力得分。

例如，某销售人员对自己工作热情度评价为 − 1，他的主管评价为 + 3，二者之间的权重为 1：1，那么该销售的最终得分为 + 2. 相应地，假设他的指标完成量为 60%，那么他的能力得分为 −40%。根据如下图 9 − 4 的坐标轴，该员工则属于 Ⅱ 型人才。

由上图我们可以将人才模型分为四类，分别为：Ⅰ 高热情 - 高能力，Ⅱ 高热情 - 低能力，Ⅲ 低能力 - 低热情，Ⅳ 高能力 - 低热情。

（2）四种类型人才的相应的激励对策。

Ⅰ 型人才：高热情 - 高能力。这种类型的人才是企业最希望拥有的人才，这类人才往往有较高的内心驱动力，自主意识强，工作负责，人力资源管理者需要给这类销售代表充分授权，赋予更多的责任。

Ⅱ 型人才：高热情 - 低能力。销售人员中这种类型的员工比较多见，尤其是一些刚从事该行业的新人为主。对此，管理者需要充分利用员工的热情，对他们进行系统的，专业的培训，告知提高工作能力的具体要求和具体方法，对其进行引导，促使其实践。最后，对该类人员的工作表现经过一段时间的观察后，如果仍没有进展，则需将其重新定位：他是否还适合从事该岗位工作，是否应该让他去尝试其他职位的工作？

Ⅲ 型人才：低能力 - 低热情。这类人才又被称为自暴自弃型，他们无心工作，并且工作业绩平平。这类人员是末位淘汰的重点对象，如果其在一定阶段内持续达不到销售指标将会被解雇。但是，这类人才也并非无法挽救，公司在一个人才的引进上花费大量人力、物力和财力，如果贸然辞退也是一大笔损失。人力资源管理者可以尝试与其沟通，试图改善其内心状态，从而改善工作方式。多给予这类员工鼓励、支持。

Ⅳ型人才：高能力－低热情。这类人才的内心驱动力不强，一般对自己的职位和前程没有明确目标，但是工作业绩良好。这种类型的员工应该引起管理者注意，因为工作最关键的是态度，个人能力只是态度或内心素质跟具体实践相结合下所体现出来的，当脱离了实际，过去的能力可以短暂地存在他人的主观印象里。如果一个人对工作产生倦怠，情绪不高甚至厌恶工作，那么不管他沟通能力或其他能力有多强，那么他的现实的工作结果必然是糟糕的。对这一类员工，管理者可以与员工进行沟通，了解其产生工作情绪的原因，不断鼓励鞭策，给予其具体的目标和要求。在必要时可以给予物质上的报酬来刺激其行为，必要时可以辞退这类员工。

对人才进行分类的模型很多，比如性格色彩分析，九型人格分析等，人力资源管理者在选取激励方式时一定要注意"因材施教"，切莫"一视同仁"。

第三节　员工激励机制设计

医药行业是一个朝阳行业，特别是以生物技术为领导的医药企业更是国家扶持的重点对象。但是我国医药产业与一些发达国家的相比，差距仍然很大。这其中的原因很多，其中之一就是人才缺失。

人才的缺失使国内医药企业的研发能力变得薄弱。由于医药企业的研发不同于其他行业的研发，并不是朝夕之间的事。研发某种新药，然后经过多期的临床试验，到最后的注册上市，需要一个相当漫长的过程，这也要花费大量的财力。很多企业受到资本的限制会不愿意在这方面投入，这样就造成了研发和生产的机器设备和技术不如国外先进，并且更新换代比较缓慢，研发人员感觉自己不受重视，缺乏工作热情，或者直接跳槽到研发水平更高的大企业。

知识型人才的缺失使企业的管理混乱，管理体制不健全。随着外资品牌的进入，抢占了国内企业的市场，使国内的医药企业面临前所未有的压力。外资企业有着健全的保障制度和薪酬奖金制度以及培训机制，这吸引了一大批的知识型人才向外企涌进，这是对中小型药企的一大重创。

那么，我国中小型的医药企业如何才能从这一系列的不利因素中成长并且强大起来呢？医药企业要采取人才策略，来挽留和吸引人才。人才策略的重点就是利用文化优势建立一个健全的员工激励机制。

员工激励机制，也称员工激励制度，是通过一套理性化的制度来反映员工与企业相互作用的体现。一是可以运用工作激励，尽量安排员工在适合他自身的岗位上，并尽可能地进行适当的轮岗，以增加员工的新奇感，培养员工对工作的热情和积极性；二是可以运用参与激励，通过让员工更多参与企业发展的规划、决策中，形成员工对企业的归属感、认同感，可以满足自尊和自我实现的需要，激发出员工的积极性和创造性。三是管理者要把物质激励与形象激励有机地结合起来。给予先进模范人物奖金、物品、晋级、提职等物质激励固然能起到一定作用，但形象化激励能使激励效果产生持续、强化的作用。

一、激励机制六大要素及相关关系

我们应该如何设计激励机制呢？首先了解一下激励机制中的六大要素：三个支点和三条通路。这六大要素构成了激励机制的骨架，任何激励机制的建立都是以该骨架为纲的。

1. 激励机制三个支点　组织目标体系、诱导因素集合和个人因素集合构成激励机制设计模型中的三个支点。

（1）组织目标体系。组织目标，是一个组织存在和发展的要素之一。组织目标可按照时间长短分为短期目标、中期目标、远期目标。也可以按层次分为研发目标、生产目标、销售目标、财务目标等。前文讲到的期望理论告诉我们，组织目标必须与员工的绩效很好地衔接，从而对员工的行为起一个导向作用，激发其采取相应行为获得给定绩效。那么如何将组织目标和员工绩效作衔接呢，这就运用到目标设置理论的方法，将组织的比较宽泛的目标，进一步分解、细化、量化，使之成为能够考核员工工作业绩的标准。这个细化程度，取决于员工的接受程度。

（2）诱导因素集合。个人为何要参与到组织目标的实现中来，这是因为组织提供给个人满足其需求的各种条件。这些条件即是刺激个人行为的诱发因素，又称奖酬。奖酬是一种最原始的激励方法，随着时代变迁，社会经济的发展，奖酬的方式也得到极大的发展。下面列出了一个奖酬的菜单，管理者可以依据员工的喜好挑选相适应的奖励。

经济奖励：奖金、薪金、股票、期权等

精神奖励：鼓励、表扬等

物质奖励：物品，礼券，代金券等

体验奖励：旅游机会、培训学习机会等

地位（职权）奖励：升职、升迁、提高职称等

（3）个人因素集合。个人因素包括个人心态、价值观、人生观等决定个人加入组织的动机的一些因素，以及个人的能力、素质、潜力等决定个人对组织贡献大小的一些因素。只有真正了解和把握了个人的需要，才能有效地激发、控制和预测人们的行为。总之，组织的激励机制设计要充分考虑到员工自身素质、能力水平以及个人愿景，将这些个人因素与工作目标相结合起来匹配工作岗位。

2. 激励机制中的三条通路

激励机制中的三条通路指：分配制度、行为规范和信息交流。这三条通路与三个支点的关系如下图 9 - 5。

医药组织人力资源管理

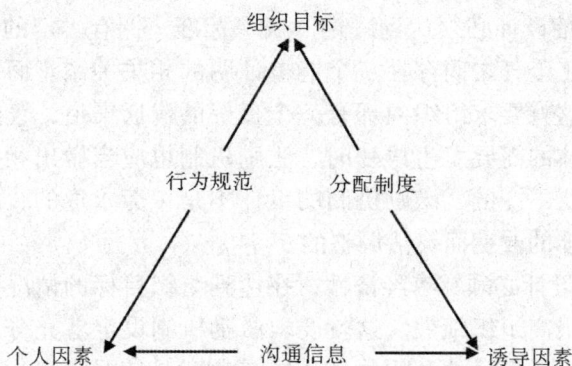

图 9-5　激励机制设计 6 要素关系图

（1）沟通信息。沟通信息是连接个人因素合集和诱导因素的纽带，通过信息的交流，组织可以对个人的需求和动机作出很好的把握，然后相应地选择合适的奖酬。反过来，个体可以通过信息沟通获知各种奖酬资源，从而改变自己的行为方式，以期获得自己意向的奖酬。

（2）分配制度。分配的内容是奖酬资源（诱导因素），分配的依据是个体完成组织目标的情况（绩效）。所以分配制度是连接诱导因素和组织目标的桥梁。个体透过分配制度获得相应的报酬，同时也看到绩效的完成度。

（3）行为规范。组织是由多个个体通过一定的组织形式形成起来的，个体在实现组织目标时需要遵守相关的法规条款、工作守则。古人语无规矩不成方圆，就是这个道理。组织也通过制定各种规章制度来约束员工的行为。所以行为规范成为个人因素与组织目标之间的一条通路。

激励机制设计实际是通过制定理性化的制度来规范员工的行为，调动员工的工作积极性，通过理性化的制度来制衡以往人性化的管理模式。这是每一个人力资源管理者值得注意的。

3. 激励机制内容　根据上述激励机制各要素的关系了解，我们可以总结出，激励机制设计时应该包含下列内容：

（1）永远从员工的需求出发，试图满足其最强烈最急迫的那个需求。因此，需要完善诱导因素合集，设计各种各样的奖酬方式，其中包括设计具有挑战性、激励性的工作内容，使员工的各种需求得到满足。

（2）激励机制的直接目标是调动员工的积极性，通过对员工的激励和引导，使员工的个人目标和公司的目标达到一致，这就是激励的终极目的。

（3）激励机制设计的核心是分配制度和行为规范。一方面，分配制度是员工达到一定绩效标准（组织目标）后获得奖赏的方式，分配制度的公平性，直接影响着员工的情绪以及后期的工作努力程度。另一方面，企业必须具备一套完整的工作准则，来规范员工的行为。个体有着不同的性格、动机、能力，规范可以将个体集合起来，为实现组织共同目标而努力。同时，规范也能确保一套分配制度能够顺利实施。

（4）激励机制的设计必须达到一定的效率标准，拥有一定的效度。即所选取的激励手段与提高员工士气之间存在一个能被证明的相关关系。而并不是只能激励某一个或一类员工。这就要求组织内部有一个良好的沟通渠道，管理者需要深入了解个体的需要，当个体的需要发生改变时，激励机制也应当做出相应的调整。这也表明激励机制不是一层不变的，激励机制的设计不是一劳永逸的，它是一个灵活的机制，随着环境和个体的改变而灵活调整的。

（5）激励机制设计必须具有经济性，在达到组织目标的情况下花最少成本或者在给定成本下达到最高组织绩效。这就要求激励机制设定者充分了解员工内心深处最需要被满足的需求，盲目地利用物质奖酬来刺激员工是不可取的。例如，某公司的医药销售代表，在客户那儿受到了打击，这时候管理者用再多的奖金刺激和诱惑对该名员工也只可能收效甚微，相反，如果他能拍拍员工肩膀，与其来个促膝长谈，讲诉自己过去的经历，成长之路等，以情感交流的方式来慰藉员工，这样更能唤起员工的斗志。可以看出在某些情境下，基于情感的激励方式比基于物质的激励方式花费更少成本能达到更大效益。

（6）充分考虑员工的个体差异，实行差别激励的原则。是提高员工的积极性是激励的最直接的目的，而员工积极性的影响因素有很多，诸如工作类型、工作环境、个人发展、薪酬福利、家人保障等内部因素和外部因素。这些因素在每位员工心中的排序也不同，设计激励机制时应该能够运用哲学中的矛盾问题的方法论，先解决主要矛盾和矛盾的主要方面，即先满足影响积极性的首要因素，这就要求先对员工分类，不同类员工实施不同激励手段。同时，双因素理论告诉我们，外部因素和内部因素是相互独立的，满足了外部因素之后，还要试图走进员工的内心，满足内心需要。比如给员工制定职业生涯规划，开放公平的晋升渠道，对员工的重视和关怀等这些方式都可以满足员工内心的关于自我价值、尊重、认可的需求。差别激励的方式也是经济型激励机制的体现，它使激励每一位员工的方式都是最有效的，排除了同一机制下成本的浪费。

案例分析

联想激励模式——多渠道、多层次激励机制

IT产业在近二三十年得到了迅猛的发展，该行业是一类知识密集型行业，云集了很多人才精英。其在人才管理方面的灵活性与机动性也是值得很多传统行业效仿的。

联想集团始终认为激励机制是一个永远开放的系统，要随着时代、环境、市场形式的变化而不断变化。这首先表现在联想在不同时期有不同的激励机制，对于20世纪80年代第一代联想人公司主要注重培养他们的集体主义精神和物质生活基本满足；而进入90年代以后，新一代的联想人对物质要求更为强烈，并有很强的自我意

识，从这些特点出发，联想制定了新的、合理的、有效的激励方案，根据高科技企业发展的特点激励多条跑道：例如让有突出业绩的业务人员和销售人员的工资和奖金比他们的上司还高许多，这样就使他们能安心现有的工作，而不是煞费苦心往领导岗位上发展，他们也不再认为只有做官才能体现价值，因为做一名成功的设计员和销售员一样可以体现出自己的价值，这样他们就把所有的精力和才华都投入到最适合自己的工作中去，从而创造出最大的工作效益和业绩。联想集团始终认为只激励一条跑道一定会拥挤不堪，一定要激励多条跑道，这样才能使员工真正能安心在最适合他的岗位上工作。其次是要弄清楚员工需要的是什么，分清需要中合理的和不合理的；主要的和次要的；现在可以满足的和今后努力才能做到的。总之联想的激励机制主要是把激励的手段、方法与激励的目的相结合，从而达到激励手段和效果的一致性。而他们所采取的激励的手段是多种多样的，根据不同的工作、不同的人，不同的情况制定出相适应的不同制度，而决不能是一种一成不变的制度。

你从联想的多层次激励模式中学到了什么呢，如何将该机制运用到医药企业中来，需要注意什么？

第四节　激励措施与政策

员工激励是一项持续性的工作。工作前期，为员工设定工作目标，并承诺达到一定业绩后给予相应奖酬，以此来引导员工为实现组织目标而付出相应的努力。工作过程中，对员工进行精神上的鼓励，这就像长跑比赛中给运动员加油鼓气一样，这样可以调整员工的倦怠期。工作完成后，兑现前期的承诺，给予适当的物质奖励，可以使激励的效用达到强化，让员工以饱满的心态投入到下一阶段的工作中去。

一、激励机制实施的注意点

人力资源管理者在对员工进行激励时要注意到以下几点：

1. 以人为本　企业的激励手段必须以人为本，真正做到关心人、尊重人，创造各种有利条件，促使人的全面发展，甚至包括为特定员工专门设计某一工作内容，这样发挥的效用有可能是 $1+1>1$ 的。管理者要通过对不同类型的人分析，对他们的需要进行整理、归类，并搜集与激励相关的信息，全面了解员工的需求和工作质量感受，不断根据情况的变化制定相应的方法并有针对性地进行差别化激励。此外，要在广泛征求员工意见的基础上出台一套大多数人认可的、科学的、公平合理的、透明有效的激励机制，给员工创造一个开放平等的环境，使其发挥自己最大的潜能。以人为本的激励理念必然有助于企业的可持续发展。

2. 考虑个体差异　每位员工的个人因素不尽相同，他们彼此有着不同的需求、性格、态度、能力等众多个人因素。人力资源管理者要善于将员工进行分类，不同类别的员工采取不同类型的激励手段。

3. 即时信息交流 上文中提到，沟通是连接个人因素和奖酬（诱导因素）之间的通路。管理者要重视反馈的激励作用，增加与一线员工之间的信息交流，了解他们的深度需求，并且将奖酬信息传递给他们，激发他们的工作斗志。多层次沟通的增加，使员工有一种被尊重，受重视的感觉，从而也会增强彼此间的理解，这样也可以达到一个自我激励的目的。

4. 运用目标 目标设置理论告诉我们，对员工应该设置有一定难度并且具体的目标，而员工应及时地将自己的工作情况反馈给上级领导。目标应该由管理者分配，还是由个体员工参与设定，这个取决于个体对目标的可接受性和当地的文化特性。一般来讲，个体参与设定的目标可接受性更强，如果个体参与设定目标的行为与组织文化相抵触，则应该由管理者分配。分派给个体的目标必须是个体所能接受的，如果该目标在一开始就无法被接受，那么会影响员工的工作信心，容易产生消极情绪。所以管理者必须保证员工充满信心，让他们感到只要努力就可以实现绩效。

5. 建立公平体制 公平理论告诉我们，当员工感觉到不公平时，这种不公平的感觉会直接影响其行为，继而工作状态。这种不公平的参照标准，既可以是来自同事，系统，也可以是过去的自己。所以，这种公平性只是相对的，对某位员工的公平感可能对其他人来说具有不公平感，所以理想的分配体制应该能够对每项工作中各项投入与奖励所占比重进行评估。

6. 奖励与绩效挂钩 人力资源规划者在采取激励手段是一定要将奖励与绩效相联系。如果不对绩效因素进行奖励，则只会强化那些非绩效因素。当员工达到特定目标时，应给予奖励，如加薪、晋升。管理者应当想办法增加奖励的透明度，充分发挥它的作用。此外，不要忘记金钱的作用。也许我们会很容易沉浸在对设置目标、增加工作情趣、激发员工实现自己价值中，而忘记了一些最原始的需求，员工工作最本质的原因是钱。所以，在工作业绩的基础上进行的加薪、计件奖金及其他报酬奖励对工作的积极性起着重要作用。

7. 知识拓展：相对绩效与薪酬 如果将一个企业组织比喻成金字塔，那么公司的各阶层则为通向金字塔顶端的台阶，这些阶梯数会影响员工的绩效。公司必须建立一个合适的薪酬制度使工的薪资与该金字塔结构相结合。影响员工薪酬结构的因素有哪些？劳动力市场供需关系对该结构有影响，但不是全部。目前很多企业或者单位按照职称或者职位来划定薪酬。比如经理级别月薪一万，助理级别月薪五千。大量的研究证实，这种固定的薪资方式并不能调动员工的积极性，相反企业还付出了巨大的财力代价，也就是高薪酬未能获得高收益。于是提出了相对绩效的设想。该设想可以利用一个模型来解释：公开赛理论。假设在一场网球比赛中，A 和 B 将争夺该比赛的冠军。这个时候，球赛的结构和公司的阶层结构有一些共同的地方。首先，得胜者的奖金是事先约定好的，并且跟参赛者的绝对绩效水准无关。也就是说，假定 A 抱走了一大比奖金，但是，他所获得的奖金金额，并不是由击败 B 的球技水准有多高，球赛有多精彩来决定。事实上两个人都有可能表现的很精彩，但奖金并不会受影响，他们的奖金比例不会改变。这种情况跟员工在一般公司里面爬金字塔很像。很多公司的编制是固定的，每个职位事先都配定一个薪资或薪资幅度。譬如，一名副总裁，四名助理副总裁。某个人升任副总裁，就领副总裁的待遇。以公开赛模式来说，也就是说，副总裁的薪资是事先决定的，跟这位副总裁击败其他三位助理的绩效或表现无关。

公开赛理论中有个关键点，那就是伴随升迁的调薪幅度越高，升迁对员工的诱因就越大。如此，员工为了升迁将会更卖力。这也表示，副总裁薪资对副总裁的激励，将不如对助理副总裁的激励重要；换个角度说，公司副总裁的薪资之所以那么高，不是要让副总裁好好学习，而是要助理总裁们好好努力，以便有朝一日可以得到副总裁一般的高薪。总之，升迁后的高薪是用来奖励一个人升迁前所投入的努力与相对优异的表现。

其次，参赛选手之所以能击败对手抱走奖金，不是因为他表现有多好，而在于他能否击败对手。换言之，关键在于相对绩效而不是绝对绩效。网球公开赛的竞赛规则跟现代公司很像。一般而言，公司升迁是由内部下一层的几个人来竞赛。某个人获得升迁，不必因为他有多杰出，而是在于他是否比公司内同一阶层的其他参赛者高明。

此外，公司给任何高职的主管高薪，并非公司有什么善心或美意，基本上，公司升迁薪酬是为了诱导员工更努力，使公司利润可以增加。公开赛模式的最后一个重点是，赢家与输家之间的报酬差距是有限的。

案例分析

案例1：上海某药业有限公司是由境外资本投资公司与上海本地国企共同投资组建的合资企业，在合资之后的十年时间内，随着销售团队的建设和全国性销售网络的铺设，使企业的销售业绩增长了近10倍，员工的收入水平也有了较快提高。但是由于生产团队和销售团队在薪酬上差距较大，即使每年都有较大幅度加薪，生产团队员工仍然有较大的不满情绪。而在销售团队中，每年与各区域负责人就业绩对应的薪酬回报进行讨价还价也令老总十分头疼。所以该企业老总向国内某知名的企业管理咨询机构寻求帮助。

企业管理咨询师诊断出该公司在人力资源管理方面存在下列问题：

1. 薪酬水平的制定以行政级别为依据，缺乏科学化的价值评定，薪酬平均主义思想相当突出。

2. 薪酬的平均水平较高，但缺乏对生产团队有针对性的薪酬激励方案，导致生产团队员工不关注自我成长，而关注横向比较。

3. 薪酬和业绩的讨价还价使上下级将关注焦点集中在了互相的博弈上，从源头上阻碍了员工工作的主动性。

问题：假设你是人力资源管理师，能否从薪酬激励的角度给出一个解决方案？

案例2：辽宁某药业公司是由原高校三产转制，从事高科技生物制药的企业。公司依托一批博士后、博士、硕士等高学历、高素质的专业人才，通过开发新产品，扩大适应证范围和剂型改造，形成系列化产品，进而实现产业升级、产品力推动和品牌力建设。然而，公司的迅速发展使很多同行业企业纷纷模仿，同时也从公司中挖走了部分核心人员，对公司造成较大损失。而且企业在市场上引进高端人才也遇到了阻力，仅依靠高薪也很难吸引优秀人才，导致了企业扩张速度的减缓。

问题：

1. 你认为可能是什么原因使该公司留不住人才？
2. 尝试给该公司设计一个适用留住技术人才的激励方案。

二、我国医药行业人力资源管理现状及改变措施

在信息瞬息万变的今天，人们的物质生活和精神生活得到了极大的改善。人们的需求开始逐步向马斯洛的需求层次的上端靠近，人们工作，更多是一种完善自我，实现理想和价值的过程。因而，对工作有了更高的期望，一方面希望获得可观的薪金，来满足自己的衣食生活，另一方面，他们也希望自己的工作具有挑战性和趣味性，而不再是那种机械式重复劳动。

对于医药行业的人力资源管理者来说，员工正向两个极端方向发展。从事研发和生产人员会觉得工作比较枯燥乏味，特别是研发人员，他们从工作中获得的成就感来自于创造。然而一个新药的问世势必会经历一个漫长的等待过程，但并不是每个人都经得起等待的。所以研发人员正逐步流失，他们有的改行做了销售，有的直接离开医药行业。他们中的部分人才也许具有高超的实验水平和理论知识，只是缺少了外部的激励，而离开了该岗位，这将会是我国医药业的一大损失。同理，医药行业的销售和管理人员，在部分医药企业，销售人员得不到必要的产品知识培训，上司只是一味地给定指标任务，彼此之间缺乏沟通和鼓励。面对残酷的竞争淘汰机制，销售人员只能想尽一切办法达成指标。虽然给公司带来了可观的收益，但是这种饮鸩止渴的激励方式必定会进入一个恶性循环中。员工可能在客户那受到挫败，回来后再受老板的批评，这种双重夹击下，员工的身心受到巨大的伤害，无奈之下只有选择离职。这也许就是医药销售流动给率高的原因之一。

针对医药行业的人才现状，我们给出了以下几种激励方式：

1. 物质激励 人类的第一需要是物质需要。物质需要也是人们从事一切社会活动的基本动力。所以，物质激励是激励结构中的最基本构成，也是目前我国各种企业使用的非常普遍的一种激励模式。企业采用激励机制的最根本的目的是为了准确地诱导员工的工作动机，使他们在实现自身的需要的同时实现组织目标，并提高其满意度，从而使他们的积极性和创造性得以保持和延续。物质激励的表现形式主要有正激励，如发放工资、奖金、红利、津贴等；负激励，如警告、罚款等。随着我国改革开放的深入发展和市场经济的逐步确立，"金钱是万能的"思想在很大一部分人的思想中滋生起来，有些企业经营者也一味地认为只有多发奖金才能调动员工的积极性。但在实际当中，不少单位在进行物质激励的过程中，花费了很多财力，但预期的目标并未实现，

无法提升员工的积极性，反而使组织发展的契机受到了延误。例如有些企业在物质激励过程中为了避开矛盾冲突，实行完全平等的原则，反倒极大地抑制了员工的积极性，因为这种平均主义的分配方法非常不利于激发员工的创新精神；而且目前中国还有相当一部分企业因为公司实力不足，无法大力实行物质奖励。

事实上人类不但有物质上的需要，更有精神方面的需要，美国管理学家皮特（Tom Peters）就曾指出"重赏会带来副作用，因为高额的奖金会使大家彼此封锁消息，影响工作的正常开展，整个社会的风气就不会正。"因此企业单纯使用物质激励不一定能起到激励员工积极性的作用，必须同时结合精神激励才能真正调动广大员工的积极性。

2. 情感激励　无论是研发生产人员，还是销售管理人员，他们虽从事不同岗位，有着不同工作内容，但他们的本质都是具有行为意识的人，人是脱离不了情感因素的。无论什么样的人，内心强大的还是脆弱的，用情感来激励的方式在适当的时机总是会百试不爽。比如：定期和员工交流，询问工作和生活状况，在员工生日时赠送小礼品，员工生活遇到困难时给予言语的慰藉或经济的支持。

情感激励存在于细微的工作点滴中，其效用是持久的，并且花费的成本也较低，但是对于管理者的沟通和观察能力要求较高。

3. 学术激励　员工希望从工作中得到的绝不只有薪金，还有知识和能力的提高，自我价值的认可。对于科研人员，企业可以为那些表现优异的员工提供参加高端学术会议的机会或者是外出培训的机会等。对于销售人员，也可采取相同的方式：比如给予 top sales 公派进修名牌大学 MBA 课程机会，放大其自由支配权限，参与自己销售目标制定等。

学术激励的方式花费成本很大，但是吸引力很强，可以调动特定受众的工作积极性和热情。

4. 参与激励　定期召开员工大会，听取基层员工对公司管理的意见和建议。让员工参与到公司具体事务的管理中来。也可以分派给员工股票和期权，使公司的盈利与员工的自我收益挂钩，增加员工的主人翁意识。

参与激励的方式，较适合公司成立初期，各项制度和政策不完善的阶段，通过给予员工自主权可以使员工队伍快速稳定下来。

5. 保障激励　保障激励是针对员工的低级需求提出来的。增加员工的工资、生活福利，发放奖金，生活用品，确保五险一金的缴纳，使员工无后顾之忧，全身心地投入工作中来。

员工保障是每个企业必须承担的职责，这也是各种诱导因素中最基本的一个刺激因素。但是，很多小企业出于节省成本的考虑很难做到这一点，这对员工的工作热情是一个很大的打击。这类企业其实是因小失大，目光短浅的。

6. 荣誉激励　对员工的工作态度和绩效水平进行综合评价，优秀者给予适当奖励。比如召开表彰大会、发荣誉证书、张贴光荣榜，推荐获取社会荣誉、评选星级标兵等。现在企业中普遍采用的荣誉激励的方式是一种比较有效的方法，在西方的企业中也经常能见到。例如美国 IBM 公司组建了一个"百分之百俱乐部"，当公司员工按时完成他的年度任务，他就被允许成为"百分之百俱乐部"的一员，同时他的家人也会被邀请参加公司各种隆重的集会。这样做的效果是公司的雇员都将获得"百分之百俱乐部"会员资格作为一份光荣的目标不断地努力完成工作任务。这样的激励措施有效地利用了员工的荣誉需求，取得了良好的激励效果。现实实践中激励的方式多种多样，重要的是要采用适合本企业背景和特色的方式，并且制定出相应的制度规范，这样综合运用不同类型的激励方式，就一定可以激发出员工的积极性和创造性，使企业得到持续的发展。

荣誉激励是对员工前一阶段工作的肯定，对下一阶段工作的强化。使员工对工作有更大的自信心。

7. 竞争激励　竞争激励的方式在人力资源管理上得到广泛运用，所谓优胜劣汰，物竞天择，多数人是在这种机制的推动中成长过来的。现在很多医药企业实行销售代表末尾淘汰制，比如业绩连续六个月不达标将会被辞退。竞争激励适用于那种内心驱动力不强的员工，他们对工作的主动性缺失，而一些具有诱惑力的引导因素也不为所动，那么只有竞争的方式可以推动其前行了。

竞争激励是一种富于高效的激励方式，花最少成本，获最大效益。但是笔者认为该激励方式在运用时应该审慎。社会竞争日益激烈的今天，人们的精神一直属于紧绷状态，因此，再给员工增加高压，结果往往会事与愿违的。对于自主性强的员工，我们应该鼓励其创造性地自由发展，不应该用某一指标或规则去束缚他。

思考题

1. 名词解释
激励机制、分配制度、期望理论、情感激励

2. 问答题
（1）马斯洛需求层次理论和麦格雷戈的 XY 理论的联系与区别是什么？

（2）对于高热情低能力的人才应该如何进行激励？

（3）激励机制设计中的三个支点和三条通路分别是什么？它们彼此间的关系是什么？

（4）你认为激励手段有没有时间限制，如果有，何时使用最佳？请举例说明。

第十章

职业生涯管理

【学习目标】

本章介绍了职业生涯的发展理论与概念，对组织的职业生涯与员工视角的职业生涯进行了定义和讨论。通过本章学习应当了解各类员工职业特点及其职业发展定位。熟悉职业生涯周期理论，职业锚理论以及人职匹配理论。掌握职业生涯规划的内容以及原则与步骤和方法。

【学习要求】

1. 了解：各类员工职业特点及其职业发展定位，熟悉职业生涯周期理论，职业锚理论以及人职匹配理论；

2. 熟悉：职业生涯规划的内容以及原则与步骤和方法；

3. 掌握：职业生涯的发展理论与概念。

案例导入

Z医药公司成立之初，公司面临着激烈的市场竞争，加之公司成立不久，员工人心不稳，流动性很高，对企业没有归属感，特别是对企业发展与个人的发展前景不是非常明朗。公司对于员工的职业生涯规划这方面并不是很重视，无论是刚刚招进来的员工还是企业的原有职工都缺少一个完整的职业生涯规划，只是按照员工的专业给员工安排职位就算了事。

经过一段时间后，公司管理层发现许多员工对自己的工作有所不满：他们认为自己的职业设计过于简单和对内部发展道路不清楚，不了解自己日后在公司的发展前景。结果，公司的很多员工就开始产生了许多抱怨："要是公司让我做经理，我就不会让某人做这样的工作了……""我有点想跳槽了，因为我善于而且愿意做某工作，要是公司能调我过去就好了……"

针对这种情况，公司人力资源部吴副经理向公司高层提出了为公司员工做员工职业生涯规划（PPDF：Personal Performance Development File）的建议。

问题：

1. Z公司员工出现上述问题的原因是什么？

2. 你认为吴副经理应该怎样为员工做职业生涯规划？

第一节 职业生涯管理概述

职业生涯管理关系到企业长远战略目标的实施和实现。它与人力资源的其他各项管理工作也紧密相关。在企业的长期发展中更能清晰地看到职业生涯管理的价值。特别是能够提高人力资源的投资回报率，降低职业通道改变的成本，促进企业的可持续发展。

一、职业生涯管理的定义

职业生涯管理是企业人力资源管理的重要内容之一，良好的职业生涯管理可以使人力资源在企业中具有更好的配置效率、更高的积极性和更持久的稳定性。

职业生涯管理是一个企业去制定职业生涯的规划和帮助企业员工职业生涯发展的一系列活动。职业生涯管理是一个动态过程。职业生涯管理可以从两个角度进行理解：一个是从企业的视角进行理解，称为组织职业生涯管理（organizational career management），是指由组织实施的、旨在开发员工的潜力、留住员工、使员工能自我实现的一系列管理方法。另一种是从人力资源的个体角度进行的理解称为自我职业生涯管理（individual career management），是指员工在职业生命周期（通常从进入劳动力市场开始到退出劳动力市场为止）的过程中，对自身的职业发展计划、职业策略、职业进入、职业变动和退出职业进行的自我管理。

在现代社会的经济条件之下，企业中的每个人最后都要对自己职业的发展计划负责，每位员工必须清楚了解自己所掌握的知识、技能、能力、兴趣、价值观等。与此同时，还应当对职业的选择具有比较好的了解，以便能够制定目标，从而完善职业计划。企业的管理者则应当鼓励自己的员工对他们的职业生涯负责，在他们进行个人绩效等一系列工作反馈时提供帮助，并尽可能地提供关于组织工作、职业发展机会等员工感兴趣的信息；同时企业也必须能够提供自身的发展目标、政策、计划以及帮助员工进行自我评价、培训、发展等。更好地发挥职业生涯管理的重要作用必须建立在员工的个人目标与组织目标有机结合的基础上才能实现。因此，企业视角的职业生涯管理是重点，也就是从企业出发的职业生涯规划和职业生涯发展。

二、职业生涯管理的意义

职业生涯管理对于企业而言可以事半功倍，最大限度发挥人力资源的作用和价值。良好的职业生涯管理可以使人力资源在企业中具有更好的配置效率、更高的积极性和更持久的稳定性。对于个人而言，也可以促进个人能力的提升、信心的提升和绩效的提升。

1. 职业生涯管理可以促进企业人力资源和其他资源更有效的配置 增值性，人力资源的一个特性，是一种能够不断开发和增值的增量资源。因为通过人力资源的开发可以不断更新人的知识、技能，提高人的创造力，从而使物质资源得到充分的利用。尤其是处于知识创新时代的现代社会，能够不断地掌握和创造知识的人力资源的价值进一步得到了提升。而人的创新创造要基于最基本的激励。因此，企业更应通过管理激发人的智慧、技艺、能力，加强职业生涯管理，把人力资源配置在适当的岗位，才能人尽其才、才尽其用，这是企业资源合理配置的首要问题，更是职业生涯管理的首要问题。

2. 职业生涯管理有助于实现企业组织目标 职业生涯管理的目的在于帮助员工在不同需求层次上提高满足度，使其需要满足度从金字塔形向梯形过渡，最终接近矩形。员工在得到了低层次的物质需要逐步满足的同时，不断促进员工自我价值的实现。因此，职业生涯管理在符合员工生存的基本需要的同时也要关注其高级需要。这要求在了解员工个人发展目标的基础上，帮助员工制定符合实际的个体职业生涯的管理规划，帮助实现职业生涯的目标，从而激发员工服务企业的精神，推动企业发展，最终实现企业目标。

3. 职业生涯管理是企业实现长稳发展的人力资源的保证 成功的企业，其根本原因即在于拥有高质量的企业家和员工。长期稳定高效的人力资源队伍是企业长期发展的根本，也是最重要的核心竞争力之一。人的才能和潜力能得到充分发挥，优质高效的人力资源不会轻易流失，企业的生存发展才有长久的动力和竞争力。在发达国家，经过长时间的发展和提升，其主要竞争力从有形的工厂、设备，转向为他们在发展中所积累的经验、知识以及高素质的人力资源，这也是发展中国家的必由之路。只有通过职业生涯管理，提供充分的员工施展才能的舞台，实现员工的自我价值，才是凝聚人才、留住人才、发挥人才价值的根本保证。

此外，就企业员工来说，参与职业管理也有三个方面的重要意义：

（1）增强员工把握工作岗位和控制环境及困难的能力。这是因为职业计划和职业管理的功能在于帮助员工了解自身优劣势，养成定期对岗位和工作目标进行分析的习惯，使员工更合理有效地完成任务，提高自身技能。而这些都是强化岗位把握和环境困难控制能力所必须的。

（2）有利于员工更好地管理职业生活并处理好与工作外生活的关系。科学良好的职业计划和职业管理能够帮助员工在思考问题时处于更高的角度，进行正确的判断和选择，综合思考各种因素，更好服务职业目标，使员工的职业生活更有成效。职业生涯管理同时也兼顾了职业生活同个人追求等其他生活目标的平衡，从而为实现员工自身价值创造了条件。

（3）员工还可以实现自我价值的不断提升和超越。员工进行工作的最初目的可能只是为了钱，通过职业生涯管理引导员工设置通过工作可以追求到财富、地位和名望等更高的价值目标，在更高层次上实现自我价值。

三、职业生涯管理的目标

职业生涯目标是职业生涯管理的方向，它奠定了职业生涯管理中具体设计和实施的基础。

1. 职业生涯目标的定义　职业生涯目标就是指个人在选定的职业领域内，在未来某个时点上所要达到的具体目标，它可以分为短期目标、中期目标和长期目标和人生目标。职业生涯目标进行设定时，通常在个人评估、组织评估和环境评估的基础上，由企业相关的部门负责人和人力资源部门的负责人与员工进行共同协商而定。在进行职业生涯目标设定时要做到目标具体明确、高低适度、有调整的余地，并与组织目标相一致。

2. 职业生涯目标的内容　职业生涯目标的确定包括很多内容，如人生目标、长期目标、中期目标与短期目标的确定等。它们分别与人生规划、长期规划、中期规划和短期规划相对应。在目标设定时，要根据个人的专业、性格、气质和价值观以及社会的发展趋势首先确定员工的人生目标和长期目标，然后再把人生目标和长期目标进一步细分，结合员工的个人经历和所处的岗位环境制定相应的中期目标和短期目标。

由此可见，职业生涯目标有以下四个方面。

（1）员工的人生目标。对于员工而言工作只是人生的一部分，整个职业生涯的规划可以很长，多数时候超过企业的长期规划的时间。员工会从人生的长度来进行思考和规划，这些内容会影响甚至决定员工的职业选择和稳定。因此，职业生涯目标首先要设定的是员工整个人生的发展目标。

（2）员工职业生涯管理的长期目标。长期目标是一个相对的概念，通常与企业有关，一般企业内长期通常是指 5～10 年的规划，相对应的职业生涯的长期目标也就是针对 5～10 年的周期来设定。这一目标对于员工长期稳定的努力方向的形成和促进具有重要意义。具体内容上可以有多种形式。可以是员工 5 年后成为企业的高级技师，也可以是 10 年后成为企业某部门的副经理或经理等等。其主要特征是员工职业生涯管理的目标要符合员工自己的人生价值观，对自己选择的这一长期目标感到自豪、充满渴望，成为愿景。长期目标必须是经过认真选择的，具有挑战性但是有实现的可能。它与短期目标的不同在于没有明确规定实现时间，即在未来某个较大的范围内实现即可。

（3）员工职业生涯管理的中期目标。通常在企业里指 2～5 年内的目标与任务。目标内容包含了职业生涯的成长方向和成长空间，如大概可以成长到不同业务部门做经理，规划从大型公司部门经理到小公司做总经理等等。员工职业生涯管理的中期目标通常与长期目标保持一致；是结合自己的志愿、企业的岗位和环境条件来制定的目标；最好是用明确的语言来定量说明，有比较明确的操作进度，要基本符合员工自己的价值观，对目标实现的可能性要进行评估，让员工充满信心，大多数员工甚至愿意公布于众，并且在适当的调整后通过努力可以实现。

（4）员工职业生涯管理的短期目标大多数是指2年以内的规划，即先确定近期目标，然后围绕近期目标再规划近期需完成的任务。如对专业知识的学习，短期内必须掌握的业务知识和可操作化、最明确的目标。其主要特征体现在：员工职业生涯管理的短期目标必须要切合实际、具备可操作性，即对实现目标有较好的把握；要明确规定具体的完成时间，与员工的中期目标相呼应。当然员工的目标一定要适应企业目标要求。

在确定以上各种类型的职业生涯目标后，就要制定相应的行动方案来实现它们，把目标转化成具体的方案和措施。这一过程中比较重要的行动方案有职业生涯发展路线的选择，职业的选择和相应的教育和培训计划的制定等。

四、职业生涯管理的有效性

职业生涯管理对于企业发展和个人成长都很重要，但是企业实施职业生涯管理的最终目标是为了提升企业的绩效，实现企业目标。因此，企业在实施职业生涯管理后需要对职业生涯的效果进行评估。那么对于企业来讲如何思考企业实施职业生涯管理的有效性呢？对此国内外的一些研究表明，职业生涯管理有效性主要可以通过四个方面进行评价。

1. 达到个人或组织目标　员工的目标中已经通过设计与组织目标建立了一致性的联系。从某种程度上讲，个人绩效和目标的实现，也就意味着组织目标的实现。所以职业生涯管理的评价第一个就是看通过职业生涯管理是否促进了员工目标的实现，是否有助于组织目标的实现。

为了评估的方便，在员工目标评价时，可以从以下几方面进行：员工是否有高度的自我决定，高度的自我意识。是否能从企业获得必要的职业信息。是否促进了员工的成长和发展，是否提高了职业目标设置的能力。对组织目标进行评价包括是否改善了管理者与员工的交流，是否提高了员工目标与组织目标的匹配程度。是否提升了企业形象，是否促进了管理人才库的建设和运作。

2. 考察项目所完成的活动　评估的第二步是评估过程，主要是定性的评估，包括：员工使用职业工具的具体情况，员工实施职业计划的情况，企业部门采取职业行动的情况。

3. 绩效指数变化　评估的第三步也是过程评估，侧重于量化的评估，包括(1)离职率的降低，(2)旷工率的降低，(3)员工士气的改善，(4)员工绩效评价的改善，(5)添补空缺的时间缩短，(6)增加内部的提升。

4. 态度或知觉的心理变化　最后是动态的进行一个评价，包括的内容有对职业工具和实践进行的具体评价，如员工对于职工讨论会的反应，管理者对工作布告系统的评价，职业生涯管理系统能够识别的积极效果，员工表达出来的职业感受，对职业调查的态度以及员工职业规划技能和企业职业信息的充足性评价等。

事实上，在评价职业生涯管理有效性时，其涉及的有效性方面并不需要特别全面，而且也不必将职业生涯管理的所有方面都在组织中实施。但这种系统的思考给未来的实施评价提供了基础。

第二节　职业生涯管理的理论发展

为了对职业生涯的理论认识和实际应用有一个系统的了解。这里介绍几个代表性的职业生涯发展过程中的理论。

一、萨帕的职业发展理论

萨帕（Donanld·E·Super）是美国一位有代表性的职业学家。他对职业生涯发展研究是建立在对人认识的基础上，即认为人是有差异的。萨帕认为人的差异体现在很多方面，如经验、才能、兴趣和人格等，这意味着他们对职业岗位的选择要求也会不同。由此决定了不同人适应不同职业种类的差异性，反向来说，就是各种职业岗位也都具有对于员工的技能、兴趣和人格等各方面要求的一套特定的模式。并且职业模式还与个人的家庭状况、智力水平、社会经济地位及个人机遇等有关。由于人们对于某些职业的偏爱、掌握的技能、人的生活、工作情境等都会随着时间和经验的改变而发生相应的改变，这就必然使职业选择经历两大阶段：探索和固定。即职业发展的过程具有可塑性。因此萨柏认为，个人对职业的选择与调适是一个连续的过程。职业生涯具体情况将由个人的家庭、社会经济地位、受教育程度、技能、个性特质以及机遇所决定。个人能否妥善处理好自己在职业生涯各个阶段中所出现的问题，主要取决于个人的职业成熟度，即个体的身体、心理、社会化等方面的发展状况；他还认为个人从工作中获得的满意程度与其体验到的自我实现程度成正比例关系。根据以上观点，萨柏把人的职业发展划分为 5 个大的阶段。

1. 成长阶段　0～14 岁的阶段。个人在这一阶段经历了对职业从好奇、幻想到兴趣，一直到有意识培养职业能力的逐渐的成长过程。萨柏将这一阶段，分为 3 个具体的成长期。

（1）幻想期（10 岁之前）：儿童从外界感知到许多职业情况，对于自己觉得好玩和喜爱的职业充满一定的幻想，并进行模仿。

（2）兴趣期（11～12 岁）：以兴趣为中心，开始尝试理解、评价职业，开始思考职业选择。

（3）能力期（13～14 岁）：开始思考自身条件是否与喜爱的职业相符合，并且会有意识的进行自身能力培养。

2. 探索阶段　15～24 岁阶段。这一阶段的最大特点是进行择业和初次就业。也可分为 3 个时期。

（1）试验期（15～17 岁）：能综合认识和考虑自己的兴趣、能力与职业社会价值、就业机会，开始进行择业尝试。

（2）过渡期（18~21岁）：查看劳动力市场，或者进行专门的职业培训。

（3）尝试期（22~24岁）：选定工作领域，开始从事某种职业。

3. 建立阶段 从25~44岁为建立稳定职业阶段。经过两个时期。

尝试期（25~30岁）：对初就业选定的职业不满意，再选择、变换职业工作。变换次数各人不等。也可能满意初选职业而无变换。

稳定期（31~44岁）：最终职业确定，开始致力于稳定工作。

4. 维持阶段 在45~64岁这一长段的时间内，劳动者一般达到常言所说的"功成名就"情景，变换职业工作等不再是考虑因素，只力求维持已取得的成就以及社会地位。

5. 衰退阶段 人达到65岁以上，其健康状况和工作能力都已经出现明显的衰退，即将退出工作，准备结束职业生涯。

二、金斯伯格的职业发展理论

金斯伯格（Eli Ginzberg）的研究重点是从童年到青少年阶段的职业心理发展过程。在他的理论中，职业选择是一整个过程。这个过程中，包含着个人面对复杂条件所作出的一系列决定。其中的每一个决定都和他在青少年时的经验和身心发展有关，还与个人意识和外界条件之间的相互作用情况有关，最终选择的结果则能够体现出个人价值取向、情感需求、人格因素、实现职业理想与根据环境因素的调适情况等。

金斯伯格的职业发展理论将职业选择观念分为三个阶段：

1. 空想期 也称幻想期，一般指人的少年时期，该时期的主要特点是迫切希望长大成人，对将来做某种事情进行空想和幻想。这种空想和幻想不受个人能力和其他任何因素所限制，只是一种发自内心的感受。

2. 尝试期 也称试验期或暂定期，一般始于从10—12岁，终于16—18岁。这一时期的特征是脱离了盲目性和随意性的幻想，开始考虑未来个人的满足和职业的选择，但这种考虑依然是主观的，仅仅依据的是自己的兴趣、智力、价值观等因素。

3. 实现期 实现期一般从16~18岁开始，在经过了以上两个主观选择的阶段后，这一时期的选择逐渐将主观的选择与个人客观条件、外界（环境）客观因素、社会需要相结合，并开始缩小选择的范围。实现期又可分为三个阶段：

（1）探索阶段 青年人试图将自己的选择与社会的职业岗位需要等现实条件相联系。

（2）结晶阶段 专注于某一种职业目标，并努力推进、深入。

（3）特定化阶段 为了特定的职业目标，选择进入更高一级的学校进行深造或者接受专业化的训练，又或者已有工作但不满意，准备换工作。

三、施恩的职业生涯周期理论

职业生涯周期理论是由美国的爱德华·施恩（Edgar·H·Schein）教授提出来的。他主要是基于不同年龄段人生所面临的问题和职业工作任务提出的。他指出在人的一生中都会经历3个生命周期，即生物社会生命周期、家庭生命周期和工作职业生命周期。在人的一生中，人们将最为宝贵的几十年都献给了工作。人们通过工作，养活了自己和家庭。同样的通过工作还实现了自己的人生价值。因此施恩认为在人的一生中最重要且有决定作用的是工作职业生命周期。

职业周期理论将职业生涯分为9个阶段。

1. 成长、幻想、探索阶段　一般人在21岁之前均处于这一阶段。个人在这一阶段的主要任务是：发现和发展自己的需要、兴趣、能力等，为以后实际的职业选择打好基础；学习职业所需的专业知识，寻找现实的角色模式，获取多样化的信息，发展和发现自己的价值观和抱负等，做出合理的受教育决策，将幼年关于职业的幻想转变为可实现的现实选择；接受系统的教育和专门的培训，开发工作中能够用到的基本习惯和技能。在这一阶段所充当的角色包括：学生、职业工作候选人、申请者。

2. 进入职业工作世界　16～25岁时开始逐渐步入职业工作阶段。首先，他们会查看劳动力需求市场及相关信息，谋取人生第一份工作。其次，个人和雇主之间会达成正式的契约，因此，个人正式成为企业或其他组织的成员，这一阶段所充当的角色包括应聘者、新学员等。

3. 基础培训　处于该阶段的年龄段也是16～25岁，但与前一阶段不同，个人开始更多地进行实践和尝试，如担当实习生、新手等。也就是说，此时已迈入职业或组织的大门。这段时期主要任务是了解并熟悉整个组织，认同组织的文化，学会融入工作群体，尽可能快的取得组织成员资格；二是适应日常的操作程序，掌握工作技能，积累工作经验。

4. 早期职业的正式成员资格　当年龄处于17～30岁的阶段时，个人一般取得了企业组织新的正式成员资格。而此时面临的主要任务有：学会承担责任，成功履行第一次工作中分配到的任务；有意识的发展并展示自己的技能及特长，为提升其他领域的横向职业成长打基础；根据自身能力及价值观、组织中的机会和约束，重新评估曾经向往并追求的职业，决定是否继续或转行。或者在自我需要、组织约束和机会三者之间寻找一种平衡。

5. 职业中期　处于职业中期的正式员工，其年龄一般在25岁以上。这一阶段的主要任务则是：选定一项职业或进入管理部门；保持竞争力，在选择的专业或管理领域内继续深造，力争成为该领域的专家或该职业的能手；能够承担起更大的责任，巩固自己的职业地位；不断开发个人的长期职业计划。

6. 职业中期危机阶段　职业中期危机常常出现在35～45岁的员工之中。此时这一阶段的任务则是学会现实的估价自己的优势、职业的定位以及个人未来的发展；

而在操作上应当虚心接受现状或争取那些可以胜任的职业岗位，建立良好的同事关系及其他社会关系也是必要的。

7. 职业后期 从 40 岁开始直至退休，逐步处于职业后期阶段。这个时期的最大特点和努力的方向是成为一名良师，学会以自己的成就、人格等去影响、指导别人，对他人承担起更多的责任；不断发展、深化技能和人格，不断担负起更加重大的工作责任；否则会导致影响力和挑战能力的下降。

8. 衰退和离职阶段 一般在 40 岁之后到退休期间，会逐步出现员工衰退或离职。这一职业时期人们要注意：一是学会接受权力、责任、地位的下降；二是基于竞争力和进取心下降，要学会接受和发展新的角色；三是评估自己的职业生涯，着手退休。

9. 离开组织或职业－－退休 最后人们会退出职业生涯，失去工作或组织角色之后则会面临两大问题或任务，一是保持一种认同感，去主动适应角色、生活方式和生活标准的急剧变化；另一个是保持一种自我认同的价值观，运用自己积累的经验和智慧，以各种可行的方式对他人进行传帮带。

值得注意的是施恩虽然基本上按照年龄逐步增加顺序划分职业发展阶段，但并不完全局限于此，其阶段划分过程中更多的还参考了职业状态、任务、职业行为的重要性。所以，每一个职业阶段他只给了大致的年龄跨度，并在各职业阶段划分上有年龄交叉。

四、职业锚理论

职业锚理论最初是由美国麻省理工学院的沙因（E. H. Schein）教授提出来的，他对该学院毕业生的职业生涯进行了跟踪研究。共有 44 名 MBA 毕业生，自愿接受了沙因教授长达 12 年的职业生涯研究。其内容包括面谈、跟踪调查、公司调查、人才测评、问卷等多种方式，最终沙因教授分析总结出了职业锚（又称职业定位）理论。所谓"职业锚"就是指当一个人不得不做出选择的时候，他绝对不会放弃的存在于职业中某些至关重要的东西或价值观。正如"锚"有"抛锚"的意思，同样的职业锚实际上就是指人们选择和发展自己的职业时所依据的价值核心。也就是说职业锚是依据自身的才能、动机和需要、职业态度和价值观，现实地选择并进行准确的职业定位。它是个人自我价值观中动机、需要、能力共同作用的结果。

沙恩根据研究提出了五种类型的职业锚。后来国内外许多机构在沙因研究的基础上又进行了不同的试验和研究，并在 1992 年拓展为八种类型：技术/职能型、管理能力型、自主/独立型、安全/稳定型、创业型、服务型、挑战型、生活型。

1. 技术/职能锚型 个人在自己的专业学习领域追求"十分出色"表现，而且在自己的专业领域内也愿意继续发展。因此对他们来说，牢固地掌握专业基本理论知识和熟练地掌握专业技能是十分重要的。例如，对于将来从事医疗研究和临床工作的学生、想从事药品研发的学生、从事软件设计的计算机系学生等来说尤其如此。因为这些行业的职业技术性都很强，属于技术/职能锚型的学生相对较多。这类职业锚的学生应尽可能多地得到专家的专业技术和技能的指导，以便帮助自己提升专业领域的知识和技能，从而在广度、深度方面进一步拓展自己的专业知识，使专业技能逐渐完善，才能更好地为将来的职业发展打下坚实的专业基础。

2. 管理能力锚型　对于管理能力职业锚的人来说，管理岗位是他们的最终目标，相信自己具有某种管理岗位上所具备的价值观和能力。因此，最重要的是锻炼和培养他们的管理能力和相差认知。这类职业锚的人会创造各种机会积极参与管理的实践活动，并且喜爱独立组织活动以充分锻炼自己，提高分析问题、解决问题的能力。努力在实践中提高自己的管理水平和能力。另外这类职业锚的人会努力增长自己的管理专业知识，如听管理学课程、杰出管理人才专题讲座等，主动看一些管理类书籍，关注新的管理方法和手段，逐步提高其管理水平或能力，以便将来能胜任某种管理工作。

3. 自主/独立锚型　顾名思义，自由和独立锚的人最大的向往就是要求能自主地安排自己的时间、工作和生活方式，而最不愿意接受的是各种束缚。这类职业锚的人努力方向在于：一是培养自己独立思考的能力，创造条件有意识地独立完成任务，自觉对每一次工作或任务的完成情况进行总结；二是无论在生活中还是在工作中，都要把握好自由和独立的"度"。这很难但是很重要，如要处理好学习与休闲、自由与规则约束、独立与合作等关系，才能有效实现个人理想和发展。

4. 安全/稳定锚型　属于这类职业锚的人更偏向于追求稳定安全的职业。如稳定的工作、可靠的收入、良好的福利津贴和退休方案等。他们相较于其他还会依赖组织，努力寻求组织的认同感、高度的感情安全，缺乏远大的抱负。通常这类职业锚的人可参加一些挑战性较小、创新性要求不高的工作，如秘书文员协助上司做好办公室的日常事务工作，还有社会实践中的调查员、统计员、分析员等工作。这类型职业锚的人应多熟悉企业的工作环境和程序规则，不断积累工作经验，有助于日后寻找安全型的工作。同时，这类人知晓在感情上拥有知足常乐的心态，但是也应该适当的接受风险意识教育、心理素质方面的教育，在现在这样快速发展的社会环境条件下，也需要有不断进取的精神，才能在竞争激烈的社会中构筑自身安全稳定的职位。

5. 创业锚型　创业锚型的人追求建立或创造完全属于他们自己的新产品和工作。有时甚至不惜任何代价，通常自主创业是这类锚型人的最终目标。在当今时代环境下，我们应好好地鼓励这类型职业锚的人。自主创业是一件具有较大风险的事情，除了需要创业者具有扎实的理论功底，能够独立思考、积极探索、勇于创造的愿望和勇气外，还必须具备不怕困难、敢于承担风险的良好素质。具有创业锚的人应多了解自主创业的社会经济背景及国家的相关支持政策，认真评估自主创业的可能性、实施途径及发展趋势以及自主创业对创业者的各项素质要求等等问题，尽可能寻求实践的机会，多参加一些相应的项目以积累经验。

6. 服务锚型　这类职业锚的人，他们心中的核心价值目标是服务。他们往往喜欢帮助别人、服务别人等服务型的工作，而且乐在其中。如理发师、社区工作者、物业管理行业，以及其他服务型行业。这类职业锚的人在努力学习专业知识和理论知识的同时，应不断练习以提高服务能力，自己的服务意识和服务态度，还应当熟悉和掌握相应的行业准则、服务工作所需要的素质要求和操作标准，才能较规范的开展服务工作，融入社会大环境中，有利于自身的职业发展。

7. 挑战锚型　挑战型职业锚的人常常喜欢具有一定挑战性的工作，讨厌不断重复、日常事务性的工作。他们的兴趣集中在创造性的、新奇的事物，如别人达不到的成就，达不到的纪录，极限运动、攀登科学高峰、侦破重大案件等等这类型的事情反而会深深地吸引他们，他们会不断地去努力、尝试，直到挑战成功。这类人要想将来在职业生涯中成功，必须做到：一是要学好理论，深入钻研各种相关的专业知识和技能，培养探索性思维方式；二是要进行心理素质的培训，敢于尝试，培养胆大心细的心理品质，增强个人的意志力、毅力和耐力；三是通过自己的实践发现问题，并和同行进行交流、吸取相应的经验教训，尽量少走弯路，以获得个人挑战成功和职业生涯的发展。

8. 生活锚型　生活锚型的人常常比较注重享受生活。在他们眼中，职业只是生活的一部分，工作的目的仅在于提高生活的质量。他们在现实生活中倾向于寻找个人、家庭和职业间的平衡和结合。值得指出的是生活锚型的人应该在注重生活质量的同时，也应该通过提高学习、努力工作才能与生活休闲娱乐达到最佳平衡，否则一味追求生活享受，会影响职业的发展，最终影响对生活享受水平的提高。

在把握职业锚概念时，应当指出的是"职业锚"产生于早期职业生涯阶段，以员工的工作经验为基础、融合了个人能力、动机和价值观三方面而逐步形成的；因此，职业锚是不可能根据简单测试提前获知，而且职业锚还会随着个人经历的变化而有所改变。

五、罗杰·安德生的性格与职业理论

罗杰·安德生也认为人的性格是有差异的。基于这种差异的认识，他把人依据性格分为十二种，即刚毅型、温顺型、固执型、韬略型、开朗型、勇敢型、谨慎型、急躁型、狂放型、沉静型、耿直型、善变型。在安德生的理论中，每一种性格均有优缺点，但都可以找到它所擅长的职业并获得成功。

性格特点及其适合的职业如下：

1. 刚毅型　安德生认为这类人的优点在于：性格刚强、刚烈，具有持久的意志力，往往显得很有魄力，敢说敢做，而且效率高，处理问题果断泼辣。当遇到的阻力越大，个人的性格特质就越是发挥得淋漓尽致。表现出具有坚强的意志、行为果敢，不怕挑战和冒险，善于在逆境中顽强拼搏。具有较高的独立性，不依赖他人，不迷信权威。

刚毅型的缺点在于：权力欲重、有野心，有时表现得盛气凌人，做事也易于冒进。在工作中争强好胜，在同事中喜欢争功而不太能忍让。还往往听不进别人的意见，尤其是反对意见。常常显得为人霸道、不通人情缺乏团队意识和合作精神，容易被孤立。

相对较适合的职业：政治、军事等领域。能够很好的适应开拓性和决策性的工作，如政治家、社会活动家、群众团体组织者等。

机械性的工作或者要求很细致的工作不适合他们。

2. 温顺型　温顺型性格的人最突出的特点就是性情温和、不摆架子、做事稳重。他们能够照顾到各个方面。通常他们都具有丰富的内心世界及敏锐的观察力。从另外的角度看这也成了这类人的缺点：如逆来顺受、缺乏主见，优柔寡断等，容易错失良机。

适合的职业：文学艺术领域是他们的天堂，同时机能性、服务性工作，如秘书、护士等，社会工作者或专家性工作，如咨询人员、幼儿教师等都是比较合适他们从事的工作。

不适合的职业：需要快速决断、灵活反应的工作。

3. 固执型　固执型人的优点：立场坚定、倔强执着、为人正直。做事中通常能够踏实、稳重、持久而专注。在性格上善于忍耐，沉默寡言，自我克制能力也比较强。在工作中常常能埋头苦干、工作专注。当然换个角度看也存在着缺点。如在思想、道德等方面，他们更偏保守、与社会潮流格格不入。并且由于生性谨慎，不敢冒险。而且过于固执会使他们认死理，不轻易改变，也不善于变通。感觉上有惰性，不善于转移注意力。

适合的职业：化验员、检验员、校对员、机要员、自然科学研究者、技术人员等。

不适合的职业：销售类工作以及需要与各色人物交流、变化较快的工作。

4. 韬略型　优点：机智多谋、思维缜密、城府深入，善于权变，遇事反应也快，能够自治自律，临危不惧。

缺点：诡智多变，不易看透更不易被控制，表面谦虚，实则内傲，诡计多端，具有较大的野心和强烈的争当"人上人"的意图。

适合的职业：擅长于在紧急和危险中完成任务，适宜从事具有关键作用和推动作用的工作。如政府官员、行政人员、管理人员、新闻工作等。

不适合的职业：财务、后勤供应等辅助类以及细致单调、环境过于安静的工作均不适合。

5. 开朗型　开朗型的最大优点：生性活泼、待人热情、具有让人如沐春风之感。能获得各方面的信任，处世手段圆滑、善于揣摩他人心思并能够投其所好，因此此类人一般都具有较好的人缘，善于左右逢源，打通各方面的关节，构建庞大的人际关系网。

开朗型的人不足则体现在：交朋友易意气用事，原则性不强，是非曲直的判断不够公正，易受影响。做事的兴趣和情趣也不够长久。

适合的职业：销售、公关、商业贸易、文体、演艺、新闻、保险、服务业。

不适合的职业：多与事物打交道的技术性或操作性的工作。

6. 勇敢型 优点：敢做敢当、富于冒险、意气风发、临危不惧，对于自己佩服和崇拜的人能够做到言听计从，非常忠心。具有较强的适应能力，在新的环境中亦能应付自如，迅速而灵活地做出反应。

缺点：对人不对事、服人不服法，过于性情中人，同时注意力和兴趣也不能长时间的稳定，常会不经思考、鲁莽做事、甚至是一些不理智的事情。换句话说就是，可与其共赴危难，难与其处穷守约。

适合的职业：警察、企业家、领导者、消防员、军人、保安、检察官、救生员、潜水员等。

不适合的职业：服务、科研、财务等要求细致的工作均不适合。

7. 谨慎型 优点：非常精细理想。做事能够一丝不苟、谨慎小心，为人谦虚、思维缜密，任何时候都能讲究章法、处理地井井有条，同时考虑问题既全面又深入。一旦找对职业便能卓越而高效的做下去。

缺点：疑心太重、顾虑重重，缺少决断的魄力以及开拓创新的精神，遇事胆小、怕担责任，所以非常容易错失机会。

适合的职业：高级管理者、秘书、参谋、会计、银行职员、法官、统计、研究人员、行政和档案管理以及与图纸、工厂打交道的工作。

不适合的职业：缺乏开拓创新能力，不适宜从事要求大刀阔斧进行改革的职业。

8. 急躁型 优点：性格开朗、志向远大、卓尔不群、非常富于开创精神、具有强烈的想要成功的欲望。能够长时间处于精力旺盛、反应敏捷的状态，但性急而且缺少好好做事的耐性，热情忽高忽低。容易激动甚至暴躁，神经活动长期处于高兴奋状态，心境变换快速剧烈。他们能以极大的热情去工作，主动克服工作中的困难；但是一旦失去对工作的信心，情绪就会马上低沉下来。

缺点：好大喜功、急于求成、轻率冒进。做事不具有较强的规范性，行事倾向于根据主观兴趣和动机出发，较少考虑现实条件。

有这种性格的人喜欢新事物、新项目，喜欢追求工作中的新奇感和成就感，会全力以赴地去应付，有热情。压力反而使他们的工作更出色，但也会急于求成，往往事与愿违。

适合的职业：刺激、有风险而富有挑战的工作。典型的职业有营销、记者、消防员、导游、节目主持人、演员、模特等等。

不适合的职业：文秘，或其他需要整天坐在办公室里变化性较小的工作。

9. 狂放型 优点：行为狂放，桀骜不驯，自负自傲；但是为人豪放、能够不拘小节，不阿谀奉承，常常凭借本性办事，做事好冲动，习惯性跟着感觉走。因而对于生活中诸多事情均看不惯，难以在现实或实际工作中取得卓越成就。此类人一般都具有较强的想象力、易冲动、情绪化、理想化、有创意且不在乎实际等的性格特征。

适合在对于感情和想象力要求较高的领域工作，但不擅长于需要处理常规事务性的职业。

缺点：情绪起伏波动较大，非常容易激动，对于自身的控制力较弱。

适合的职业：擅长于表现自我和个性，，偏向于根据自己内心的情感来作出抉择，典型职业有创造型工作，如演员、诗人、音乐家、剧作家、画家、导演、摄影师、作曲家，或者是创意型工作。这种性格的典型代表像摇滚歌星麦当娜。

不适合的职业：从政和经商。

10. 沉静型　优点：内心沉静、做事沉稳，遇事沉得住气，办事不声不响。工作作风细致入微，认真勤恳，有不舍的钻研精神。感情上细腻柔和，小心谨慎，能够察觉到一般人观察不到的微小细节。喜欢探索和分析自己的内心世界，一般来说，性格表现略为孤僻，容易过分地全神贯注于自己的内心世界，与外界交流较少。在他人看来，可能显得冷漠寡言，不喜欢社交。

缺点：行动不够敏捷，凡事均要三思而后行，容易错过生活中的机会。兴趣范围较窄，除自己感兴趣的事外，对于身边的事物大多漠不关心。环境适应能力较差，易于疲劳，反应较迟缓。性格太过羞涩、孤僻，易显得不大合群。做人做事相对刻板而不够灵活。

适合的职业：文职人员、生产岗位。他们喜欢重复的、有计划性、有标准的工作。适合从事稳定且不需与人过多交往的技能性或技术性职业。典型的职业有医生、印刷校对、装配工、工程师、播音员、出纳、机械师及教师、研究人员等。

不适合的职业：营销，高级管理决策岗位。做富有变化和挑战性大的工作。

11. 耿直型　优点：胸怀坦荡，性情质朴、憨厚，不藏心机，常常具有质朴无私的优点。情感反应比较强烈和丰富，行为方式带有浓厚的情绪色彩。此类人通常富有冒险精神，反应灵敏。常常被认为是喜欢生活在危险边缘，寻找挑战和刺激的人。

缺点：太过坦白真诚，为人处事又过于大大咧咧，心中不藏事，大口没遮拦，经常显山露水，城府不深。做事往往毛手毛脚、马马虎虎、风风火火。常常因为过于直爽的性格而导致人际关系方面的损失。因为没有人愿意听那些直来直去的过于锐利的意见。即便是吹捧，那直爽的赞歌也会让听者觉得不舒服而不是心情愉悦。同时，因性情耿直、脾气暴躁、同时又不善变通，有时只会一味蛮干，不听劝阻，该说与不该说的都往外倒，常常会给自己招来麻烦。

适合的职业：适合从事具有冒险性、探索性或独立性比较强的职业，比如演员、运动员、航海、航天、科学考察、野外勘探、文学艺术等。

不适合的职业：政治、军事等原则性强、保密性强的职业。

12. 善变型　优点：勤于思考，涉猎广阔，知识面广，脑筋灵活，主意层出不穷，是出谋划策的好手。做事不愿遵循前人的旧法，因此多有标新立异的见解；能言善辩，能说会道，口才好，说话富有鼓动性、煽动性，与人交谈或演讲时往往旁征博引，滔滔不绝，常让一般人大开眼界。具有为人友善、善于交际、洞察力强等种种性格特征，社会交往能力和感染力强于其他类型。

缺点：虽博却不精，缺乏专一性，有时难免自吹自擂，夸夸其谈，容易给人云山雾罩之感，令人不知所云。

适合的职业：律师、检察官、教师、公关、营销、广告、演讲、调解员、技术推广员、推销员、心理咨询师、经纪人、代理人等与外界广泛接触的职业。

不适合的职业：不适合从事科研、财务等要求严谨细致的相关工作。

六、霍兰德人职匹配理论

美国人约翰·霍兰德（John·Hollond）创立了人职匹配理论。他以人格为基础把社会职业划分为六种基本类型。他还建立了应用比较广泛的霍兰德职业兴趣测验方法。霍兰德认为，人格类型、职业兴趣与职业环境是否相适应，是决定理想的职业选择的关键。

1. 现实型（R） 现实型又称实际型，此类型的人擅长于技能，喜欢从事技艺性的或机械性的工作，具有独立钻研能力，动手能力比较强。相匹配的职业有：生产部门的技师，如机械修理工、电器师、自动化技师、电工、木工、机床操作工、机械工人、制图员、X 光机技师、火车司机、长途汽车司机、飞机机械师等，或农民、鱼类专家等。

2. 调研型（I 型） 调研型也称研究型、调查型、思维型。突出特点是喜欢思考、智力水平和科研能力较高，能创造性自主地完成工作。但也会脱离实际，考虑问题理想化，领导能力不足。该类型的职业主要有：科研人员、技术发明人员、计算机程序设计师、实验员、科学报刊编辑、天文、地质、气象、植物学家、药剂师等。

3. 艺术型（A 型） 艺术型人格的人通常喜欢利用各种媒体来表达自我感受，富于想象。适宜做画家、作家、作曲家、演员、记者、摄影家、音乐教师、装修设计等。

4. 社会型（S 型） 社会型又称服务型，他们喜欢与人交往，乐于助人。关心社会问题，对教育和公共服务活动感兴趣。比较适合从事的工作有社区工作、福利机构、咨询机构、心理治疗、教师等。

5. 企业型（E 型） 企业型也称决策型、领导型，该类型的人自信心强，性格外向，敢于冒险，有支配他人的欲望和说服他人的能力。做厂长、经理、市长、校长、政治家、营销、采购、饭店管理、律师、广告宣传、调度等比较合适。

6. 常规型（C 型） 常规型也称传统型，此类人比较稳重踏实、循规蹈矩，他们对权力和地位有强烈的认同感。做事有条理、有秩序、准确可靠，愿意接受别人领导和指挥。因此比较适合做会计、出纳、记账员、速记员、统计、成本核算、办公室职员、秘书、图书档案管理、计算机操作等。

霍兰德认为上述六种类型，相互之间的关系类型不同。第一种称作"密切相关"，具有可替代性：如调研型和现实型、调研型和艺术型。当一个属于调研型的人选择与调研型、现实型、艺术型相关的职业，就能够达到职业的协调。第二种是"一般相关"：如现实型和企业型，选择职业可以达到次协调；第三种是无法协调，属于"相斥关系"如艺术型和常规型。

　　田某 1989 年毕业于某药科大学，进入一家合资药厂，先在研究所干了 2 年，后由于公司业务的需要，开始医药代表、主管、地区经理、大区经理的职业生涯，1997 年跳槽进入另外一家合资制药公司任营销总监，2004 年升任公司副总经理至今。

　　王某 1990 年毕业于某医科大学药学院，毕业后进入一家大型制药公司，负责公司新药报批工作，五年后与同行朋友合伙创办一家新药研发机构，借力于一些大专院校起步，现雇员 130 多人，公司资产 1 亿元以上，一方面从事新药项目转让，另外一方面从事 OEM 委托加工，然后转包总经销权。

问题

1. 画出田某，王某的职业生涯发展路线图。
2. 他们的职业生涯路线对我们的职业生涯规划有什么启示？

第三节　医药企业的职业生涯规划

　　职业生涯规划，是指企业和个人对职业历程的规划、职业发展的促进等一系列活动的总和。它包含职业生涯中决策、设计、开发和发展等多项内容。进行职业生涯规划的意义则在于：帮助提高个人人力资本投资所获的收益；有效降低改变职业通道的所需成本；全方位促进企业发展。因此，步入社会工作之前，大学生首先要认识到进行职业生涯规划的重要性，因为职业生涯活动将伴随我们的大半生，拥有成功的职业生涯才能实现完美人生。

　　结合理论与医药企业的实际，我们来看一下医药企业进行职业生涯规划的具体内容。

一、职业生涯规划的原则

　　医药行业在我国是一个新兴的朝阳行业，员工和企业都面临着巨大的发展机会。医药企业也存在着转型前后企业所面临的各种复杂的传统的劳动关系问题，对于人力资源的认识问题，通过职业生涯的规划可以为建立新的劳动关系创造条件。在企业组织扁平化速度加快，升迁职位越来越有限的情况下，如果优秀员工在企业中得不到很好的发展，那么跳槽是必然的，也是正当的。这里就需要重新建立一种新的心理契约。企业应当建立一个稳定持久的心理契约，使每个员工在公司内外部的可雇佣性得以保持甚至是提高。我们的管理者还应当以发展的眼光来看待职业生涯的发展。由于外界环境的瞬息变化以及企业结构不断变化重组，职业生涯的流动模式也随之发生着变化，由传统单纯向上的流动模式转变为未来多向的流动模式。通过职业生涯规划是企业留住人才和激发员工责任感的有效手段。

对于员工来说，自身职业发展的关键之处就在于职业规划。有效且实际的职业生涯规划能够帮助明确人生的目标及实现方法。正如美国的戴韦·贝尔说：目标之所以有用，仅仅是因为它能帮助我们从现在走向未来。只有员工有了合理的职业生涯规划，才能在每一次职业发展机遇来临之际很好地把握机遇。

为了做好职业生涯的规划，我们需要遵守一些基本的原则：

1. 公平、公开原则　在职业规划方面，企业应当提供具有公开条件标准和较高透明度的有关职业发展的各种信息、培训机会、任职机会等。这不仅体现了对员工人格的尊重，同时也是维护管理人员整体积极性的保证。在职业规划时，应当由企业与员工双方共同制定、共同实施、共同参与完成，以建立良好的相互信任关系。

2. 动态目标原则　我国医药行业的改革在不断的推进，医药企业的发展环境也在不断变化。所以，医药企业的职位情况等也是处于动态的变化之中。因此企业对于员工的职业规划也应当作出动态的调整。在"未来职位"的供给方面，企业除了保证自身的良好发展外，还要注重员工在成长中所能开拓和创造的岗位。另外，由于人生具有发展阶段和职业生涯周期发展的特点，职业规划与管理的内容就必须分解为需在不同的时间段内完成的若干个阶段。在实施职业规划的各个环节中，全过程的观察、设计、实施和调整员工的活动，以保证职业规划与管理活动的持续性，从而保证较好的结果。

3. 全面评价原则　为了对员工的职业生涯发展状况和组织的职业规划与管理工作状况有正确的了解，要对职业生涯进行全面的评价，包括组织、员工个人、上级管理者、家庭成员以及社会等有关方面。发挥员工自己的能力和潜能，达到自我实现，提升个人绩效，最终实现组织的绩效目标。

二、职业生涯规划的影响因素

对决定员工职业生涯的主客观因素进行分析、总结和测定是医药企业在进行职业生涯规划时的首要工作。然后分析确定员工职业发展目标，并选择实现这一目标的最有效路径。对相应的工作、教育和培训的行动计划进行科学合理的编制，合理安排每一步骤实施时间、顺序、方向等。另外，通过绩效考核、培训、轮岗、晋升等人力资源管理活动，来创造条件，从而实现企业员工职业生涯规划。因此，职业生涯规划会受到很多因素的影响。主要包括：

1. 企业目标与发展战略　未来职位的数量和人才使用与引进政策根本上是由企业的发展战略决定的，它同时也决定了组织的各条职业生涯发展道路。企业文化员工能否接受、从而决定能否在本组织中找到具有发展可能性的条件。包括企业决策者的管理哲学、管理风格、事业心、能力等及其他可能对员工职业生涯规划产生较大影响的条件。

2. 组织结构与组织规模　其中包括组织的分散化与虚拟化、组织的扁平化、组织的多元化、组织的信息化、组织的全球化程度等。都会影响企业岗位的供给情况。通过岗位供给的评估能够更具体的给员工展示组织结构图和职业生涯发展图。

3. 员工个人因素 包括员工的价值观、兴趣爱好、个性、能力和健康状况等。

三、职业生涯规划步骤

职业生涯规划主要有四个步骤：

1. 明确战略规划和构建企业职业发展通道 人力资源发展规划是企业根据自身发展战略目标而制定的。人力资源规划通过预测企业在未来环境变化中人力资源的供给和需求状况，制定基本的人力资源获取、使用、维持和开发的策略。企业在明确现阶段的人力资源发展规划后，应根据人力资源发展规划的需求，考虑现有人力资源的状况，设计适合本企业的职业发展通道。这是企业进行职业生涯规划不可或缺的工作。

2. 制定员工职业生涯管理制度和规范 制定有效、健全、可行的员工职业生涯管理制度和规范。这是确保企业职业生涯管理目标顺利实现的必备条件。制度规范可以引导员工行为的改变，确保优秀人才能够稳定地成长，并能够为企业发展目标的实现做出积极贡献。

3. 员工基本素质测评 进行员工基本素质测评的目的在于掌握员工的能力、个性倾向和职业倾向，并为其职业生涯的目标设立提供参考。企业进行员工素质测评主要包括以下两个方面：一是员工基本信息，主要包括员工的年龄、学历、工作经历、兴趣爱好等。二是工作状况记录信息，内容包括绩效评估结果、晋升记录及参加各种培训情况等信息。

4. 确定员工的职业生涯规划表 企业根据职业生涯发展通道设计，结合员工素质测评的结果，会同员工一起填写企业和员工个人达成一致的职业生涯规划表。这种员工职业生涯规划表主要明确三个方面的信息：

（1）选择适宜职业。职业选择是事业发展的起点，选择正确与否，直接关系到事业的成败。

（2）选择职业生涯路线。职业生涯路线是指一个人选定职业后通过何种途径来具体实现自身职业目标，比如未来发展是向专业技术方向还是管理方向延伸等。企业可以会同员工设立多层次、分阶段的职业生涯目标，这样既可以使员工保持开放灵活的心境，又可以保持员工的相对稳定性，提高工作效率。

（3）选择职业生涯策略。职业生涯策略是指为争取职业目标的实现而采取的各种行动和措施的统称，如应当参加的培训项目、轮岗训练等。

四、职业生涯规划的实施

实施员工职业生涯规划就是通过人力资源中培训、轮岗、绩效考核等活动，帮助员工逐步实现职业生涯规划表中所列目标的整个一系列过程。

企业制订全员职业生涯规划后，首先在实施过程中还需要及时收集相关员工对职业生涯规划实施中的有效反馈。人力资源部根据反馈的信息，对企业职业生涯规划的实施情况进行有效的评估。其次，企业应当修正和完善职业生涯规划制度和规范。企业人力资源部针对职业生涯规划评估过程中发现的问题，提出改进和完善的建议与措施，经企业高层决策者同意后，及时修正职业生涯规划的制度和规范。通过制度和规范的修正与完善，可以及时纠正最终职业目标与分阶段职业目标的偏差。同时，通过制度和规范的修正与完善还可以极大地增强员工实现职业生涯目标的信心。

第四节　医药企业职业生涯管理

职业生涯管理是企业人力资源管理的重要内容对于企业的长期发展和员工的稳定成长都有重要意义。医药企业职业生涯管理的关键在于做好职业路径的规划、员工职业岗位的选择、员工家庭关系的设计，并做好相应的职业咨询。

1. 职业路径规划　企业的职业路径规划是指组织为企业员工设计的自我认知、成长和晋升的通道和管理方案。职业路径规划可以帮助员工了解自我发展通道，同时也可以使企业更加充分了解员工的职业发展需要，以便创造相应条件，帮助员工满足需要。另外，职业路径规划通过培训、调整岗位、改善工作条件等帮助员工胜任工作，确立企业内员工不同晋升的条件、程序和通道，使员工的职业路径规划和企业需要相结合。职业路径规划指明了企业内员工可能的发展方向及发展机会，企业内每一个员工可能沿着职业路径规划来变换工作岗位。所以说，良好的职业路径规划不仅有利于企业吸收并留住最优秀的员工，而且也能最大限度地激发员工的工作兴趣，挖掘员工的工作潜能，建立长期互利关系。显然职业路径规划对组织来讲十分重要。

企业要做好职业路径规划就应当选择一种适当的方法进行，这得先了解现有的四种职业路径设计方式，传统的职业路径、行为职业路径、横向技术路径及双重职业路径。

（1）传统职业路径。主要是一种基于过去企业内员工的实际发展道路而制定出的一种成长模式。

（2）行为职业路径。主是一种建立在对岗位需求分析基础上的职业发展路径设计。

（3）横向职业路径。企业采取横向调整岗位来使工作具有多样性，激发员工活力，以适应企业发展需要。虽然企业没有给员工加薪或晋升，但员工感受到自己对组织的价值，增强自信，促进员工成长。

（4）双重职业路径。这通常用来解决某些员工的职业路径问题。这类员工表现出这样一种特性：如果员工在企业的某一领域中具有专业技能，但是他并不期望长期从事专业工作，而且也不希望离开自己的专业领域。

2. 职业选择 职业选择就是企业根据职业生涯理论对员工进行相应的引导和人职匹配。人们可以从一种新的角度上进行职业选择的理解，根据不同的性格特点和职业锚进行职业选择和人职匹配。

（1）现实型的职业选择。具有这种性格特征和职业锚的人会被吸引去从事那些包含着体力活动并且需要一定的技巧、力量和协调才能承当的职业。这些职业的例子有：各种中药材的种植作业工人及管理员、生产工人、技术设备保障人员等。

（2）调研型的职业选择，具有这种性格特征和职业锚人会被吸引去从事那些包含着较多认识活动（思考、组织、理解等）的职业，并不是那些以感知活动（如感觉、反应、情感或人际沟通等）为主要内容的职业。这种职业岗位有：企业研发人员、生物学家、药用植物学家、药物化学家等。

（3）社会型的职业选择，具有这种性格特征和职业锚的人主要可以从事那些包含大量人际交往内容的职业。如：药品营销人员、药剂师、心理医生、药店工作者、采购员、市场管理员、广告设计等。

（4）常规型的职业选择，具有这种性格特征和职业锚人会被吸引去从事那些有规律较为固定的活动的职业岗位，员工个人的需要往往要服从于企业的生产经营需要。这种职业的例子有：会计以及各部门内部职员等。

（5）管理型的职业选择，具有这种性格特征和职业锚的人会喜欢从事那些包含大量以影响他人为目的语言活动的职业。这种职业岗位包括医药企业的各种管理人员、企业公关、律师等。

3. 工作与家庭关系规划与管理 企业对于职业生涯进行管理，不仅要提高员工企业内的积极性和绩效，同时也应当努力促进员工保持工作与家庭关系的平衡，从而更加有效地促进企业内的行动。这是因为家庭对员工本身有重大意义，它给职业生活带来深刻的影响。企业的工作与家庭平衡计划就是企业帮助员工认识和正确看待工作与家庭的关系，处理好职业和家庭的矛盾，缓和由于工作与家庭关系失衡而给员工带来压力的计划。

其次，工作与家庭计划与管理的目的，就在于帮助员工找到工作和家庭关系的平衡点。要达到这一目的，企业应当了解员工的家庭的需求、工作对家庭生活的影响，然后给予员工适当的帮助，共同调整好工作和家庭的关系。

最后，值得指出的是企业进行工作家庭规划与管理时，要提高对家庭需要的了解。这可以依据家庭发展周期理论。一般来说，单身成人的主要问题是寻找配偶、决定是否组建家庭或买房等，员工会有较大的经济压力。婚后初期，适应两人生活、决定是否生育。这时员工做出家庭形式和财务要求的长期承诺就成了当务之急。当家庭子女出生后，体验为人父母的经验，员工在家庭需要担负起抚养和教育子女的重要责任。而且也需要提供更多的衣食和财务开支。经济压力会进一步加大。通常会影响员工的工作情绪和精力分配，有的则形成强烈的职业方面的需要和工作动机。如果企业了解家庭与工作关系，并进行良好的引导，最终可以有效提高员工处理工作家庭关系的能力，激发员工对工作的积极性。

4. 做好员工的职业咨询　所谓企业的职业咨询就是指企业给被解职员工提供必要的信息咨询，使其能够找到合适的工作，或是重新选择职业，而且还应当向他们提供必要资助以帮助他们渡过职业转换期。

思考题

1. 名词解释

职业生涯周期、职业锚、职业生涯规划、职业生涯管理

2. 问答题

（1）施恩职业生涯周期理论的主要内容是什么？

（2）沙恩职业锚理论的主要内容是什么？

（3）霍兰德人职匹配理论的主要内容是什么？

（4）职业生涯规划有哪些原则？

（5）职业目标如何规划？

第十一章

劳动关系管理

【学习目标】

本章介绍劳动关系的定义及其发展历史，劳动合同的订立、主要内容、履行和变更、解除和终止，劳动争议与处理，以及劳动监察的内容及实施等内容。通过本章的学习，使读者全面了解劳动关系的内涵及我国《劳动法》及《劳动合同法》对劳动关系管理的相关规定。

【学习要求】

1. 了解：劳动关系的概念及发展历史。
2. 熟悉：劳动监察的重要内容及实施过程。
3. 掌握：劳动合同的内容、类型；劳动争议及处理程序。
4. 重点掌握：劳动关系的内涵；劳动合同的订立、生效、解除与终止；《劳动合同法》关于劳动合同的特殊规定。

引导案例

Offer Letter 的法律效力

陈小姐是上海一家民营医药公司的销售经理，经营业绩非常突出，在行业内已有一定的知名度。这家民营企业给她的待遇也不错，但她一直希望能到外资医药企业工作，并尝试向同行业一些招聘相关人才的外企提交简历。某日她接到同行业另外一家外企的录用通知书（Offer Letter），该家外企表示愿意录用其为销售经理，并在录用通知书上明确了她的薪资待遇，并约定 1 个月后正式到本企业来上班，并提出让她先做一个本行业的销售调查报告。陈小姐非常高兴，马上向自己现在所在的企业提出辞职。但是快到约定上班的时候，这家外企却突然通知她，提出由于人力资源模式临时调整，她的职位已被精简掉了，所以也不用按约来报到上班了。陈小姐接到通知后一下子傻了眼，原来的工作辞掉了，新的工作又取消了。于是她打电话给这家外企，告知他们自己已经辞掉了薪水丰厚的原工作，代价巨大，希望他们给个说法或如约提供岗位。这家外企提出，录用通知书只是一个通知，并不是劳动合同本身，她的说法不成立。

企业向员工发放 Offer Letter，其实是一种要约的法律行为，对企业和员工双方进行约束。然而，Offer Letter 本身不是劳动合同，在一般情况下，雇佣双方会另行签订劳动合同，如果两者在条款上产生矛盾，那么劳动合同将取代 Offer Letter 来规范劳动关系的当事人。既然 Offer Letter 在员工承诺后，是一份对双方都由法律约束力的合同，那么企业单方面撤销录用，解除该合同，是否具有法律效力呢，企业由此应该承担什么样的违约责任？这里的关键在于企业解除的究竟是一份合同还是一段劳动关系。由于 Offer Letter 的本质仅是双方达成聘用意向，在很多情况下，聘用双方会在条款中具体明确员工的录用或入职日期，因此 Offer Letter 虽然成立了，但是在约定的录用日期之前与员工的劳动关系还没有形成。那么在此情况下，Offer Letter 的效力受到《合同法》的调整，企业单方撤销合同在法律上被称为预期违约，合同可以解除，但是如果员工证明其因为企业的违约行为遭受损失，那么企业应该对该损失承担赔偿责任。

然而，在某些情况下，企业的违约行为将不仅仅涉及合同本身，而且还涉及到解除劳动关系的问题。如果企业在发送 Offer Letter 后，员工履行劳动义务，或者员工能够举证劳动关系的各项权利义务已经运行，那么双方实际上就已经形成了劳动关系，在本案中即是如此。企业的撤销录用就直接成为解除劳动关系的法律行为，其行为应该直接受到《劳动合同法》的调整。依据《劳动合同法》相关法规规定，用人单位解除劳动关系必须严格依据法定的标准，其随意的解除行为会因为员工的诉请而被仲裁委员会或法院撤销。当然，如果员工同意企业单方解聘行为，那么企业必须按照法定的标准向员工承担违约责任。

从本案例中我们可以看出，理解劳动关系的定义，劳动合同的生效等知识非常重要。但我们在实际生活中遇到劳动争议时我们应当怎么理解争议？应当通过什么样的程序向什么部门提起争议解决处理呢？在劳动争议中将得到怎样的经济赔偿呢？这些都是本章内容将要涉及到的。本章将全面系统地讲解有关劳动关系的管理。

第一节 劳动关系管理概述

一、劳动关系的概念

劳动关系（labor relations）就是劳动者与雇主在劳动过程中形成的社会经济管理关系的统称。劳动关系的内涵在不断的演变，在不同的历史时期和制度条件下，人们对劳动关系的理解有所不同，由此，劳动关系又被称为雇佣关系、劳资关系、员工关系、劳动法律关系等。

在我国，国家社会劳动保障部对劳动关系进行了定义：劳动关系是指劳动者与用人单位（包括各类企业、个体工商户、事业单位等）在实现劳动过程中建立的社会经济关系。对此概念的进一步解释中，认为可以从两方面进行理解。广义上理解，任何劳动者与任何性质的用人单位之间因从事劳动而结成的社会关系都属于劳动关系的范畴。从狭义上理解，劳动关系就是劳动法律关系，是指依照国家劳动法律法规所建立起来的劳动法律关系，即双方当事人依据劳动法等相关法律规范所建立起来的权利和义务关系。双方的这种权利和义务关系是由国家强制力来保障的。劳动法律关系的一方（劳动者）必须加入某一家用人企业（单位），成为该企业的一员，并参加企业的生产经营，遵守企业内部的劳动规则；而另一方（企业）则必须根据劳动者的劳动数量或质量等情况给付其报酬，并提供工作条件和相应福利等。

为了保护劳动关系中弱势一方————劳动者的权利，各国都有大量的法律。我国的《劳动合同法》明确规定，判断是否建立了劳动关系的唯一标准是实际提供劳务。这意味着只要劳动者实际提供劳动，企业单位实际用工，双方就建立了劳动关系。不论双方是否签订劳动合同，员工都将受到法律的保护。这一规定和解释有三层意思：

（1）书面劳动合同签订在前，实际用工在后的。确认劳动关系自实际提供劳动之日起建立。如果劳动关系的建立比书面劳动合同的签订日期要迟，那么劳动关系建立日之前所签订的书面劳动合同只具有合同效力。可以依据合同法和民法规定处理。如果合同一方违约，按照民事法律法规规定追究其违约责任。

（2）如果实际用工在前，签订书面劳动合同在后的。这样劳动关系就会早于书面劳动合同建立，这时劳动关系的建立不受未签订书面劳动合同的影响，劳动者的权益同样会受到保护。

（3）是一种比较规范的方式，如劳动者在实际提供劳动的同时，也签订了书面劳动合同。这样劳动合同签订期、劳动关系建立期和实际提供劳动的时间三者都是一致的。完全符合法律要求，就没有什么争议。

随着我国社会主义市场经济体制改革和建设不断深化，市场经济制度和相应的社会法律制度也得到了不断完善。我国的产权制度也日益健全，劳动力市场得到更好的建设和发展，其制度更加完善和规范。特别是在保护劳动者权益、工作安全、劳动条件、女性的特殊保护、休假等所有方面都进行了进一步的明确规定。同时，国家还不断加强对法律实施情况的监督，政府是劳动关系双方以外的第三方，建立专门的监督、管理机构进行干预有助于劳动关系的改善和进步。除了依赖政府之外，还有就是依赖工会等劳动者的组织进行集体维权，特别是在加薪、改善劳动条件、增加休假等方面有着巨大的影响。

二、劳动关系的理论发展

随着西方工业经济的兴起，新的劳资关系也逐渐形成，劳资冲突和矛盾也不断积累，并以各种方式暴发，从而也为人们研究如何有效处理劳资关系提供了现实的基础，尝试协调劳动关系的机制的建立。市场经济不断发展，衍生形成相应的制度。在劳动关系的演变历史过程中，由于不同时期的劳资关系矛盾不同，劳动关系的制度和协调机制也就有了各自特点。一般而言，国家政治、经济和文化发展状况都会影响到当时的劳动关系的制度和协调机制。

1. 工业化初期的劳动关系及其认识　在早期，英美的工业化发展最为迅速，其劳动关系也最有代表性。伴随着工业化的高速发展，市场经济实现了自由竞争的资本主义向垄断资本主义的转型。此时，劳资矛盾不断积累、对抗尖锐，劳资力量对比倾向资方，就成了劳动关系最大的特点。即资本方掌握了巨大的强势地位和资源，而劳方的对抗手段显得很软弱、分散而无效，劳动者没有联合起来形成可以与资本方进行谈判和权利争取的工会组织。国家和政府对劳资关系受自由市场经济等思想的影响采取自由放任的政策。但是这种所谓的自由只停留在表面，在国家立法和政策实施方面，对雇主一方均有明显的偏袒色彩。比如，资本主义各国几乎都有颁布法律，禁止工人的结社、罢工和示威活动。典型代表有：1791年，法国颁布《夏伯利埃法》；1799－1800年，英国颁布《结社法》。政府虽然总是宣称自由至上，不干涉市场中的劳资纠纷，但是实际上劳动者的权益得不到主张和保护。

当西方主要国家开始从自由竞争的资本主义向垄断时期过渡，产业工人队伍迅速的壮大，以及劳资矛盾进一步激化，推动工人运动发展到了一个新的阶段，工会组织也迅速成长起来。

与此同时，随着西方社会经济发展和政治制度民主化的推进，国家采取实施建设性的干预政策，而不再是资本主义初期，名存实亡的"自由放任"不干预政策。继而，劳动方处于弱势的法律制度相继被政府废除。与此同时，较为合规的集体合同也逐渐开始建立起来，各国政府相继通过了工会法、劳动保护法、保险法、工厂法等法律法规。法律法规的不断健全，让劳动者权益的保障力度不断得到加强，地位也相应的有所提升。

2. 20世纪的劳动关系　与早期相比，西方各国在保护劳动者权益方面有了新的认识，并推动了法律制度的建设。从20世纪上半期到两次世界大战期间，西方资本主义国家劳动关系都实现着由无序到有序，由无法到有法的良性循环。特别是欧洲确立了集体谈判制度来保障工人的权益。

由于工人阶级的队伍进一步壮大，工人阶级要求自身权利保障的呼声也越来越高，他们要求改善劳动条件，要求参与到资本方的生产经营和管理活动中去。雇员自主参与意识愈发强烈。各国政府则为了维持私有产权为核心的政治制度，消除潜在的革命情绪，主动加大了在劳动关系中的干预强度，加速了有利于劳动者权益保护的规范制度建立的进程。后期形成的劳资协议制、集体谈判制度、三方协商等规范了劳动者权益保护的机制体系。尤其是三方协商原则更是成了市场经济国家调整劳动关系的基本格局和主要运行机制。

各国政府为了缓和劳资矛盾，还通过行政手段——政府发挥二次分配的调节作用，越加完善的社会保障制度，越加完备的福利水平，使得原本激烈的社会矛盾得以得到缓和。因而，20世纪较长时间里，西方社会维持了相对稳定。纵观全局，劳动关系从矛盾尖锐走向稳定缓和，合作共赢。在整个过程中，政府也积累了大量调节劳动关系的经验，调节手段日益完备，法律体系不断健全，福利保障水平逐渐提升，解决劳资关系矛盾和劳资双方争端的途径和方法日趋制度化、法律化。

这一时期最有名的就是美国前劳工部长邓洛普的思想，他认为一种有效的劳资关系体系并不是要消除劳资矛盾。相反，它所提供的是一种能够以对资方、雇员以及社会来说成本都最小的方式来解决矛盾的一种制度安排（和一整套的规则）。后来人们看到了这一理论的巨大意义。因为，随着工会力量的强大，不断的罢工带来的不仅是资本方的经济损失，也带来了社会动荡和其他人的权益的损失。他的思想对21世纪的劳动关系调节方向依然具有重要的参考价值。

如：1998年美国汽车工人联合会在位于密歇根州弗林特地区的通用汽车公司的两家工厂组织了一次长达54天的罢工。这些罢工与20世纪的其他罢工一样，所涉及的关键性问题都是工作保障的问题，以及通用汽车公司到底是应当对在美国境内的工厂进行投资，还是应当基于降低成本的考虑而削减对美国工人的雇用，同时把生产向外转移。但事实是罢工使劳资双方都经受了巨大的损失，还给政府和社会也带来了巨大的冲击。

3. 21世纪劳动关系的特点及发展趋势　　随着美国为代表的知识经济时代的到来，更感觉到科学和工业技术飞速发展，尤其是信息技术的发展对经济社会的深刻影响，信息技术在推动世界经济快速增长的同时，也使得世界政治、经济和文化结构发生了大规模变动，走向了全球一体化时代。在交通、信息等产业的迅速发展的带动下，生产要素流动速度也大大加快，原本自给自足的生产要素而今在全球范围内实现了快速配置的可能，全球经济一体化愈加大势所趋。这要求在经济、市场、产品和制度方面有更好的协调。但是由于美国等发达国家、发达市场与其他国家和市场之间存在着巨大的不平衡，这种国家间的利益调整、制度协调具有较大的阻力和现实困难，但是可以确定的是全球一体化所导致的全球产业结构调整、市场要素流动和交通通讯的全球化对劳动关系带来的影响非常大。全球一体化也使得不同市场上的企业生存环境发生了翻天覆地的变化。以往相对闭塞的国内市场，而今被充满商机和危机的国际市场取代；劳资关系主体的构成和特点也有别于以往，特别是脑力劳动方面。脑力劳动的价值得到大幅度提升，部分劳动者的价值有了新的体现，其工资收入有了极大的提高，甚至到了难以想像的程度，出现了"数千万"年薪的"打工皇帝"。中产阶级的数量也在不断扩大。总体上似乎劳动关系变得协调了，但实际上，各国的劳资关系力量对比却依旧不平衡，而且趋势越发严重，两极分化并不少见。一些地区甚至还在不断加深，强资本、弱劳动的局面还是没有改变。各国政府的认识在逐步提高，认识到劳动保障和社会福利是协调好劳动关系的重中之重。政府相继出台相关的政策法律，一方面，保障了劳动者的合法权益，另一方面也合理提高了劳动者的福利水平，逐步从表面上减弱了意识形态对劳资关系的影响。但是另外也出现了原本属于国内范畴的劳资矛盾逐渐走向国际化的趋势，最初本国劳资双方的问题，衍生到不同国家、地区间的贸易纠纷上来，如西班牙火烧中国鞋事件、日韩农民抗拒中国产品低价倾销问题等，而国际贸易争端在对国际劳动关系产生负面影响的同时也对国内劳动关系产生了一定的不良影响。

三、劳动关系中的国际因素

经济市场的国际一体化，意味着经济竞争的全球化。处于落后市场地位的企业其劳动关系更难协调，从而使劳动关系具有更多的国际因素影响。当国家缺乏良好的经济社会的发展策略、缺乏社会问题的有效解决能力等都可能使一国经济与市场处于进一步的劣势，从而压缩微观上调整劳资关系的空间。这就是一些曾经的发达国家也会随着经济衰落而罢工高涨的原因。

如英国因经济情况不好企业包括政府进行减薪、裁员所带来的罢工就有很多。如：

2010 年 3 月 20 日，英国航空公司员工发起了由工会领导的两次罢工。第一轮罢工从 3 月 20 日到 3 月 22 日，第二轮罢工从 3 月 27 日到 3 月 30 日。

2010 年 9 月 5 日至 7 日因不满雇主裁员计划及薪资调幅过低，伦敦地铁员工发动连环罢工，导致交通严重瘫痪，数百万伦敦居民出行大受影响。很多市民出行只能依靠巴士和自行车前往目的地。

2011 年 6 月 19 日至 20 日英国伦敦的地铁司机进行了持续 6 小时的罢工，此次罢工作为一系列罢工运动的开始，历时虽短，却拉开了英国当年夏季罢工潮的序幕。根据计划，罢工潮从 19 日一直持续到 7 月 3 日，共有 8 万名交通行业从业人员参加罢工，具体人员到涉及铁路、海运和交通工会。相关工会将伦敦希斯罗机场当作罢工目标，往返于伦敦市中心的帕丁顿火车站和希斯罗机场的机场快线也在罢工之列。此次罢工潮的导火线是工会不满意希斯罗机场支付给员工的薪酬，认为其工资涨幅远滞后于日趋严峻的通胀程度。

而在 2012 年 7 月 19 日 PCS（英国公共与商业服务工会）曾宣布"数千名英国内政部职员已决定在 26 日罢工 24 小时"的消息，最终在伦敦当地时间 7 月 26 日凌晨得到解决：PCS 发言人理查德·西姆科介绍，因为政府已决定在边境管理局新增 800 个就业岗位，在护照处增加 300 个岗位，于是决定取消罢工。于是，伦敦奥运会开幕式前的最后一天，阳光明媚的伦敦市，依旧秩序井然。

意大利罢工：2013 年 10 月 18 日，意大利罗马，工人参加罢工和示威活动，抗议政府财政紧缩政策。

西班牙罢工：2013 年 11 月 5 日，西班牙首都马德里的环卫工人开始无限期罢工，抗议即将到来的裁员浪潮。马德里街道的清扫和公园维护停止，一些抗议者故意把垃圾桶内的垃圾倒在街头。尽管马德里警方出动警力将阻碍交通的垃圾桶搬走，但满街不断增长的垃圾将成为西班牙首都的挑战。

希腊罢工：2013 年 2 月 20 日，希腊主要公共部门和私营部门工会组织了 2013 年的第一次总罢工，抗议希腊政府为摆脱债务危机推行的一系列紧缩措施。

法国罢工：以 2008 年为例，1 月 1 日至 6 月 1 日，仅在巴黎发生的与福利待遇有关的罢工就高达三十多次。法国的传统罢工季节是秋天，在本来不是罢工高峰期的春季就发生如此密集的罢工行动，实在令人惊叹。无论在密度上还是在规模上，无论在欧洲还是在全世界，法国都是名列前茅的。

中国罢工：2013 年 1 月 22 日，北京大兴区亦庄经济开发区的富士康电子厂三期上千名员工因不满北京厂区不发年终奖金及不调涨薪资发起罢工，并聚集在餐厅包围高级主管要求答复。此次罢工的北京富士康厂区主要负责富士康国际生产手机的零组件，主要客户包括诺基亚，员工约 1.5 万人。这场抗议行动一直持续到当天深夜。

由此可见，并不是一个产业或企业内会出现罢工，连政府出现财政危机时也会出现"公务员"的罢工。重要的是大家应当对其背后的更深层原因进行思考。只有当国家经济社会不断发展和进步，才有可能去不断改善市场环境和劳动条件，推动劳动关系制度的进步和完善。

第二节　中国劳动关系管理

一、中国劳动关系的特点

中国劳动关系演变过程与国家的建设情况密切相关。在不同的时期，我国的劳动关系的性质、特点和解决的方式都不同。1994 年颁布了第一部《劳动法》，后来多次根据经济社会发展的情况和劳动关系的调整需要进行修改和司法解释。如自 2008 年 1 月 1 日起施行《中华人民共和国劳动合同法》，它由中华人民共和国第十届全国人民代表大会常务委员会第二十八次会议于 2007 年 6 月 29 日通过，并公布实施的。经过不断的法律制度建设，我国的劳动关系开始向法治化转变，从此我国的劳动关系发生了深刻的变化，呈现多元化的新特征。主要表现在以下几个方面。

1. 劳动关系的复杂性　我国经过计划经济体制向市场经济转变，原来协调的劳动关系，开始出现新的劳资矛盾，而企业、工人和政府都没有准备好进行调节。劳动关系矛盾短期内主要由员工的利益牺牲为代价，一些地方的企业甚至出现了侵犯员工人身权益、人身自由、损害健康的犯罪现象。一些地方的劳资冲突有逐步演变为社会动荡的可能。从而引起了政府的重视，并推动法律建设，重视劳动者的权益保护，现在已经建立了较为有效的法律体系和监督机制。

2. 劳动关系中的国际化影响　随着我国经济改革的深入和开放程度的提高，经济社会也更加受到全球化的影响。与国外发生经济争端事例开始频频出现。对国内劳动者保护不足也引起了各国的关注和批评。特别批评跨国公司在中国的加工企业是典型的"血汗工厂"。随着国际竞争不断加剧，环保、安全、商业伦理、社会责任开始成为公司之间应付激烈竞争的新尺度。对劳动者的保护问题也日益受到重视。

这种趋势对我国劳动关系的影响还会继续加深，我国将沿着保护劳动者的方向通过法制化的手段来进一步协调劳动关系。为此，国家加快了社会保障制度改革的步伐，调整职能，实现了社会保障行政事务的统一管理。不仅实现了 11 个行业的养老保险统筹的统一管理，同时还统一了全国企业职工基本养老保险制度。有效监管失业保险、医疗保险、工伤保险和生育保险。所有这些，劳动关系的调整提供了新的制度保证，从而为建立较为和谐的劳动关系奠定了基础。

3. 劳动关系中的贫富差距影响　我国的改革开放带来的经济发展，极大地提升了国家的竞争力和国家的发展影响力。但是这种发展在不同的行业、企业、地区都出现了贫富差距，社会贫富分化现象变得越发明显，逐步形成了既得利益集团和社会弱势群体的分界。在制度层面上，上层利益集团甚至可以直接影响到国家政策的制定。而弱势群体利益得不到关注，而且其内部还出现了进一步的分化趋势，这些不断削弱了劳动者与资方的谈判能力。在工会组织和能力十分不强的中国，劳动者的权益表达再一次依赖政府的努力和长期的法律制度的进步与保障，否则，将引发劳动关系中的矛盾激化。

二、劳动争议的概念及类型

依据我国法律，劳动争议是指劳动法律关系双方当事人即劳动者和用人单位，在执行劳动法律、法规或履行劳动合同过程中，就劳动权利和劳动义务关系所产生的争议。

劳动争议依据法律规范可分为三种：

1. 按照劳动争议双方当事人人数多少，分为个人劳动争议和集体劳动争议。个人劳动争议就是指劳动者个人与用人单位发生的劳动争议；而集体劳动争议是指劳动者一方当事人的人数要求在 3 人以上，并且有共同理由的劳动争议。

2. 按照劳动争议的内容，可分为：因履行劳动合同发生的争议；因履行集体合同发生的争议；因企业开除、除名、辞退职工和职工辞职、自动离职发生的争议；因执行国家有关工作时间和休息休假、工资、保险、福利、培训、劳动保护的规定发生的争议等。

3. 按照当事人国籍的不同，还分为国内劳动争议与涉外劳动争议。所谓国内劳动争议是指我国的用人单位与具有我国国籍的劳动者之间发生的劳动争议；而涉外劳动争议是指具有涉外因素的劳动争议，包括我国在国（境）外设立的机构与我国派往该机构工作的人员之间发生的劳动争议、外商投资企业的用人单位与劳动者之间发生的劳动争议。

三、劳动争议的处理

用人单位与劳动者发生劳动争议时，依据法律规定，当事人可以依法申请调解、仲裁、提起诉讼，也可以协商解决。

1. 劳动争议的处理原则　《中华人民共和国劳动法》第78条规定了劳动争议的处理原则，即应当根据合法、公正、及时处理的原则，依法维护劳动争议当事人的合法权益。解决劳动争议，应当在以事实为依据的前提下，遵守以下基本原则：

（1）合法原则。即主体合法性原则。也就是劳动争议调解组织、仲裁委员会的主体资格必须符合《劳动法》规定；对劳动争议进行调解、仲裁的程序也必须合法。

（2）公正原则。指劳动争议的调解组织、劳动争议仲裁委员会在进行调解、仲裁劳动争议时，其所持的立场和态度必须公正无私、不偏不倚。

（3）及时原则。就是有关组织机构要按法律规定的期限和程序解决劳动争议。这是由于及时解决劳动争议才能有利于用人单位建立正常的生产和工作秩序，也有利于保护劳动者的权益和调动劳动者的生产积极性。

（4）着重调解原则。调解是常用的原则，其要求体现在两方面：一是调解作为解决劳动争议的基本手段要贯穿于劳动争议处理的全过程。二是调解必须遵循自愿原则。

2. 处理劳动争议的机构　目前我国合法的劳动争议的处理机构是：劳动争议调解委员会、地方劳动争议仲裁委员会和地方人民法院。当劳动争议发生以后，当事人可以向本单位劳动争议调解委员会申请调解；如果调解不成，当事人一方要求仲裁的，还可以向劳动争议仲裁委员会申请仲裁。当事人一方也有权直接向劳动争议仲裁委员会申请仲裁。对仲裁裁决不服的，还可以向人民法院提起诉讼。

3. 劳动争议案件处理流程　为了规范和提高效率，劳动争议当事人可按以下流程申请解决劳动争议。

（1）申诉受理　当事人申请处理劳动争议，并提供《劳动争议仲裁申诉书》及其副本。证明申诉人请求理由和事实的文件资料及证明材料。申诉人劳动聘用合同书和身份证复印件等。劳动争议处理部门拒绝接收材料不齐、请求事项不明、被申诉人不确定的申诉案件。

（2）协商解决　发生劳动争议的任何一方当事人均可向对方提出协商解决意向，协商一致的，双方制作协商解决协议书并遵照履行；协商不成的，可向劳动争议调解委员会申请调解或向劳动争议仲裁委员会申请仲裁。

（3）调解解决　劳动争议调解委员会接到调解申请后，决定不予受理的，应在3日内书面通知申请人并说明理由。决定受理的，在3日内指派调解员征询对方对当事人意见，对方当事人不愿调解的，应认真做好记录并通知申请人。对方当事人愿意调解的，在10日内组织召开调解会议，依法进行公正调解。调解达成协议的，由调解委员会制作调解协议书，送达双方当事人履行；调解不成的，调解委员会应做好记录，存档备查。劳动争议调解自申请之日起30日内结束，到期未结束的，视为调解不成。

（4）仲裁解决　劳动争议仲裁委员会办公室接到仲裁申诉后，对申诉材料、请求事项、申诉主体、受案范围和申诉时效等情况进行认真审查，决定不予受理的，7日内制作不予受理通知书，送达申诉人并说明理由；决定受理的，自做出决定之日起 7 日内及时成立仲裁庭，通知申诉人并将申诉书副本送达被诉人，要求被申诉人在 15 日内提交答辩书和有关证据。被申诉人不按时提交或拒绝提交答辩书的，仲裁委员会可以按申诉方的有关证据和调查的有关情况予以裁决。

四、劳动监察

1. 劳动监察的概念　劳动监察是指国家专门的法定机关代表国家对劳动法的遵守情况依法进行检查、纠举、处罚等一系列活动。依据我国的法律，劳动监察的主体就是政府。政府独立于劳资关系之外，以第三方的公正立场对劳资双方遵守国家劳动法律规范和政策的情况进行监督。我国法律还规定，国务院劳动行政部门负责全国劳动合同制度实施的监督管理。县级以上地方人民政府劳动行政部门负责本行政区域内劳动合同制度实施的监督管理。县级以上各级人民政府劳动行政部门在劳动合同制度实施的监督管理工作中，应当听取工会、企业方面代表以及有关行业主管部门的意见。

县级以上地方人民政府劳动行政部门依法对下列实施劳动合同制度的情况进行监督检查：

（1）用人单位制定直接涉及劳动者切身利益的规章制度及其执行的情况；

（2）用人单位与劳动者订立和解除劳动合同的情况；

（3）劳务派遣单位和用工单位遵守劳务派遣有关规定的情况；

（4）用人单位遵守国家关于劳动者工作时间和休息休假规定的情况；

（5）用人单位支付劳动合同约定的劳动报酬和执行最低工资标准的情况；

（6）用人单位参加各项社会保险和缴纳社会保险费的情况；

（7）法律、法规规定的其他劳动监察事项。

2. 劳动监察的实施　依据我国法律，县级以上人民政府的建设、卫生、安全生产监督管理等有关主管部门在各自职责范围内，对用人单位执行劳动合同制度的情况进行监督管理。劳动者合法权益受到侵害的，劳动者有权要求有关部门依法处理，或者依法申请仲裁、提起诉讼。工会应当依法维护劳动者的合法权益，对用人单位履行劳动合同、集体合同的情况进行监督。当用人单位出现违反劳动法律、法规和劳动合同、集体合同的情况时，工会有权提出意见或者要求纠正；劳动者申请仲裁、提起诉讼的，工会应当依法给予支持和帮助。任何组织或者个人对违反《劳动法》的行为都有权举报，县级以上人民政府劳动行政部门应当及时核实、处理，并对举报有功人员给予奖励。由此可见，政府相关部门负有监督实施的责任，同时，作为劳动者和工会组织也可以主动对违反《劳动法》的企业进行监督，维护劳动者的合法权益。

第三节　劳动合同

劳动合同又称"劳动契约"、"劳动协议"，是指劳动者与用人单位之间为确立劳动关系，明确双方权利和义务关系而签订的书面协议。《劳动法》第 16 条规定："劳动合同是劳务者与用人单位确立劳动关系、明确双方权利与义务的协议，建立劳动关系应当订立劳动合同"。在劳动关系的管理中，劳动合同的订立、履行、变更、解除和终止都属于劳动法律行为。因此，劳动合同法律制度为规范企业和劳动者之间的劳动关系、保障双方的正当权益、维护稳定和谐的劳动关系奠定了基础，我国的劳动合同制度是劳动关系调整中的法律制度的核心。

一、劳动合同的订立

劳动合同的订立，是指劳动者和用人单位经过相互选择和平等协商后，就劳动合同的各项条款自愿达成一致而签定的协议。它以书面形式明确规定劳资双方的权利和义务，从而确立劳动关系的法律行为。劳动合同的订立依照法律应当遵循平等自愿、协商一致的原则，并且不得违反法律、行政法规的规定。劳动合同依法订立即具有法律约束力，双方当事人必须严格履行劳动合同规定的义务。

《劳动法》第十八条规定，具有以下情况的劳动合同无效：

（1）违反法律、行政法规的劳动合同；

（2）采取欺诈、威胁等手段订立的劳动合同。

《劳动合同法》规定下列劳动合同无效或者部分无效：

（1）以欺诈、胁迫的手段或者乘人之危，使对方在违背真实意思的情况下订立或者变更劳动合同的；

（2）用人单位免除自己的法定责任、排除劳动者权利的；

（3）违反法律、行政法规强制性规定的。

注意，无效的劳动合同从一开始就无效，即从订立的时候起就没有法律约束力。确认劳动合同部分无效的，如果不影响其余部分的效力，其余部分仍然有效。劳动合同的无效，由劳动争议仲裁委员会或人民法院确认。

二、劳动合同的主要内容

劳动合同的内容是指对劳动者和用人单位权利与义务的具体规定，是双方当事人切身利益的反映，也是国家劳动法律、法规和政策的体现。

劳动合同应该具备以下条款：

（1）用人单位的名称、住所和法定代表人或者主要负责人；

（2）劳动者的姓名、住址和居民身份证或者其他有效身份证件号码；

（3）劳动合同期限；

（4）工作内容和工作地点；

（5）工作时间和休息休假；

（6）劳动报酬；

（7）社会保险；

（8）劳动保护、劳动条件和职业危害保护；

（9）法律、法规规定应当纳入劳动合同的其他事项。

劳动合同除以上款项规定的必备条款外，用人单位与劳动者可以约定试用期、培训、保守秘密、补充保险和福利待遇等其他事项。

劳动合同的必备条款可以分为法定必备条款和约定必备条款。前者即依据法律规定劳动合同必须具备的条款，如以上第（1）款；后者即依据当事人一方或双方的要求而必须具备的条款，如以上第（2）款。无论哪种条款，其内容都由双方当事人协商一致确定。

没有法定必备条款是否意味着劳动合同无效？根据法律，并没有明确规定缺乏必备条款的合同是无效合同。这主要要看，劳动合同成立并有效的依据是劳动合同双方当事人意思表示一致，且没有违背法律、法规的规定，劳动合同若干条款的欠缺并不影响劳动合同的有效。例如，劳动合同对劳动报酬和劳动条件约定不明确，引发争议的，用人单位与劳动者可以重新协商；协商不成的，使用集体合同规定；没有集体合同或者集体合同未规定劳动报酬的，实行同工同酬；没有集体合同或者集体合同未规定劳动条件等标准的，适用国家有关规定。

三、劳动合同的类型

根据法律有关劳动期限的规定，劳动合同可以分为固定期限劳动合同、无固定期限劳动合同和以完成一定工作任务为期限的劳动合同。

固定期限劳动合同是指劳动合同双方当事人在劳动合同中明确规定了合同效力的起始和终止时间。这种形式的合同现实中比较常见，其适应性强，用工相对灵活，也有利于劳动者的合理流动。同时，有利于激发希望继续留在用人单位的人才努力工作。

无固定期限的劳动合同，是指用人单位与劳动者约定无确定终止时间的劳动合同。用人单位与劳动者协商一致，可以订立此类合同。有下列情形之一，劳动者提出或者同意续订、订立劳动合同的，除劳动者提出订立固定期限劳动合同外，应当订立无固定期限劳动合同：①劳动者在该用人单位连续工作满十年；②用人单位初次实行劳动合同制度或者国有企业改制重新订立劳动合同时，劳动者在该用人单位连续工作满十年且距法定退休年龄不足十年的；③连续订立二次固定期限劳动合同，且劳动者没有出现《劳动合同法》规定的用人单位单方解除劳动合同的情形，或者因劳动者患病或非因工负伤或不能胜任工作（且经过培训后还是不能胜任）而被工人单位辞退的。用人单位自用工之日起满一年不与劳动者订立书面劳动合同的，视为用人单位与劳动者已订立无固定期限劳动合同。

以完成一定工作任务为期限的劳动合同，是指用人单位与劳动者约定以某项工作的完成为合同期限的劳动合同。通常，用人单位与劳动者在以下几种情况下可以签订这种合同：

(1) 以完成单项工作任务为期限的劳动合同；

(2) 以项目承包方式完成承包任务的劳动合同；

(3) 因季节原因用工的劳动合同；

(4) 其他双方约定的以完成一定工作任务为期限的劳动合同。

四、劳动合同的履行和变更

用人单位与劳动者应当按照劳动合同的约定，全面履行各自的义务。全面履行是劳动合同履行的重要原则。全面履行原则要求合同当事人必须适当地履行合同的全部条款和各自承担的全部义务，既要按照合同约定的标的及其种类、数量和质量履行，又要按照合同约定的时间、地点和方式履行。具体阐述如下：

1. 劳动报酬　劳动报酬是劳动合同中的重要内容，必须首先得到履行。劳动报酬就是企业等用人单位支付给劳动者的全部报酬，包括货币工资（包括各种工资奖金、津贴、补贴等）、实物报酬（即企业等用人单位以免费或低于成本价提供给劳动者的各种物品或服务等）、社会保险（企业等用人单位为劳动者直接向政府和保险部门支付的失业、养老、医疗、生育等保险金）。企业等用人单位应当按照劳动合同约定和国家法律规定，向劳动者及时足额的支付劳动报酬。企业等用人单位拖欠或者未足额支付劳动报酬的，劳动者可以依法向当地人民法院申请支付令。

案例：在医药行业，由于药品销售大部分是通过医院销售，医院在药品销售中处于强势地位，所以销售款回收周期比较长。因此会出现销售人员需要离职但拿不到离职前几个月的销售提成的情况。

小刘是一家医药公司的药品销售代表，2006年6月公司通知与其终止劳动关系，小刘在办理手续时提出5月、6月均有相关的销售业绩，要求公司支付这2月的销售提成。公司以销售款未到账为由拒绝支付。小刘与公司协商未果，将公司告上仲裁庭。庭审中，该公司称对小刘在2006年5月、6月的销售业绩和提成要求无异议。但该公司以《销售员补充合同》为依据，坚持要求回款后十个工作日内给予兑现提成。该公司还认为小刘不再是公司的员工，无须前往追讨应收账款，销售提成也就不可能支付。

理论上，提成工资制是一种企业根据员工业绩，按一定比例计发员工劳动报酬的工资计算方式，许多企业仍然在采用，是合法的一种形式。该工资制有利于激发员工的工作积极性，提高工作效率，对企业而言，可以减轻一定的经济负担，减少企业运营成本。在企业的员工中，销售人员是最适合工资提成制的。同时与销售人员提成工资制相结合的制度还有款到提成附加条件。本案的关键在于：企业与销售人员约定款到提成是否有效？附加条件是否有效？

对于第一个问题，企业与销售人员款到提成制度是否有效，则取决于企业规章制度的规定或双方劳动合同中的约定。从法律上讲，判断薪资制度是否合法的依据是员工是否提供了相应劳动。如果提供了相应劳动，则需要有相应的劳动报酬。销售人员款到提成并不是要克扣或减少提成薪资。如果员工离职，货款即使晚于离职时间到账，该公司也应支付给离职员工小刘。

对于第二个问题，没有抵触法律应当视为有效。因此，小刘在尚未离职期间应当依据企业规定或劳动合同约定主导或协助企业催款或收款，并对销售合同的真实性承担举证证明责任。当小刘离职以后，依然承担对自己先前处理的应收账款项协助企业催款的义务。如果主要是由于小刘不配合导致货款无法入账的，该款项是无法计算提成的，同时小刘还应在自己过错范围内承担相应的赔偿责任。如果是企业不需要小刘配合，并以此为由拒绝支付，该公司的行为违法。最终该公司应当支付小刘2月的提成。

2. 加班   加班是企业生产经营中的常见现象，企业等用人单位应当严格执行法律规定的劳动定额标准，不得强迫或者变相强迫劳动者进行加班。企业等用人单位安排加班应当按照国家有关法律规定向劳动者支付加班费。我国《劳动法》规定了劳动单位可以依法安排劳动者加班的情形，但须按规定支付加班费，具体标准是：在标准工作日内安排劳动者延长工作时间的，支付不低于工资的150%的工资报酬；休息日安排劳动者工作又不能安排补休的，支付不低于工资的200%的工资报酬；法定休假日安排劳动者工作的，支付不低于工资的300%的工资报酬。

3. 劳动保护   企业有责任对劳动者在劳动过程中的人身安全和健康提供保护。劳动者对危害生命安全和身体健康的劳动条件，有权对用人单位提出批评、检举和控告。劳动安全条件，是指保护劳动者在劳动过程中免遭职业危害因素的急性伤害的劳动条件；劳动卫生条件，是指保护劳动者在劳动过程中免遭职业危害因素的慢性伤害的劳动条件。

劳动安全的基本要求主要有以下几个方面：

（1）工厂安全。其内容主要包括：厂房、建筑物和通道安全要求；工作场所的安全要求；生产设备总的安全要求；个人防护用品的安全要求。

（2）建筑安装工程安全。其重要内容主要包括：施工现场的安全要求；脚手架的安全要求；土石方工程和拆除工程的安全要求；高处作业的安全要求；防护用品等其他方面的安全要求。

（3）矿山安全。其内容主要包括：矿山建设的安全要求；矿山开采的安全要求。

劳动卫生的基本要求主要有以下几个方面：

（1）防止有毒物质危害。

（2）防止粉尘危害。

（3）防止噪音和强光危害。

（4）防止电磁辐射危害。

（5）防暑降温、防冻取暖和防潮湿。

（6）通风和照明。

（7）卫生保健。

4. 劳动合同的变更　劳动合同的变更就是指劳动合同依法订立后，在合同尚未履行或者尚未履行完毕之前，经用人单位和劳动者双方当事人协商同意，对劳动合同内容作部分修改、补充或删除的法律行为。

劳动合同变更也是为了保护企业和劳动者双方合法权益的需要。当劳动合同订立时所依据的客观情况发生重大变化时，合同履行可能给企业和劳动者均带来危害或损失，因此，通过协商进行必要的劳动合同变更是合法的。这里的"劳动合同订立时所依据的客观情况发生重大变化"，主要指以下情形：

（1）订立劳动合同所依据的法律、法规已经修改或者废止。

（2）用人单位方面的原因。用人单位经上级主管部门批准或者根据市场变化决定转产、调整生产任务或者生产经营项目等。

（3）劳动者方面的原因。如劳动者的身体健康状况发生变化、劳动能力部分丧失、所在岗位与其职业技能不相适应、职业技能提高了一定等级等，造成原劳动合同不能履行或者如果继续履行原合同规定的义务对劳动者明显不公平。

（4）客观方面的原因。主要有由于不可抗力的发生，使得原来合同的履行成为不可能或者失去意义；由于物价大幅度上升等客观经济情况变化导致劳动合同的履行会花费太大代价而失去经济上的价值。

五、劳动合同的解除与终止

根据我国法律，劳动合同的解除是指劳动合同在订立以后，尚未履行完毕或者尚未全部履行以前，由于合同双方或者单方的法律行为导致双方当事人提前消灭劳动关系的法律行为。

劳动合同的终止是指通过合法的途径使劳动合同的法律效力消失，即劳动关系由于一定的法律事实的出现而终结，劳动者与用人单位之间原有的权利义务不再存在。

1. 劳动合同协商解除的条件及情形　劳动合同协商解除必须符合以下几个条件。

（1）被解除的劳动合同是依法成立的有效劳动合同；

（2）解除劳动合同的行为必须是在解除的劳动合同依法订立生效之后、尚未全部履行之前进行；

（3）用人单位与劳动者均有权提出解除劳动合同的请求；

（4）在双方自愿、平等协商的基础上达成一致意见，可以不受劳动合同中约定的终止条件的限制。

《劳动合同法》规定了劳动者和用人单位有权提出解除劳动合同的条件。

用人单位有以下情形之一的，劳动者可以解除劳动合同：

（1）未按照劳动合同约定提供劳动保护或者劳动条件的；

（2）未及时足额支付劳动报酬的；

（3）未依法为劳动者缴纳社会保险费的；

（4）用人单位的规章制度违反法律、法规的规定，损害劳动者权益的；

（5）因本法第二十六条第一款规定的情形致使劳动合同无效的；

（6）法律、行政法规规定劳动者可以解除劳动合同的其他情形。

用人单位以暴力威胁或者非法限制人身自由的手段强迫劳动者劳动的，或者用人单位违章指挥、强令冒险作业危及劳动者人身安全的，劳动者可以立即解除劳动合同，不需事先告知用人单位。

劳动者有下列情形之一的，用人单位可以解除劳动合同：

（1）在试用期间被证明不符合录用条件的；

（2）严重违反用人单位的规章制度的；

（3）严重失职，营私舞弊，给用人单位造成重大损害的；

（4）劳动者同时与其他用人单位建立劳动关系，对完成本单位的工作任务造成严重影响，或者经用人单位提出，拒不改正的；

（5）因本法第二十六条第一款第一项规定的情形致使劳动合同无效的；

（6）被依法追究刑事责任的。

有下列情形之一的，用人单位提前三十日以书面形式通知劳动者本人或者额外支付劳动者一个月工资后，可以解除劳动合同：

（1）劳动者患病或者非因工负伤，在规定的医疗期满后不能从事原工作，也不能从事由用人单位另行安排的工作的；

（2）劳动者不能胜任工作，经过培训或者调整工作岗位，仍不能胜任工作的；

（3）劳动合同订立时所依据的客观情况发生重大变化，致使劳动合同无法履行，经用人单位与劳动者协商，未能就变更劳动合同内容达成协议的。

为了保障劳动者的权利和利益，《劳动合同法》对用人单位解除劳动合同的权利进行了限制，规定劳动者有下列情形之一的，用人单位不得依照《劳动合同法》第四十条、第四十一条的规定解除劳动合同：

（1）从事接触职业病危害作业的劳动者未进行离岗前职业健康检查，或者疑似职业病病人在诊断或者医学观察期间的；

（2）在本单位患职业病或者因工负伤并被确认丧失或者部分丧失劳动能力的；

（3）患病或者非因工负伤，在规定的医疗期内的；

（4）女职工在孕期、产期、哺乳期的；

（5）在本单位连续工作满十五年，且距法定退休年龄不足五年的；

（6）法律、行政法规规定的其他情形。

2. 劳动合同终止的情形　我国《劳动合同法》规定了劳动合同的终止情形。劳动合同终止是指劳动合同的法律效力依法被消灭，即劳动关系由于一定法律事实的出现而终结，劳动者与用人单位之间原有的权利义务不再存在。

根据法律规定，劳动合同终止的条件有：

（1）劳动合同期满的；

（2）劳动者开始依法享受基本养老保险待遇的；

（3）劳动者死亡，或者被人民法院宣告死亡或者宣告失踪的；

（4）用人单位被依法宣告破产的；

（5）用人单位被吊销营业执照、责令关闭、撤销或者用人单位决定提前解散的；

（6）法律、行政法规规定的其他情形。

3. 协商解除劳动合同的经济补偿　企业等用人单位可以与劳动者协商，取得一致意见后可以解除劳动合同。但由企业等用人单位首先提出解除争议的，企业等用人单位应当向劳动者支付经济补偿。需要支付经济补偿的情况如下：

（1）劳动者依照本法第三十八条规定解除劳动合同的；

（2）用人单位依照本法第三十六条规定向劳动者提出解除劳动合同并与劳动者协商一致解除劳动合同的；

（3）用人单位依照本法第四十条规定解除劳动合同的；

（4）用人单位依照本法第四十一条第一款规定解除劳动合同的；

（5）除用人单位维持或者提高劳动合同约定条件续订劳动合同，劳动者不同意续订的情形外，依照本法第四十四条第一项规定终止固定期限劳动合同的；

（6）依照本法第四十四条第四项、第五项规定终止劳动合同的；

（7）法律、行政法规规定的其他情形。

我国法律规定，经济补偿按劳动者在企业工作的年限，每满一年支付一个月工资的标准向劳动者支付。六个月以上不满一年的，按一年计算；不满六个月的，向劳动者支付半个月工资的经济补偿。劳动者月工资高于用人单位所在直辖市、设区的市级人民政府公布的本地区上年度职工月平均工资三倍的，向其支付经济补偿的标准按职工月平均工资三倍的数额支付，向其支付经济补偿的年限最高不超过十二年。本条所称月工资是指劳动者在劳动合同解除或者终止前十二个月的平均工资。

案例分析：HW 公司员工集体辞职风波

目前 HW 已在全球建立了 16 个研究所，28 个联合创新中心，45 个培训中心，HW15 万员工中有 7 万多从事研发工作，每年将其收入的 10% 以上投入研发，以确保公司解决方案保持领先优势。2013 年，HW 实现收入 394 亿美元。2014 年上半年营业收入达到 220 亿美元，同比增长 18%。目前 HW 业务已遍布全球 170 多个国家和地区，服务 30 亿人口。但是在成长初期 HW 也遇到过人力资源中的困境。

据媒体报道：2007 年 10 月前 HW 公司先后分批次与老员工私下沟通取得共识，必须在 2008 年 1 月 1 日《劳动合同法》实施之前完成。HW 公司共计有约 7000 名员工工作超过了 8 年，这些员工需要逐步完成"先辞职再竞岗"工作。从 2007 年 9 月底开始，员工相继向公司提交请辞自愿离职。办理辞职手续后，员工再与公司签订一到三年的劳动合同。辞职员工通过竞聘上岗，职位和待遇基本不变，发生变化的就只是再次签署的劳动合同和工龄。所有自愿辞职的员工均可获得 HW 公司支付的相应赔偿，补偿方案为"N + 1"模式。N 为在 HW 工作的年限，打个比方，如果某个 HW 员工的月工资是 5000 元；一年的奖金是 60000 元，平摊给每个月就是 5000 元的奖金，假如他在 HW 工作了 8 年。那么他得到的最终赔偿数额就是 10000 元（工资 + 年奖金平摊）乘以"8 + 1"，计 90000 元。舆论预测赔偿费总计将超过 10 亿元。

在新《劳动合同法》于 2008 年 1 月 1 日正式实施前，HW 这次的人事变动，被认为是在规避劳动法，逃避社会责任。但 HW 方面称，这次事件是对人力资源管理所作的一些调整，完全在法律允许的范围内。公司通过快速发展，员工人数迅猛增到 7 万余人。但在扩张的过程中，也积累了一些问题。HW 希望通过辞职再竞岗，唤醒员工的血性，为公司注入新的活力。

究竟是 HW 误读了劳动法，还是人们误解了？作为一个高科技民营企业，HW 一直没有忘记社会责任。该公司声称，这次行动的目的就是借改革让企业内部更和谐、更富活力，不存在逃避社会责任的问题。

案例思考

（1）HW 公司要求员工集体辞职的原因有哪些？

（2）HW "辞职门"事件给 HW 产生哪些影响？

（3）"辞职门"事件后，HW 应如何优化人力资源结构体系？

六、特别规定

1. 集体合同 集体合同是指企业职工一方与企业根据法律规定，就劳动报酬、工作时间、休息休假、劳动安全卫生、保险福利等事项在平等协商一致的基础上签订的书面协议。可分为专项集体合同和行业性或区域性集体合同。企业职工一方可以与企业订立劳动安全卫生、女职工权益保护、工资调整机制等专项集体合同。另外在县级以下区域内，建筑业、采矿业、餐饮服务业等行业可以由工会与企业订立行业性集体合同，或者订立区域性集体合同。

集体合同制度是规范劳动关系的一种有效的法律手段。它在欧美等发达市场上出现，但在调节我国劳动关系和保护劳动者权益方面也有重要的作用，主要体现在，有利于从根本上维护劳动者的合法权益。集体合同是劳动者依靠集体的力量，通过协商谈判机制为劳动者争取较好的劳动条件和劳动待遇。根据我国劳动法律、法规的规定，依法订立的集体合同对用人单位和全体职工具有法律约束力。而且职工个人与用人单位订立的劳动合同中劳动条件和劳动报酬等标准不得低于集体合同的规定。集体合同制度也有利于加强企业的劳动管理。当企业效益好的时候通过集体合同制度增加工资、改善福利待遇。当企业效益不好的时候，企业也可以通过集体合同制度，适当地降低工资、减少福利等待遇。集体合同所协商的内容比较广泛，涉及工作时间、奖惩制度等。

2. 劳务派遣 劳务派遣是指劳务派遣单位根据用人单位的实际用工需求，招聘合格人员，并将所聘合格人员派遣到用人单位工作的方式。其最大特点是招聘与用人相分离的用工模式。在跨国企业中也较为常见。

劳务派遣单位是本法所称用人单位，应当履行用人单位对劳动者的义务。劳务派遣单位与被派遣劳动者订立的劳动合同，除应当载明本法第十七条规定的事项外，还应当载明被派遣劳动者的用工单位以及派遣期限、工作岗位等情况。劳务派遣单位应当与被派遣劳动者订立二年以上的固定期限劳动合同，按月支付劳动报酬；被派遣劳动者在无工作期间，劳务派遣单位应当按照所在地人民政府规定的最低工资标准，向其按月支付报酬。

法律要求，劳务派遣单位派遣劳动者应当与接受以劳务派遣形式用工的单位（以下称用工单位）订立劳务派遣协议。劳务派遣协议应当约定派遣岗位和人员数量、派遣期限、劳动报酬和社会保险费的数额与支付方式以及违约责任。用工单位应当根据工作岗位的实际需要与劳务派遣单位确定派遣期限，不得将连续用工期限分割订立数个短期劳务派遣协议。

同时法律还规定，被派遣劳动者享有与用工单位的劳动者同工同酬的权利。用工单位无同类岗位劳动者的，参照用工单位所在地相同或者相近岗位劳动者的劳动报酬来确定。劳务派遣一般在临时性、辅助性或者替代性的工作岗位上实施。

劳动用工制度能降低用人单位用人成本，使人事管理便捷专业，减少劳动纠纷。另外，还能促进就业，从我国的实践看，劳务派遣促进就业的作用体现在以下几个方面：使流动就业组织化，使灵活就业组织化，促进体制内就业机制转换，提高用工效率。

我国劳动派遣制度实施多年，遇到了一些问题并进行了完善。如2012年6月26日，全国人大常委会首次审议《劳动合同法修正案（草案）》（下文简称"草案"），重点修改了"劳务派遣相关的条款"，核心是对劳务派遣岗位临时性、辅助性、替代性等"三性"的界定，加大对违规滥用劳务派遣行为的惩处力度。修正案草案明确规定："临时性"以时间为节点、为标准，使用劳务派遣的工作岗位存续时间不超过六个月；对"辅助性"的界定是通过工作性质作为判断标准，即所在岗位是否在为主营业务岗位提供服务；对"替代性"的界定做出了更为细化的限定条件，即由于用工单位的员工脱产学习、休假等原因，无法工作。

3. 非全日制用工　所谓非全日制用工就是指以小时计酬为主，劳动者在同一用人单位一般平均每日工作时间不超过四小时，每周工作时间累计不超过二十四小时的用工形式。

非全日制用工的特别之处在于双方当事人可以订立口头协议。从事非全日制用工的劳动者可以与一个或者一个以上用人单位订立劳动合同；但是，后订立的劳动合同不得影响先订立的劳动合同的履行。非全日制用工双方当事人不得约定试用期。非全日制用工双方当事人任何一方都可以随时通知对方终止用工。终止用工，用人单位不向劳动者支付经济补偿。非全日制用工小时计酬标准不得低于用人单位所在地人民政府规定的最低小时工资标准。非全日制用工劳动报酬结算支付周期最长不得超过十五日。我国非全日制劳动用工形式也呈现不断发展的趋势，特别是在餐饮、超市、社区服务等领域较多。在我国不断完善和促进非全日制劳动仍然具有重要意义。首先，它适应企业降低人工成本、推进灵活用工的客观需要。其次，促进下岗职工和失业人员再就业。在劳动力市场供过于求的矛盾十分尖锐、下岗职工和失业人员的就业竞争压力较差的情况下，非全日制劳动在促进下岗职工和失业人员再就业方面发挥着越来越重要的作用。

思考题

1. 名词解释

劳动关系、劳动争议、劳动合同、劳动关系管理。

2. 问答题

（1）什么是劳动关系？试述劳动合同的订立与劳动关系确立之间的关系。

（2）试述劳动合同订立应遵循的原则和劳动合同的主要内容。

（3）什么情况下劳动者可以立即解除劳动合同，不需事先告知用人单位？

（4）劳动争议的处理应遵循什么原则？

（5）试述劳动监察的主要内容。

参考文献

［1］伍双双．人力资源开发与管理［M］．2 版．北京：北京大学出版社，2009.

［2］余凯成等 MBA 人力资源管理［M］．大连：大连理工大学出版社，2006.

［3］朱家勇．医药人力资源管理［M］．北京：中国医药科技出版社，2005.

［4］方振邦，孙一平．绩效管理［M］．北京：科学出版社，2010.

［5］朱蓉蓉．电子化人力资源管理（eHR）研究［D］．西安：长安大学，2009.

［6］田朝晖．关于企业实施电子化人力资源管理的剖析［J］．商场现代化，2007：12.

［7］刘昕．薪酬管理［M］．北京：中国人民大学出版社，2011.

［8］张爱卿，钱振波．人力资源管理理论与实践［M］．北京：清华大学出版社，2008.

［9］杨佩君．人力资源管理制度认同对员工敬业程度的影响［D］．上海：复旦大学，2009.

［10］姚裕群．职业生涯规划与发展［M］．北京：首都经济贸易大学出版社，2007.

［11］颜爱民．人力资源管理经济分析［M］．北京：北京大学出版社，2010.

［12］李冰．浅谈人力资源配置与经济可持续发展的关系［J］．科技资讯，2008：8.

［13］［美］斯蒂芬·P. 罗宾斯著，玛丽·库尔特．管理学［M］．北京：中国人民大学出版社，1997.

［14］程延园．人力资源管理［M］．北京：清华大学出版社，2009.

［15］赵应文．人力资源管理概论［M］．北京：清华大学出版社，2009.

［16］冯雨春，刘峰，王兵．中华人民共和国劳动合同法案例应用版［M］．北京：中国法制出版社，2009.